高等医学院校教材

实验生理科学

（第三版）

Experimental Physiological Science

（供基础医学、临床医学、儿科、预防医学、口腔、护理、助产、医学检验、药学、中西医临床、中医、针灸推拿、生物科学及生物技术等专业使用）

主　　编　陈世民　莫燕娜　黄俊杰
副 主 编　吉丽敏　何显教　郑奕迎　丁　利　廖长秀　黄　武
主　　审　刘军保　沈行良

U0188566

上海科学技术出版社

图书在版编目（CIP）数据

实验生理科学 / 陈世民，莫燕娜，黄俊杰主编. --
3版. -- 上海 : 上海科学技术出版社，2022.9（2025.1 重印）
ISBN 978-7-5478-5729-8

Ⅰ. ①实… Ⅱ. ①陈… ②莫… ③黄… Ⅲ. ①生理实
验—医学院校—教材 Ⅳ. ①R33-33

中国版本图书馆CIP数据核字（2022）第117523号

实验生理科学（第三版）
主编　陈世民　莫燕娜　黄俊杰

上海世纪出版（集团）有限公司
上 海 科 学 技 术 出 版 社　出版、发行
（上海市闵行区号景路159弄A座9F-10F）
邮政编码 201101　www.sstp.cn
常熟高专印刷有限公司印刷
开本 787×1092　1/16　印张 23.25　插页 1
字数：550千字
2003年9月第1版
2022年9月第3版　2025年1月第3次印刷
ISBN 978-7-5478-5729-8/R·2513
定价：68.00元

内　容　提　要

　　本书是一部系统介绍实验生理科学知识的教科书，内容包括绪论、实验生理科学基本知识、动物实验、人体（临床）实验、虚拟动物实验和模拟人实验、讨论课及附录等七部分。本书的重点为动物实验方法。每个实验项目都分为实验原理和目的、实验对象、实验器材和药品、实验步骤和观察指标、注意事项及思考题等。实验步骤均按仪器装置、手术操作、观察与记录三层结构描述，逻辑性强，条理清晰。书中采用大量作者自己拍摄的数码相片，图文并茂。

　　本书配有实验手术视频及实验教学视频内容，以电子形式配套出版。读者可以扫码观看。

　　本书适用于高等医学院校基础医学、临床医学、儿科、预防医学、口腔、护理、助产、医学检验、药学、中西医临床、中医、针灸推拿、生物科学及生物技术等专业本科及专科教学，也可供医学研究生及临床医务工作者在生理科学实验过程中参考。

主 编 简 介

陈世民

1962 年 11 月出生,耶鲁大学(Yale University)博士后,曾任耶鲁大学副研究员。现任海南医学院病理生理学教研室主任、教授,兼任中国生理学会常务理事,海南省生理科学学会理事长,海南医学院学术委员会委员、教学工作委员会委员。

主持海南医学院病理生理学、实验生理科学、呼吸系统及基础医学整合 PBL 课程教学改革。担任普通高等教育"十一五""十二五""十三五"国家级规划教材《病理生理学》(高教版)编委、国家卫生健康委员会"十三五"英文版规划教材 *Pathophysiology*(人卫版)编委、研究生教学用书《心血管生理学基础与临床》(高教版)副主编。主编、副主编或参编各类教材共 15 部。荣获第二届海南省普通高等学校教学名师、海南省拔尖人才、海南省有突出贡献优秀专家、海南省普通高校优秀中青年教师科研与教学奖励基金、海南省青年科技奖、海南医学院优秀教师、海南医学院首届金粉笔教学奖、海南医学院学生最喜爱的老师等荣誉。荣获海南省教学成果奖一等奖 1 项、二等奖 1 项,省级科技进步奖二等奖 2 项,三等奖 1 项。

莫燕娜

1965 年 1 月出生,医学硕士,教授。现任海南医学院基础医学与生命科学学院副院长兼实验教学中心主任、中国病理生理学会机能实验教学工作委员会委员、海南省生理科学学会副理事长。

积极参与机能学实验课程改革和建设,参与编写 3 部机能学实验整合教材。完成的教学改革项目"实验生理科学课程创建与实践""以学生创新能力培养为核心建设机能学实验课程"分别获海南省教学成果一等奖(排名第二)和二等奖(排名第一)。2021 年,主持的实验生理科学课程获评省级一流课程。主持和参与多项科研课题研究,先后获得海南省科学技术二等奖 2 项。获得海南省青年科技奖、海南省拔尖人才等荣誉称号。

黄俊杰

1968 年 2 月出生,医学硕士,生理学教授,硕士研究生导师。现任广西生理科学会副理事长、广西生理科学会副主任委员、《右江民族医学院学报》编辑部主任。

承担"生理学""医学基础"和"机能学实验"等课程的教学,主编、副主编和参编全国普通高等教育临床医学专业"5+3""十三五"规划教材《生理学》(第 2 版)、全国普通高等教育护理学本科专业"十二五"规划教材《生理学》、临床医学专业整合课程教材《基础医学:人体的器官系统》等 8 部图书。主要研究方向为神经系统病理生理、学习与记忆的机制等。主持省级自然科学基金课题及教育教学改革课题等项目多项,发表论文 30 余篇,获省级成果奖 3 项。

编写人员名单

主　　编　陈世民　莫燕娜　黄俊杰
副 主 编　吉丽敏　何显教　郑奕迎　丁　利　廖长秀　黄　武
主　　审　刘军保　沈行良
编审秘书　吉丽敏(兼)

参编人员(以姓氏笔画为序)

丁　利　(海南师范大学)	陈世民　(海南医学院)
王　扬　(海南医学院)	陈思润　(海南医学院)
王　映　(右江民族医学院)	林明琴　(海南医学院)
王　晗　(海南医学院)	罗　莹　(右江民族医学院)
王　密　(广西卫生管理干部学院)	郑奕迎　(海南医学院)
王小蒙　(海南医学院)	赵　爽　(右江民族医学院)
王丹妹　(海南医学院)	赵婵娟　(海南医学院)
王居平　(右江民族医学院)	洪美玲　(海南师范大学)
王金妮　(右江民族医学院)	莫燕娜　(海南医学院)
王彩冰　(右江民族医学院)	高　畅　(海南医学院)
韦健全　(右江民族医学院)	高凌峰　(海南医学院)
邓加艾　(海南医学院)	黄　武　(四川大学)
龙儒桃　(海南医学院)	黄丽娟　(右江民族医学院)
邝少轶　(海南医学院)	黄俊杰　(右江民族医学院)
吉丽敏　(海南医学院)	黄桂坤　(右江民族医学院)
刘　嫱　(海南医学院)	黄彦峰　(右江民族医学院)
刘月丽　(海南医学院)	梁祚仁　(右江民族医学院)
刘军保　(海南医学院)	董战玲　(海南医学院)
许闽广　(海南医学院)	傅丽容　(海南师范大学)
闫庆峰　(海南医学院)	曾祥周　(海南医学院)
李佩琼　(海南医学院)	谢协驹　(海南医学院)
何　佟　(海南医学院)	蒙　山　(右江民族医学院)
何　梦　(海南医学院)	赖　术　(右江民族医学院)
何显教　(右江民族医学院)	虞道锐　(海南医学院)
余双全　(右江民族医学院)	廖长秀　(右江民族医学院)
沈行良　(海南医学院)	黎　昀　(右江民族医学院)
张彩彩　(海南医学院)	黎为能　(右江民族医学院)
张瑞祝　(海南医学院)	翟晓飞　(海南师范大学)

前　　言

　　本书第一版和第二版分别于 2003 年和 2011 年出版,近 20 年来在国内多所院校使用,获得广大师生的高度好评及许多反馈意见。这些意见对本次修订有很大的帮助。在此,我谨代表全体编者对使用本书及提出宝贵意见的师生们表示衷心的感谢。

　　编写本书的初衷是努力培养具有责任心、想像力、创造性的杰出医学人才。它的宗旨不是通过实验去验证理论,而是培训学生通过实验去创新理论的能力。我们认为,通过指导学生设计实验及动手做实验,培养学生的科学思维方式及科学工作态度,系统地训练学生的生理科学实验技能,是培养杰出医学人才主要的教学模式之一。我们牢记钱学森之问:"为什么我们的学校总是培养不出杰出人才?"并努力探索解决"钱学森之问"的方法。

　　本书第三版保留了绪论、实验生理科学基本知识、动物实验、人体(临床)实验、讨论课及附录等六部分的框架,增添了一篇虚拟动物实验及模拟人实验,增加了一些新的教学仪器介绍及实验项目,还增加了实验手术视频及实验教学视频内容。视频资料以电子形式出版,与纸质教材配套。与时俱进,删除了部分落后仪器设备介绍及实验项目,纠正了第二版中的不足和错误,努力使本书第三版的质量得到明显提升。

　　本书第三版继续坚持以教材内容的科学性及系统性、实验操作步骤的准确性及规范性以及图文并茂为特色,强调正确的思想性和科学探索精神(创造性)。重视立德树人,主张全球生物同等权利的生态理念,特别重视实验动物的福利和伦理。力求使本教材既适用于高等医学院校各专业本科及专科教学,又可供医学研究生及临床医务工作者在生理科学实验研究过程中参考。

　　本书第三版对编写团队做了较大调整,增加了一个参编单位,使编者团队更年轻化。本书在修订出版过程中,参加编审的各位老师认真负责,团结合作,付出了大量心血。副主编兼编审秘书吉丽敏老师对本书文字和图片处理做了大量工作,在此一并表示衷心的感谢!

　　尽管全体编者以精益求精的态度进行编写,但由于水平有限,本书的缺点和不足在所难免,恳请广大师生读者批评指正。

陈世民

2022 年 3 月于海口

目　　录

视 频 目 录

扫描二维码观看视频

第一篇 绪 论

第一章 实验生理科学的特点

没有实验就难有理论,没有研究就难有创新。

实验生理科学(experimental physiological science)是一门独立的医学基础课程,20 多年前由原来的生理学、病理生理学和药理学实验项目及生理科学研究方法等内容有机融合而成。它的主要任务是研究人和动物正常情况及疾病或药物作用下生理功能、代谢的变化及其发生发展的规律,着重于培养学生的研究和创新能力。它既是一门理论性和实践性很强的课程,又是一门与多学科有密切联系的整合性课程。在生命科学高速发展的 21 世纪,实验生理科学作为生命科学的一个分支,必将迎来蓬勃发展的明天。国内有些院校将"实验生理科学"称为"医学机能学实验"。

实验生理科学的研究方法可分为临床实验和动物实验两类。

临床实验一定要严格遵守相关法律及伦理规定,只能做一些不耽误病情、不损害患者健康、不增加患者痛苦(即非创伤性)的实验,因此受许多条件的限制。动物实验因而成为实验生理科学最常用的研究方法。动物实验也一定要遵守实验动物福利、伦理及动物实验的法规。动物为了人类健康作出了牺牲,因此实验过程要体现对实验动物的尊重。为了深入揭示正常机体的生理功能,揭示疾病或药物作用下机体生理功能、代谢变化的发生发展机制,必须人为地严格控制实验条件,在动物身上复制各种研究模型,观察和记录各种生理变化及其发展过程。用生理学、生物化学、分子生物学、免疫学及组织学等实验方法,观察与测定研究对象的功能和代谢变化,探讨其变化的发生、发展机制,然后将获得的资料与人的生理功能、疾病表现进行比较分析,可从中得出有利于人类防病治病、提高健康水平的科学规律。

根据实验过程时间长短及实验项目的特点,动物实验可分为两类。

(一) 急性实验

急性实验可以在较短时间内完成。因为实验课的时间有限(通常为 2～3 h,一般不超过8 h),所以急性实验是我们在教学中常用的方法。急性实验的优点是不需要严格的无菌操作,比较简单和方便。但也有其缺点:①观察时间短,使观察不够全面。②急性实验多在全麻或局麻下进行,麻醉本身已使机体脱离常态,而同时还要进行必要的手术,如分离血管、暴露器官、打开胸腔或腹腔等,这些手术也使机体状态有了一些改变。

(二) 慢性实验

慢性实验观察时间比较长,可达数天、数周或数月,甚至更长时间。其优点是:①在无菌条件下进行手术,等动物恢复后,再进行主要的实验观察。因此,动物的状况接近自然生活条件。②可进行较长时间、全面、系统地观察,对实验过程中的功能、代谢等变化进行综合分析研究。这种实验在教学中使用较少,主要因教学时间限制,不便于进行长期观察。但是,通过开放实验室,让学生利用课余时间开展探索性实验研究,可以开展慢性实验。

生理科学实验还可根据研究对象不同而分为整体实验、离体器官(组织)实验、细胞实验等。

实验生理科学课程主要在活体动物和人体身上训练学生的实验操作。在实验操作过程中,不仅可以提高学生的动手能力,而且可以提高学生的动脑能力。此外,随着现代计算机技术、计算机网络、人机交互、数字建模、计算机图形学、多媒体技术等多个信息技术的发展,国内外已经开发出多种虚拟实验室及模拟人的硬件和软件。通过计算机虚拟实验平台,学生可以学习各种预先设定的实验项目,并可取得一定的学习或训练效果。当然,虚拟实验永远代替不了真实实验。

生理科学实验强调动脑与动手相结合,学生学会动脑更重要。

(陈世民)

第二章　实验生理科学实验课的目的与基本要求

一、目　　的

实验生理科学课程旨在通过有关基础理论学习、实验设计、实验仪器及器械的使用、实验操作、实验结果记录与分析、实验报告书写以及实验过程中的团结合作，达到以下目的。

1. 培养学生理论来自实践的科学观点。

2. 培养学生善思考、敏观察、会动手、准表达及巧创新的能力。

3. 培养学生对实验研究的兴趣，初步养成对科学工作的严肃态度、严格要求、严密思维、团结合作及实事求是的工作作风。

4. 使学生系统地掌握生理科学实验研究的基本方法和实验操作的基本技能，以及在医学科研设计及论文写作能力方面得到初步训练，为学生进行科学研究工作及临床实践打下一定基础。

5. 使学生加深对有关课程理论的理解，提高其对所学知识综合运用的能力。

6. 满足"医生也是科学家"的时代要求。

二、基　本　要　求

（一）实验课前

实验课前要做好三个准备，包括理论、方法及物品准备，具体如下。

1. 结合实验指导，认真复习有关理论。

2. 预习实验教程，明确该次实验的目的、方法、步骤和注意事项，充分理解该次实验的设计原理及意义。

3. 设计好实验原始记录的表格；参加药理学讨论、临床病例讨论或其他讨论课之前，则应事先写好发言稿。

4. 检查实验器材和药品是否齐全、完好。

5. 填写并提交预习报告本，未预习者不得参加实验。

（二）实验课时

1. 严格遵守实验室规则，保持安静和良好的课堂秩序，尊重指导老师及合作伙伴。

2. 小组成员既要有明确分工，又要注意团结合作。这样既可提高实验的成功率，又能使每个同学都能得到应有的技能训练。

3. 实验过程应按照实验方法和步骤，进行规范和准确的技术操作。

4. 认真、全面和敏锐地观察实验中出现的每个现象；准确、及时、客观地记录结果。在没有获得预期结果时，也应据实记录。整个实验过程都不得敷衍、马虎和主观臆测。不许实验后单凭记忆来描述实验结果。

5. 实验全程要积极主动思考：①取得了什么结果？②为什么出现这种结果？③这种结

果的意义是什么？④出现非预期结果的原因和意义是什么？力求了解每个实验步骤和实验结果的意义。

6. 实验过程中,学生要积极向指导老师提问题。同学之间要积极讨论问题。

7. 爱护实验器材,注意节约药品和试剂,尽量避免或减少对动物造成不必要的损伤。

8. 各组实验器材不得调换混用,力求保持实验台面的整洁,做到有条不紊。

9. 注意安全,严防触电、火灾、中毒、腐蚀、器械割伤或被动物咬伤事故发生。

(三) 实验课后

1. 按要求关闭实验仪器,清洁仪器表面。清点实验器材并洗净擦干,交还借用的器械。如有仪器、器械损坏或遗失,要立即向负责老师报告。

2. 把实验废弃物品、动物尸体及存活动物分类集中放到指定地点,严禁乱放、乱弃。

3. 清洁实验桌(台),摆整齐桌(台)面上物品。

4. 安排值日生搞好实验室清洁卫生,离开实验室前应关好电源、水龙头和门窗。

5. 认真整理、分析实验结果,独立书写实验报告并按时交给负责老师评阅。可以组织小组讨论,但严禁相互抄袭。

(陈世民)

第三章　实验生理科学实验报告的格式和写作要求

实验报告的书写是一项重要的基本技能训练。它不仅有利于总结每一次的实验,更重要的是有利于培养和训练学生的逻辑思维能力、综合分析数据能力和文字表达能力。书写实验报告是科学论文写作的基础。因此,参加实验的每一位学生,都必须独立认真完成,不得抄袭。基本要求是:内容实事求是,格式规范统一,分析全面具体,书面清楚整洁,文字简练通达,标点符号使用正确。

实验报告的格式如下。

(一) 实验报告本的封面

工整书写上"实验生理科学实验报告、学生姓名、学号、年级、班组"。

(二) 实验报告内容

1. 实验题目。

2. 主要操作者和合作者。

3. 实验日期　年、月、日、室温。

4. 实验对象　种属、性别、体重、毛色、数量。

5. 实验目的　参考实验指导,写出简洁、清楚的实验目的。

6. 实验步骤　只需简要写出主要操作步骤,不要照抄实验指导。但如果实验操作改动较大,则应详细叙述。

7. 实验结果　包括实验所得到的原始资料(如血压、呼吸曲线,神经放电波形,心电图,测得的生化指标数据等),动物的反应状态,实验现象的描述,实验数据的处理等。根据实验目的将原始资料系统化、条理化并进行统计学分析(教学实验往往因样本数太少,难于做统计学分析)。实验结果必须包括对照资料。结果是论文或实验报告的核心和主要部分。实验结果的表述包括图表及文字叙述。图表是呈现结果的主要形式,图表必须与数据统计和文字描述有机地结合。

(1) 图表:图表指图形和表格,每一图表应说明一定的中心问题,都应具有自明性。图表的作用包括:①真实、准确地展示和反映数据;②直观、高效地表达复杂的数据和观点;③以较小的空间承载较多的内容;④启发作者和读者思考数据的本质,分析数据的变化规律。

1) 图形的种类很多,常用图形有:①相片、其他纪实性图像等,用于记录性资料。②线形图、条形图、柱形图、饼形图、散点图等,用于定量性资料。其中,线形图可以表现两个变量之间的定量关系、连续变化及发展趋势,比如血压、呼吸、体温等变化可用曲线图表示。条形图和柱形图表示分类数据。饼形图表示比例。③示意图、流程图等,用于解释性资料。图形下方为图序、标题及图注。图注内容为用文字和符号表达图中未能表达的必要信息。

Microsoft Excel 是一种比较简便的制图辅助工具。方法:将数字输入 Excel 表中,选定包含数字的方格,然后用菜单条中的图表向导帮助制图。

2) 表格主要用于呈现较多的精确数值或无明显规律的复杂分类数据的描述,也用于平行、对比、相关关系数据的描述。表格内容包括序号、标题、项目栏、表体、注脚及顶线、栏目线和底线。序号和标题位于表格上方。规范的表格仅有顶线、栏目线和底线,故称三线表,有时可增加少量辅助横线,一般没有竖线,如表 1 - 3 - 0 - 1。

表 1 - 3 - 0 - 1 某地两组松毛虫病患者型别构成比较

年龄分组	皮炎型	骨关节炎型	软组织炎型	混合型	合计
儿童组	55	46	22	62	185
成人组	115	11	9	19	154
合计	170	57	31	81	339

(2) 文字叙述:用文字将观察到的,与实验目的有关的现象客观地加以描述。描述时需要有时间概念和顺序,注意系统性与条理性。

在优秀的实验报告或学术论文中,图形、表格和文字描述常配合使用,以求得到最佳效果。需要注意的是,对图表,不可再对其结果进行详细的文字描述,以免重复,但可以用文字对其要点和规律做概括性描述。

8. 讨论 实验设计及实验结果是讨论的基础。讨论的基本思路是以实验结果为论据,论证实验目的。用相关的理论知识对所得到的实验结果进行科学的解释和分析。说明结果如何得来?结果有何意义?结果揭示了哪些新问题?如果实验结果和预期结果一致,那么它论证了什么理论?如果出现"异常现象",包括得到与预期结果不符或实验失败,都应认真地、客观地加以分析。分析推理要从实验结果出发,要有根据,实事求是,符合逻辑。不可以修改结果来迎合理论,更不能用已知的理论或生活经验硬套在实验结果上,也不要简单复述教材上的理论知识。此外,实验报告中也可写一些本次实验的心得或提出一些问题及建议。

讨论部分是实验报告的精华,它反映了作者的理论基础、逻辑思维能力、辩证分析问题能力及文字表达能力。它占实验报告总分的 60%。

9. 结论 实验结论是从实验结果及结果分析中归纳出的一般性、概括性的判断,是针对本次实验结果所能验证的概念或论点的简明总结。学生要注意下面几点:①结论不是具体实验结果的再次罗列,也不是对今后研究的展望。②结论应与本实验目的相呼应。③结论的文字应准确、精练。④要避免结论扩大化,即不要根据一个"小"的实验(特殊性实验)做出"大"的结论(普遍性结论)。

(陈世民)

第二篇 实验生理科学的基本知识

第一章 常用生理科学实验仪器

科学的发展离不开仪器的进步。生理科学实验仪器和器械种类繁多,其中最有代表性、最常用的仪器为生理记录仪器(或称为生物信号记录仪器)。20 世纪 80 年代前,第一代生理记录仪器——记纹鼓占主导地位;20 世纪 80 年代至 90 年代,第二代生理记录仪器——二道生理记录仪占主导地位;从 20 世纪 90 年代末开始,逐渐由第三代生理记录分析仪器——以计算机技术为基础的生物信号采集与分析系统占主导地位。随着计算机科学的高速发展,第三代生理记录分析仪器不断向智能化方向发展,不断得到完善。可供人体机能实验的新仪器也不断出现。

第一节 生物信号采集与分析系统

一、概   述

(一) 生物信号采集与分析系统简介

BL－420N 生物信号采集与分析系统是由成都泰盟科技有限公司研制开发的系列产品。该生物信号采集与分析系统由计算机、生物信号采集与分析系统硬件与软件所组成。其软件以中文 Windows 操作系统为软件平台,采用全中文图形化操作界面,数据与Windows 共享,操作方便,同时,除了常规信号采集与处理系统的功能之外,还能够满足信息化、网络化的发展要求,实现无纸化的实验报告过程。它有 4 个通道可以同时进行生物信号采集、放大、显示、记录及处理,并以 USB 接口作为数据传输通道。

BL－420N 生物信号采集与分析系统的硬件为外置式硬件机箱,机箱外形见图 2－1－1－1。

(二) 生物信号采集与分析系统原理

系统处理信号的基本原理是:将原始的生物信号(生物电信号和通过传感器引入的生物非电信号)进行放大、滤波等处理,然后将信号数字化传输到计算机内部,同时通过生物信号采集与分析系统软件对这些数字化的信号进行实时处理,可以在显示屏中显示采集的生物信号波形,并对生物信号进行存贮。

另外,系统还可以根据指令向实验动物发出刺激信号;对数据进行指定的处理和分析,如平滑滤波、微积分、频谱分析等;对于已存贮的实验数据,可以将其导出进行观察和分析,

图 2 - 1 - 1 - 1 BL - 420N 生物信号采集与分析系统机箱

打印需要的实验波形和分析数据等。

二、硬 件 介 绍

（一）系统机箱前面板各接口功能

1. CH1、CH2、CH3、CH4 生物信号输入接口。可将信号输入线或传感器圆形接头插入输入口，另一端连接到信号源，信号源可以是心电、脑电、胃肠电、血压、张力、呼吸等生物信号。

2. 信息显示窗口 显示基本信息。如通道连接状况指示及环境温、湿度等。

3. 刺激输出 刺激输出接口。将刺激输出线的圆形接头插入输出口，另一端连接被刺激的部位。

4. 记滴输入 记滴输入接口。

5. 全导联心电输入口 可输入全导联心电信号。将全导联心电线的方形接头插入输入口，另一端按：红—动物右前肢、黄—动物左前肢、绿—动物左后肢、黑—动物右后肢、白—动物胸前的连接顺序，连接到被测动物的各个肢体处。

6. 监听输出 与音响连接可输出监听声音信号。

（二）系统机箱背面板主要接口功能（图 2 - 1 - 1 - 2）

图 2 - 1 - 1 - 2 BL - 420 生物信号采集与分析系统机箱背面板

1. 蓝色按钮 为 BL - 420N 硬件设备电源开关。

2. USB 接口 BL - 420N 生物信号采集与分析系统机箱通过 USB 接口连线与计算机相连。

三、软件的启动

1. 打开电脑主机。

2. 按下 BL－420N 后面板上的电源。

3. 在 Windows 操作系统桌面上,鼠标左键点击"BL－420N 生物信号采集与分析系统"启动图标即可快捷启动该软件。此时弹出的软件主界面中,系统顶部功能区上的"启动"按钮若是彩色的,表示 BL－420N 硬件和软件之间通讯正确,系统可正常使用。若"启动"按钮是灰色的,则需要重新连接电脑与 BL－420N 硬件之间的 USB 接口的连线。

四、软件的应用

(一) 主界面

BL－420N 生物信号采集与分析系统软件运行后,弹出的系统软件主界面如图 2－1－1－3 所示。

主界面在默认情况下显示功能区、通道信息展示视图区、实验数据列表视图区、波形显示视图区、启动视图共 5 个主要的视图区。另外,主界面还可以根据需要选择显示测量结果显示视图、刺激参数调节视图、设备信息视图 3 个视图区。

图 2－1－1－3 BL－420N 生物信号采集与分析系统主界面

1. **功能区**　位于软件主界面的最上方,是软件的主要功能按钮区域。在功能区的任一位置单击鼠标右键,在弹出的快捷菜单中选择"最小化功能区"命令,则功能区可以被最小化。

2. **通道参数调节视图**　位于主界面的右边,用于调节各个数据采集通道的硬件参数,如放大倍数、滤波等。启动软件后,系统将自动检测各硬件通道接口,然后在视图中显示通道是否连接传感器及相应的信号信息。

3．实验数据列表视图　位于主界面的左边,用于快速选择并打开已存贮的实验数据文件。双击显示的文件名可直接打开该文件。

4．波形显示视图　位于主界面中间,是原始或分析信号的显示区域。可在相应通道显示采集的信号波形或分析后的数据波形。

5．启动视图　可快速启动、停止实验。

6．测量结果视图　显示所有测量数据。

7．刺激参数调节视图　位于主界面的底部,是刺激参数调节和刺激发出控制区。

8．设备信息视图　显示连接设备信息、通道信息和环境信息等信息。

这几个视图区中,功能区和波形显示视图是不能隐藏的,其余视图均可根据需要选择显示或隐藏并任意移动位置:在"功能区"—"开始"分类栏—"视图"栏里,点击各选项方框中的小勾,则相应视图被显示;用鼠标左键点中各视图的标题栏并移动,可将视图移动任意位置;用鼠标右键在视图任意位置单击,则可在弹出的对话框中选择"停靠"功能恢复位置。视图的停靠状态和浮动状态也可通过在视图标题栏上双击鼠标左键进行切换。

(二) 波形显示视图

BL-420N 生物信号采集与分析系统软件的波形显示视图是实验观察的各种生物信号波形的显示区域,该区域主要由顶部信息区、标尺区、双视分隔条、波形显示区、测量信息显示区、时间坐标显示区及滚动条组成(图2-1-1-4)。

1．波形显示区　图2-1-1-4表示一个通道的波形显示区,其中包含有标尺基线,波形显示线等。

图 2-1-1-4　BL-420N 波形显示窗口

(1) 标尺基线:生物信号的参考点。可以在界面左边的标尺调节区中,通过鼠标左键的拖动来改变位置。

(2) 波形显示信号扫描线:显示采集到的生物信号波形或经处理后的波形。

2．双视分隔条　鼠标左键点击波形显示区左框处并向右移动,即可把窗口分隔为左、右两个视窗。如果在实验过程中使用该功能,则实验者可在右视窗观察即时出现的波形,而在左视窗同一通道上可以观察过去时间的已记录波形,从而进行两个时间段的比较。

3. 通道快捷功能菜单　在任一通道显示窗口单击鼠标右键,将会弹出该通道的快捷功能菜单(图 2 - 1 - 1 - 5)。通道快捷菜单包含的命令多与通道相关,如数据分析、测量、叠加波形开关及数据导出等。

图 2 - 1 - 1 - 5　快捷功能菜单

（三）在动物实验中 BL - 420N 系统软件基本操作

1. 开始实验　BL - 420N 生物信号采集与分析系统软件提供 3 种开始实验的方法,分别是从实验模块启动实验、从信号选择对话框进入实验或从快速启动视图开始实验。

（1）从实验模块启动实验:选择实验模块是最常用的启动实验的方法。实验模块通常根据教学内容配置,特别适合学生教学实验。BL - 420N 生物信号采集与分析系统实验模块栏包含 10 个分类,它们分别是肌肉神经、循环系统、呼吸系统、消化系统、感官系统、中枢神经、泌尿系统、药理实验、病生实验和自定义实验(图 2 - 1 - 1 - 6)。当用户选择实验模块分组下的具体实验模块后,将进入实验页进行实验。

图 2-1-1-6　实验模块分组

（2）从信号选择对话框启动实验：选择功能区"开始"栏目中的"信号选择"按钮，实验者可以根据自己的实验内容，为每个通道配置相应的实验参数（图 2-1-1-7）。信号选择对话框是一种最灵活、通用的开始实验方式，主要适用于科研实验。

图 2-1-1-7　信号选择对话框

（3）从快速启动视图开始实验：单击"启动视图"中或功能区的"开始"按钮（图 2-1-1-8），系统会快速启动实验，即同时打开 4 个通道方式启动实验。注意：如果在上一次停止实验后使用快速启动方式启动实验，系统会按照上一次实验的参数配置启动本次实验。

（a）　　　　　　　　　　　　　　　　　　（b）

图 2-1-1-8　快速启动实验按钮

（a）启动视图中的"开始"按钮；（b）功能区开始栏中的"开始"按钮

2. 暂停、停止实验及保存数据　在"启动视图"中单击"暂停"或"停止"按钮，或者选择功能区开始栏中的"暂停"或"停止"按钮,就可以完成实验的暂停和停止操作(图2-1-1-9)。

暂停是指在实验过程中停止快速移动的波形,便于仔细观察分析停留在显示屏上的一幅静止图像的数据;停止是指停止整个实验,当实验结束时,单击"停止"按钮,系统会弹出一个对话框询问是否停止实验,如果确认停止实验则系统会弹出"另存为"对话框,此时用户可以修改文件名称,点击"保存"即可完成保存数据操作。

（a）

（b）

图2-1-1-9 "暂停""停止"控制按钮区

（a）启动视图中的"暂停""停止"按钮;（b）功能区开始栏中的"暂停""停止"按钮

3. 数据反演 数据反演是指查看已保存的实验数据波形。通过单击实验数据列表中的实验数据名称打开选择的文件进行反演(图2-1-1-10)。

图2-1-1-10 数据反演示例

4. 实验标记 实验标记是在实验过程中对发生的事件进行标记,可在功能区"开始"栏目中"实验标签"下拉框中选择标记名进行添加;也可在波形显示区单击鼠标右键,选择"实验标签"进行自定义添加(图2-1-1-11)。

（a）

（b）

图2-1-1-11 实验标记方法

（a）功能区实验标签添加区;（b）波形显示区实验标签添加

5. 通道参数调节 通道参数调节区用于在采样过程中调节硬件参数,可调节该通道的量程、时间常数、低通滤波和50Hz陷波等参数,可在参数调节区的底部进行监听音量的调节(图2-1-1-12)。

(1) 量程调节:调节对应通道的放大器量程,例如1mV代表放大信号的范围在−1mV～1mV范围内。

(2) 时间常数:时间常数是指高通滤波,用于削弱生物信号中夹杂的低频信号,从而突出有效生物信号。例如,对于心电信号中夹杂的呼吸信号是低频信号,可以通过调节时间常数来降低心电信号中混叠呼吸信号的影响。

(3) 低通滤波:用于削弱生物信号中夹杂的高频信号,从而突出有效生物信号。例如,人体心电信号中若夹杂较多的50Hz工频干扰,可以通过调节滤波减少50Hz干扰的影响。

(4) 50Hz陷波:屏蔽50Hz信号的功能开关。

图2-1-1-12 通道参数调节区

6. 刺激器 刺激器用于向生物体发出指定参数的电脉冲刺激。BL-420N生物信号采集与分析系统中有内置刺激器功能,用户可根据自己需求选择简单刺激、程控刺激、高级程控刺激或自定义刺激类型(图2-1-1-13),也可对刺激参数进行调节(表2-1-1-1)。

图2-1-1-13 刺激器区

表 2-1-1-1　刺激器参数说明

序号	刺激参数	说明
1	刺激类型	有简单刺激、程控刺激、高级程控、自定义刺激
2	刺激模式	有粗电压、细电压和电流模式
3	刺激方式	有单刺激、双刺激和串刺激
4	连续刺激	勾选连续刺激,刺激器将按照设定参数不断重复发出刺激
5	刺激参数	可设置对应刺激类型的刺激参数,包括波宽和波幅等
6	波形示意区	直观显示用户调节的刺激参数,用户还可以在波形示意区中选择不同的刺激脉冲波形,如方波、正弦波、余弦波和三角波等,默认的刺激波形为方波

7. 刺激参数调节

（1）刺激器参数介绍（图 2-1-1-14）。

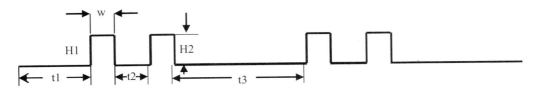

图 2-1-1-14　BL-420N 软件系统的刺激器参数分析示意图

1）t1（延时）:刺激脉冲发出之前的初始延时（范围:0~6s,单位:ms）。

2）t2（波间隔）:双刺激或串刺激方式下两个脉冲波之间的时间间隔（范围:0~6s,单位:ms）。

3）t3（延时 2）:在连续刺激中,刺激脉冲之间的时间间隔（范围:0~6s,单位:ms）。

4）W（波宽）:单个刺激脉冲的宽度（范围:0~200ms,单位:ms）。

5）H1（幅度 1）:单刺激、串刺激中的刺激脉冲强度,或双刺激中第一个刺激脉冲的强度。

6）H2（幅度 2）:双刺激中第二个刺激脉冲的强度。

（2）刺激参数调节视图:刺激参数调节视图位于波形显示视图区的下方,有启动刺激按钮、模式选择区、参数调节区和波形示意区 4 个部分（图 2-1-1-15）。

图 2-1-1-15　刺激参数调节视图

1）模式选择区（图 2-1-1-16）

刺激模式:分别有电压和电流两种刺激模式。电流刺激模式下的刺激强度调节区间为 -100~100mA,步长为 $10\mu A$;电压刺激模式的刺激强度调节区间为 -100~100V,步长为 5mV。当机顶盒前面板上的刺激高电压状态指示灯被点亮,表示刺激强度超过 30V 时的高电压状态。

图 2 - 1 - 1 - 16　模式选择区

刺激方式:有单刺激、双刺激和串刺激 3 种刺激方式可供选择。刺激方式选择框后面有"连续"复选框,如果选择,那么系统会连续发出刺激脉冲。

程控模式:实验者可选择以程控模式或非程控模式启动刺激。

2) 参数调节区(图 2 - 1 - 1 - 17)

图 2 - 1 - 1 - 17　参数调节区

刺激波形参数调节方法:参数调节的方式有多种,实验者可以直接在参数编辑框中输入刺激数值、通过拖动滑动块调节数值、点击位于滑动条两端的三角箭头进行精细调节或点击滑动块左右两边空间来进行粗调。

3) 波形示意区:波形示意区用于直观显示实验者调节的刺激参数。在"波形选择"下拉框中可以选择不同的刺激脉冲波形类型,如方波、正弦波和余弦波等,默认的刺激波形为方波。

8. 波形调节　用户可以对波形显示区中的波形大小和压缩比进行调节。

(1) 波形缩小或放大:将鼠标移动到通道标尺区中,向上滑动鼠标滚轮放大波形,向下滑动鼠标滚轮缩小波形(图 2 - 1 - 1 - 18),而在标尺区中双击鼠标左键,波形恢复到默认大小。

(a)

(b)

图 2 - 1 - 1 - 18　波形放大或缩小

(a) 原始波形;(b) 波形放大

（2）压缩或扩展波形:将鼠标移动到波形显示区中,向上滑动鼠标滚轮扩展波形,向下滑动鼠标滚轮压缩波形(图 2－1－1－19)。

（a）　　　　　　　　　　　　　　　　　（b）

图 2－1－1－19　　波形压缩或扩展

（a）原始波形;(b)波形压缩

9.　波形剪辑与复制　　将鼠标放在选择区域的左上方,点击左键并移动至选择区域的右下方,松开鼠标左键即完成波形选择。此时,被选择的波形及其时间轴和幅度标尺被复制到了计算机内存中,实验者可粘贴波形至 Word 文档或实验报告文档中。

10.　数据测量与分析　　数据测量主要包括区间测量、心功能参数测量、血流动力学测量、心肌细胞动作电位测量和肺功能测量;数据分析方法主要包括微分、积分、频率直方图、频谱分析、序列密度直方图和非序列密度直方图。

（1）数据测量:在 BL－420N 生物信号采集与分析系统软件中所有测量方法的步骤都是一致的,详细的操作步骤如下。

1）启动区间测量:点击鼠标右键,选择区间测量功能。

2）选择测量区间:将鼠标移动到测量的波形段的起点位置,单击鼠标左键进行确定;当再次移动鼠标时,另一条垂直直线出现并且随着鼠标的左右移动而移动。这条直线被用来确定测量的终点,单击鼠标左键确定终点(图 2－1－1－20)。

3）查看测量结果:在开始菜单栏中打开测量结果,在测量结果表格中查看结果。

4）退出测量:在任何通道中按下鼠标右键都将结束本次测量。

图 2－1－1－20　　数据测量示意图

（2）数据分析:在 BL－420N 生物信号采集与分析系统软件中所有分析方法的步骤都是一致的,详细的操作步骤如下。

1）启动数据分析:在波形区单击鼠标右键,选择分析中的"分析功能",系统将弹出分析参数设置框,用户可对参数进行调节。点击"确定"后,该通道下面将插入一个新的分析通道来显示分析结果(图 2－1－1－21)。

2）关闭数据分析通道：在波形显示区的数据分析通道上单击鼠标右键，弹出右键菜单，选择"关闭分析"，即可以关闭该数据分析通道。

（a）

（b）

图 2 - 1 - 1 - 21　启动数据分析
（a）减压神经放电原始波形；（b）频率直方图分析

11. 实验报告功能　实验完成后，实验人员可以在软件中直接编辑和打印实验报告。与实验报告的相关功能操作按钮在"功能区"—"开始"—"实验报告"分类中（图 2 - 1 - 1 - 22）。

图 2 - 1 - 1 - 22　功能区开始栏中与实验报告相关的 7 个功能按钮

（1）编辑实验报告：选择"编辑"按钮，系统启动实验报告编辑功能。在默认情况下，当前屏幕显示的波形会自动提取到实验报告的"实验结果"区中，实验人员亦可从打开的原始数据文件中选择所需波形，将其粘贴到实验报告中；另外，在实验报告编辑器中也可输入名字、实验目的、方法和结论等其他信息。

（2）打印实验报告：点击"打印"功能按钮，即可打印当前的实验报告。

五、应用举例

观察蛙类坐骨神经-腓神经的动作电位，并在实验结束后将波形剪贴处理。

（一）BL - 420N 生物信号采集与分析系统操作步骤

1. 硬件部分　打开 BL - 420N 生物信号采集与分析系统机顶盒的电源开关，确定生物信号输入接口通道已连接信号输入线并连接好屏蔽盒，屏蔽盒里放有蛙类坐骨神经-腓神经一条。

2. 软件部分　用鼠标点击电脑桌面"BL - 420N 生物信号采集与分析系统"的快捷图标，进入系统。要完成对神经干动作电位的引导，有以下两种方法。

方法一：通道选择

（1）点击"开始"栏中的"信号选择"，在弹出的用鼠标左键点击"采样通道信号列表"的对话框中，实验人员可根据自己的实验目的，选择相应的通道、采集的信号种类和相应的实验参数。

（2）点击对话框右下方的"开始实验"命令按钮，进入实验。

（3）结束实验时，用鼠标左键点击"启动视图"中"停止"按钮。在弹出的对话框中输入文件名，明确保存路径，然后确认。

方法二：实验模块选择

（1）确定两根引导线分别插在 CH1、CH2 插槽中。

（2）在"开始"栏—"实验模块"中，选择所需的"肌肉神经实验"，然后在子菜单中选择"神经干动作电位的引导"模块。系统将自动完成对坐骨神经-腓神经的动作电位的引导。

（3）结束实验时，用鼠标左键点击"启动视图"中"停止"按钮。在弹出的对话框中输入文件名，明确保存路径，然后确认。

（二）实验结果图形剪辑处理步骤

（1）用鼠标左键双击"实验数据列表"中的目标文件，文件在波形显示栏中打开一个窗口显示文件，该窗口的标签为该文件名，如"刺激强度与动作电位的关系"，此为窗口2。

（2）鼠标左键点击"开始"栏—"实验报告"—"编辑"命令，弹出一个"另存为"的对话框，实验者可更改文件名后保存，稍等约 10s 后，在波形显示栏中会跳出另一个窗口（窗口3），显示系统自动生成的实验报告，该报告为 Word 文档。

（3）实验者可对自动生成的实验报告的各项内容进行填写、更改。

（4）另外，剪辑实验报告中的图形，可如下进行操作：点击窗口2的标签，在"刺激强度与动作电位的关系"波形显示视图中，将鼠标放在选择波形的左上方，点击左键并移动至波形的右下方，松开鼠标左键即完成波形选择。此时选择区域的背景是黑色的。在通道点击鼠标右键，在弹出的通道快捷菜单中选择"数据剪辑"功能后，点击窗口3实验报告标签，跳转到实验报告窗口，在 Word 文档中选择位置点击文档的"粘贴"功能，这样就可以完成从实验原始数据文件中剪辑图形至 Word 文档中了。

（5）保存编辑好的图形文件后，可依次退出实验系统。

（黄　武　吉丽敏）

第二节　常用换能器

换能器是一种能将机械能、化学能、光能等非电量转换为电能的器件或装置。在生物医学中，换能器能将人体及动物各系统、器官、组织直至细胞水平的生理功能或病理变化所产生的（如血压、呼吸和脉搏等）非电量转换为电量。

一、种　　类

在生理科学实验中，常用的换能器主要有张力换能器和压力换能器（图 2-1-2-1）。

1. 张力换能器　它能将各种张力转换成电信号。张力换能器有多种规格，要根据被测张力的大小选用合适量程的换能器，常用的有 5g、10g、30g、50g 和 100g 等。如果被测张力超过换能器的量程，极易引起换能器损坏。

2. 压力换能器　它能将各种压力（如血压、呼吸道气压）转换成电信号。根据测量对象的不同，压力换能器可分为血压换能器和呼吸换能器。

（1）血压换能器：用于测量较高的压力（50～360mmHg）。所测压力不能超过压力换能器的量程。

（2）呼吸换能器：也称呼吸流量换能器，用于测量较低（10～50cmH_2O）的呼吸波、呼吸流量等压力。所测压力不能超过呼吸流量换能器的量程。

图 2 - 1 - 2 - 1 各种换能器
从左到右依次为张力换能器、血压换能器、呼吸换能器

二、使用注意事项

1．张力换能器使用注意事项

（1）不要用手压弹性梁，以免严重变形，影响灵敏度或损坏。

（2）防止水渗进换能器。

（3）应将换能器水平装在支架上。

（4）正式记录前，应先通电对换能器预热 30min，以确保精度。

（5）测量时应避免风直接吹在测量物体上。

2．压力换能器使用注意事项

（1）给血压换能器充肝素生理盐水溶液时必须将压力仓、胶管和动脉插管中的气泡排尽，连接的胶管尽可能短。

（2）应将血压换能器水平固定在支架上，高度要和被测动物心脏处于同一水平，不得随意改变其位置。

（3）呼吸换能器不需要充液体。

（4）正式记录前，应预热换能器 20～30min，待零位稳定后方可测量。

（5）在压力换能器使用过程中，要轻拿轻放，避免摔、碰及剧烈震动。

（6）需要定期对压力换能器进行定标校准。

（高凌峰 莫燕娜）

第三节 心 电 图 机

心电图机是用来描记心脏生物电活动变化的仪器（图 2 - 1 - 3 - 1）。心电图机描记出来的图形就是心电图（electrocardiogram，ECG）。心电图记录了心脏兴奋产生、传导和恢复过程中的生物电变化，在临床上常用于辅助诊断心脏疾病。在实验生理科学的多种动物实验中，心电图也被广泛应用。下面将介绍心电图机的主要结构，导联组合和基本原理，以及心

电图机的使用方法及常见故障的处理等。

图 2-1-3-1 ECG-11C 单道全自动心电图机外观

一、主要结构及原理

心电图机主要由电源供给电路、输入导联部分、前置放大器、1 mV 标压发生器、电压放大器、功率放大器、记录器、走纸控制装置等构成。

（一）电源供给电路

有交流供给电路、直流供给电路、交直流两用电路。例如，ECG-11C 型、ECG-6511 型心电图机即属于交直流两用心电图机。220 V 市电经变压、整流滤波、稳压后输出，如无交流电则自动切换到机内的电池供给直流电源。

（二）输入部分

包括电极、导联线、导联选择键、高频滤波，其功能为把心电信号传达到放大器。

（三）前置放大器

主要功能为提高电路的输入阻抗，减少心电信号衰减和失真。

（四）1 mV 标准信号发生器

心电图机内部产生的标准 1 mV 幅度信号的装置，给描记出来的心电图形作比较，以测量心电信号的强度。一般设计在前置放大器中。

（五）电压放大器

它的功能为将前置放大器放大后的心电信号进行电压放大，以推动后级放大器工作。

（六）功率放大器

将电压放大器的电压信号转换成电流和功率信号，使记录器在纸上描出心电信号。

（七）记录器

将电信号转换成机械运动。

（八）走纸控制装置

使记录纸按要求随时间作匀速运动，走纸速度一般为 25 mm/s 和 50 mm/s 两种，ECG-11C、ECG-6511 型心电图机还设有 5 mm/s，用于长时间的观察。

通过导联电极从体表获得微弱电信号，经电压放大，再经功率放大后传送到记录器，驱动描记马达旋转，使描笔在纪录纸上上下移动，幅度与输入的电信号成线性比例。同时，走纸控制装置驱使记录纸按一定的速度作匀速运动。走纸的长度可以换算成时间。此时描笔在记录纸上描记出来的便是心脏搏动产生的实时电信号曲线图——心电图。

二、导联组合

(一) 心电图机的导联

心电图机的导联必须将电极与导联线对应准确(表 2 - 1 - 3 - 1)。四肢电极、胸电极和相应的导联线电极插柱必须接好,插柱必须插紧。

表 2 - 1 - 3 - 1　心电图机电极与导联线的对应关系

电极	导联线	插柱颜色	记号
右手		红	R
左手		黄	L
右脚		黑	RF
左脚		绿	F
V_1	白色导联线	红	C_1
V_2	白色导联线	黄	C_2
V_3	白色导联线	绿	C_3
V_4	白色导联线	茶	C_4
V_5	白色导联线	黑	C_5
V_6	白色导联线	紫	C_6

心电图机一般有 12 种导联,即标准肢体导联 Ⅰ、Ⅱ、Ⅲ,加压单极肢体导联 aVR、aVL、aVF,单极胸导联 V_1、V_2、V_3、V_4、V_5、V_6。各导联组合如图 2 - 1 - 3 - 2 所示。

图 2 - 1 - 3 - 2　心电图机的导联

（二）基本原理

心电图机相当于一个电流计,必须有两个电极联在被检的部位构成导联完成电路,才有电流通过。心电图的记录方法属于细胞外记录法。它测出的是已兴奋部位与未兴奋部位两点之间的电位差。

常用的标准肢体导联（Ⅰ、Ⅱ、Ⅲ导联）记录的是两点平均电压差产生的电流,不代表某一肢体的电压变化,而是两点电压之差,故属双极导联。例如,标准肢体Ⅰ导联（Lead Ⅰ）检测左、右臂间电位差;Ⅱ导联（Lead Ⅱ）检测左腿、右臂间电位差;Ⅲ导联（Lead Ⅲ）检测左腿、左臂间电位差。

单极胸导联是将右上肢、左上肢和左下肢 3 点联在一起并各加 500 Ω 电阻,使电压变化为零,称为中心电端,作为无关电极。另一探查电极放在心前区胸壁上,如 $V_1 \sim V_6$ 导联分别将电极安放在胸前壁第 4～5 肋间从右到左的 6 个位置上,分别反映右心室壁外和左心室壁外的电压变化。也就是反映胸前（$V_1 \sim V_6$）任一点与无关电极间的电位差。

加压单极肢导联,即在描记某一肢体的单极导联的心电图时,将该肢体的单极导联与中心电端的联系中断,记录得到该肢体的加压单极肢导联心电图。加压单极肢体导联:aVR——右上肢;aVL——左上肢;aVF——左下肢;右上肢、左上肢和左下肢 3 点连接一起作为无关电极。

三、使　用　方　法

各种类型心电图机的使用方法大同小异,下面以 ECG‐11C 型心电图机为例,介绍其使用方法、常见故障及处理。

（一）ECG‐11C 型心电图机各部分名称及功能

1. 供电模式选择开关　选 OPR:工作;选 STBY:充电。在不使用交流电源工作时,将开关置充电状态。

2. 交流指标（LINE）　指示灯亮时表示属于该状态。

3. 直流指标（BATTERY）　指示灯亮时表示属于该状态。

4. 充电指示（CHARGE）　指示灯亮时表示属于该状态。

5. 基线位置调节器　调节描笔基线。

6. 自动换导键　选择自动或手动换导功能。

7. 灵敏度选择　有 10 mm/mV（标准灵敏度）、5 mm/mV（标准灵敏度的一半）、20 mm/mV（标准灵敏度的 2 倍）供选择。

8. 走纸速度选择　可选择 25 mm/s（标准纸速）、50 mm/s（快速）及 5 mm/s（慢速,用于长时间的观察）。

9. 滤波选择　选择交流干扰（HUA）滤波或肌电干扰（EXG）滤波。

10. 描记复位键　按此键可使描笔返回基线位置。

11. 导联返回键　不论属于何导联,按该键后导联返回 TEST（检测）状态,同时走纸停止。

12. 导联选择键　按 → 键,导联按 TEST、Ⅰ、Ⅱ、Ⅲ、aVR、aVL、aVF、$V_1 \sim V_6$ 顺序描记,按 ← 键则按相反方向描记。

13. 1 mV 定标键　按该键可确定仪器的灵敏度和阻尼情况,判断工作是否正常。

14. 记录控制(走纸/停止)键　选择该键决定是否记录心电波形。

15. 液晶显示区　显示心电图机的工作状态。

16. 交流电源插座　与 220V 交流电相接。

17. 电源开关。

18. 地线接线柱　连接地线将心电图机接地。

19. 外接输入插口　可输入和描记脉波、心音等外接信号。

20. 示波器插口　将心电信号输出到示波器或其他仪器。

21. 导联线插座　连接导联线。

22. 记录纸盒盖按钮　按下此钮便可开盖取放记录纸。

23. 电池盒盖　松开螺钉,卸下盖子便可安装电池。

(二) 使用前准备

1. 连接好地线　连上地线插口,不可利用水管或其他管道作为地线。

2. 安装好电池及记录线。

3. 连接电源线　为减少干扰,应按图 2-1-3-3 顺序连接。

4. 安装电极　先确认电源开关处于关闭状态,视被检对象不同有不同的安装方法。

图 2-1-3-3　心电图机电线、电极连接示意图

(1) 人体心电图的电极安装:① 四肢电极连接:先用 75% 乙醇擦洗电极安装部位的皮肤,涂上生理盐水或导电膏,按下列顺序安放电极:右手—红色电极;左手—黄色电极;左脚—绿色电极;右脚—黑色电极。② 胸部电极连接:用 75% 乙醇擦洗安装电极部位的皮肤,涂上生理盐水或导电膏,导电膏涂层要相互分开。胸电极不要相互接触。

胸部电极部位:①V_1:C_1,胸骨右缘与第 4 肋间隙交叉处。②V_2:C_2,胸骨左缘与第 4 肋间隙交叉处。③V_3:C_3,V_2 与 V_4 之间。④V_4:C_4,在第 5 肋间与左锁骨中线交叉处。⑤V_5:C_5,在左腋前线与 V_4 同一水平。⑥V_6:C_6,在左腋中线与 V_4 同一水平。

电极安装完毕,则可进行心电图机的操作。

(2) 在体动物心电图的电极安装:在体动物心电图的描记,常用针头电极,即把电极联接于注射针头上,针头与电极焊接好,以免干扰。记录心电图时针头要刺入皮下,不能插到肌肉,否则易造成干扰。插入针头前最好用生理盐水涂擦针头,电极安放的位置与人体电极安放基本相同。影响动物心电图的图形记录除了电极安装、地线接地、电源等因素外,使用的麻醉药物、麻醉深浅、固定体位、季节温度、呼吸、疾病等也是影响动物心电图图形变化的关键因素。因此描记动物心电图要保证动物前后状态的一致,如麻醉药物、深度、固定的体位、室温等要保持一致,以利于比较实验结果。

(三) 心电图机的使用操作程序

1. 纪录前工作状态检查

(1) 打开电源开关,此时液晶屏显示:"MANUAL:Ⅱ TEST 10 25"。

(2) 按导联选择键从Ⅰ~V_6检查有无导联脱落。

（3）导联置"TEST"，按"记录/停止"键，置记录状态，走纸后按"1 mV"键，描记 1 mV 方波，同时观察笔温及方波幅度，如不合适，调节笔温、阻尼、灵敏度电位器。笔温、阻尼和灵敏度的调节电位器示意图及定标波形参考图见图 2-1-3-4。

（a）

正确　　　　不正确

（b）

图 2-1-3-4　心电图机笔温、阻尼和灵敏度的调节电位器示意图及定标波形参考图
（a）笔温、阻尼和灵敏度的调节电位器示意图
①敏度调节　②定标图形调节　③一般不允许调整　④笔温调节
（b）定标波形参考图

2. **手动操作程序**　按导联选择键 $\boxed{\rightarrow}$ ，选择"Ⅰ"导联，描笔按心电信号摆动。按走纸键，描记"Ⅰ"导联心电图，达到合适长度时，按 1 mV 定标，描记定标波形，按导联选择键 $\boxed{\rightarrow}$ ，选择所需描记的导联图形，重复以上操作即可完成各导联的心电图记录。

3. **自动操作程序**　当心电图机处于"暂停"工作状态，液晶屏右上角显示"Ⅱ"符号，按自动换导键可进行自动换导工作方式的选择。

（1）按"自动换导模式"键，此时液晶屏显示如图 2-1-3-5 所示。

AUTO-1:　T:　[4]　Ⅱ	AUTO-2:　T:　[4]　Ⅱ
[Ⅰ Ⅱ Ⅲ aVRLF　V135]	[Ⅰ Ⅱ Ⅲ aVRLF　V_1-V_6]
(a)	(b)

图 2-1-3-5　心电图机自动换导模式液晶屏显示图

图 2-1-3-5a 表明当前自动换导模式为"自动-1"（胸导只做 V_1、V_3、V_5），每一导联图形自动记录 4 s。需要改变自动记录时间可按 $\boxed{\rightarrow}$ 键，有 T:[3]、T:[2]、T:[7]、T:[6]、T:[5]、T:[4]供选择，分别表示自动记录时间为 3 s、2 s、7 s、6 s、5 s、4 s。

（2）按 $\boxed{\leftarrow}$ 可改变自动换导模式，液晶屏显示如图 2-1-3-5b。进入自动模式"自动-2"即标准 12 导联组，再按 $\boxed{\leftarrow}$ 又可返回"自动-1"简化导联组。

（3）自动换导模式及时间间隔设定后，按"记录/停止"键，仪器即从现有导联开始自动换导工作。如当前处于"TEST"则将自动转换至"Ⅰ"导联开始描记。并在每一导联后自动进行定标。

（四）心电图机常见故障及排除

1. 有交流干扰（图 2-1-3-6）

图 2-1-3-6 有交流电干扰的心电图

发现后检查：①心电图机是否可靠接地？②电极和导联线有否正确连接？③电极与皮肤是否用酒精或盐水涂擦？④被检者是否碰到墙或带有玻璃宝石类首饰？⑤附近是否有较大的设备在工作？

如果仍不能清除干扰时，使用交流干扰滤波器，但描记出的波形会畸变。

2. 有肌电干扰（图 2-1-3-7）

检查：①房间是否舒适？②被检者是否紧张？③床位是否狭小？无法清除肌电干扰时，请使用肌电滤波器，但描记出来的心电图波形会失真。

3. 基线不稳（图 2-1-3-8）

检查：电极的安装稳定与否，导联线与电极是否正确连接，皮肤与电极是否清洁，是否身体移动或呼吸等引起。

图 2-1-3-7 有肌电干扰的心电图

图 2-1-3-8 基线不稳的心电图

4. 笔和走纸都工作，但无描出曲线 调节重调笔温电位器及描笔螺钉。

（五）心电图机用后处理

1. 将供电模式开关置充电状态，关闭电源。

2. 轻轻取下导联电源线，注意不要抓住电缆部分用力拉。

3. 清洁机器，擦净附件，盖上防尘罩。

（莫燕娜）

第四节　多参数监护仪

一、概　　述

多参数监护仪、患者监护仪、床边监护仪及心电监护仪等都属于无创监护仪器,主要用于监护心电(ECG)、呼吸(RESP)、血氧饱和度(SpO_2)、无创血压(NIBP)、体温(TEMP)及心排血量(CO)等参数,可用于人体及动物实验。本节以 PM-9000 便携式多参数监护仪为例介绍如下。

PM-9000 便携式多参数监护仪由电源、功能按键区、屏幕显示区、各种附件和记录仪组成。它可提供声光报警、冻结、趋势存储与输出、NIBP 测量、报警事件标识、oxyCRG 回顾与药物计算等功能,可同时显示 6 道波形和所有监护参数信息。

监护指标为:①心电图(ECG):心率(HR)、双通道 ECG 波形、心律失常和 S-T 段分析。②呼吸(RESP):呼吸率(RR)、呼吸波形。③血氧饱和度(SpO_2):血氧饱和度(SpO_2)、脉率(PR)、SpO_2 容积描记图。④无创血压(NIBP):收缩压(NS)、舒张压(ND)、平均压(NM)。⑤双通道体温(TEMP):T1、T2、TD。⑥双通道有创血压(IBP):CH1:SYS、DIA、MAP;CH2:SYS、DIA、MAP。⑦心排血量(CO)。

二、PM-9000 便携式多参数监护仪各部件功能简介

(一) 前面板(图 2-1-4-1)

1. 电源开关(POWER)。

2. 充电灯(CHARGE)　当设备接通电源,此灯亮。

3. 报警灯(ALARM)　当发生报警时,此灯闪烁。

4. 功能按键区　主界面(MAIN)、冻结(FREEZE)、静音(SILENCE)、记录与停止(REC/STOP)、启动充放气(START)、系统菜单(MENU)。

5. 功能按键旋钮　用户可以通过旋钮完成主屏、系统菜单或参数菜单中的所有项目的修改设置。

图 2-1-4-1　监护仪前面板
① 电源开关　② 充电灯　③ 报警灯
④ 功能按键区　⑤ 功能按键旋钮

(二) 屏幕显示区

1. 信息区　位于屏幕的上端,显示的是监护仪和被监护者当前的状态。信息区内容有床号、被监护者的类型、当前日期、当前时间、性别、被监护者姓名。

2. 波形区　显示 6 道波形,波形显示顺序可以调整。在最大配置下,系统可显示 2 道 ECG 波形、SpO_2 容积描记波、2 道有创血压波形、呼吸波形。

3. 参数区　在此显示的参数有心电(ECG)、无创血压(NIBP)、血氧饱和度(SpO_2)、心排血量(CO)、有创血压(IBP)、呼吸(RESP)、体温(TEMP)。

4. 信息区　显示仪器当前电池的状态。

图 2-1-4-2 监护仪背部图
① 网络接口 ② 保险丝 ③ 电源插座
④ 模拟输出接口 ⑤ 监视器接口
⑥ 等电位接地端 ⑦ 支架固定孔

（三）监护仪外部接口

1. 被监护者电缆和传感器插孔 ①TEMP1 传感器插孔。②TEMP2 传感器插孔。③IBP1 探头插孔。④IBP2 探头插孔。⑤ECG 电缆插孔。⑥心输出量电缆。⑦NIBP 插孔。⑧SpO$_2$传感器插孔。

2. 记录仪 可打印被监护者的检查结果。

3. 监护仪背部（图 2-1-4-2） ①网络接口：仅能与该公司的中央监护系统相连。②保险丝。③电源插座。④模拟输出接口（AUX OUTPUT）。⑤监视器接口（VGA MONITOR）。⑥等电位接地端。⑦支架固定孔。

三、仪器使用的操作规程

（一）操作前的调试

1. 开机前的准备工作 将所需的传感器连接到监护仪和被监护者的监护部位，检查监护仪右侧的记录仪出纸口是否有纸。如果没有纸，则把记录纸放进记录仪中。开机预热。

2. 开机检验 打开电源开关（POWER）。系统会发出"嘟"声，同时报警等以不同颜色各闪 1 次，在大约 10 s 后，系统自检成功，进入监护主屏，此时用户可以进行操作。在自检期间，屏幕会显示机器型号、所插入的传感器等信息。如果有出错提示出现，则停止使用该仪器，并联系专业人员进行维修。注意：关机 1 min 后才能再次开机。

（二）测量心电图（ECG）

1. 操作方法

（1）心电监护电极的安放位置（五导联装置电极）：①红色电极：右锁骨下，靠近右肩。②黄色电极：左锁骨下，靠近左肩。③黑色电极：右下腹部。④绿色电极：左下腹部。⑤白色电极：安放在 V$_1$～V$_7$R 的任意一个位置。一般放在 V$_2$处。

附胸导联位置：V$_1$，胸骨右缘第 4 肋间；V$_2$，胸骨左缘第 4 肋间；V$_3$，在 V$_2$～V$_4$ 的中间位；V$_4$，左锁骨中线第 5 肋间；V$_5$，左腋前线第 5 肋间；V$_6$，左腋中线第 5 肋间；V$_7$，背面左腋后线第 5 肋间；V$_3$R，在 V$_2$～V$_4$R 连线的中间位；V$_4$R，右锁骨中线第 5 肋间；V$_5$R，右腋前线第 5 肋间；V$_6$R，右腋中线第 5 肋间；V$_7$R，背面右腋后线第 5 肋间；VE，剑突隆起处。

（2）将 ECG 电缆插入监护仪的 ECG 电缆插孔，接通仪器电源。

（3）将所有 ECG 电极粘贴在被测试者身上（包括中性电极），并已和 ECG 电缆相连。

（4）转动旋钮，把光标移到主屏上的参数区"ECG"热键处，然后按下旋钮即可进入"ECG 设置"菜单，进行设置。

2. ECG 屏幕热键使用

（1）通道 1 导联：①可选导联有 Ⅰ、Ⅱ、Ⅲ、aVR、aVL、aVF、V。②当 ECG 采用 5 导联时，可选导联有 Ⅰ、Ⅱ、Ⅲ、aVR、aVL、aVF、V；当 ECG 采用 3 导联时，可选导联有 Ⅰ、Ⅱ、Ⅲ。③在 ECG 波形上导联不应有重名的，否则系统将会自动把重名的更换为另一名称。

（2）通道 1 波形增益：用于调节 ECG 波的波幅大小。可以选择各计算通道的增益，增益有×0.25、×0.5、×1、×2 共 4 档及自动方式，自动方式由监护仪自动调节增益。在各道心电波形右侧给出了 1 mV 的标尺。1 mV 的标尺的高度与波幅成比例。

（3）滤波方式：通过滤波可以获得更干净或更精确的波形。有 3 种选择，诊断方式、监护方式、手术方式。同时作用于 2 个通道，并且在第一道心电波形的上方显示。

（4）第二道心电导联名称：详细信息请参看（1）。

（5）第二道心电波形的增益：详细信息请参看（2）。

用户可以根据自己的需要安排通道 1 和通道 2 上的导联。两个通道上的导联标名都显示在相应波形的左侧，可以直接选中它们并进行更改。可分别为通道 1、通道 2 从Ⅰ、Ⅱ、Ⅲ、aVR、aVL、aVF、V 中选择适当的导联，当用户选择了相同的导联时，监护仪自动调节成不同的导联。

注意：①当输入信号太大时，波峰有可能被截顶。此时用户可以参照实际波形来手工改变 ECG 波形的增益档，以避免波形显示不全。②如果电极粘贴正确，而 ECG 波形不正确，则要更换导联。③连接电缆应确保绝对没有与任何其他导电部件或与地相接触。

3. 测量呼吸（RESP）　监护仪从两个电极的胸廓阻抗值测定呼吸，两个电极间的阻抗变化（由于胸廓的活动），在屏幕上产生一道呼吸波。操作方法如下。

（1）电极安放位置：同 ECG 的安放位置。

（2）将 ECG 电缆插入监护仪的 ECG 电缆插孔，接通仪器电源。

（3）将所有 ECG 电极粘贴在被测试者身上（包括中性电极），并已和 ECG 电缆相连。

（4）转动旋钮，把光标移到主屏上的参数区"RESP"热键处，然后按下旋钮即可进入"RESP 设置"菜单，进行设置。

注意：①对角安放白色和红色电极以便获得最佳呼吸波。②应避免将肝区和心室处于呼吸电极的连线上，这样就可以避免心脏覆盖或动脉血流产生的伪差，这对于新生儿特别重要。③部分被监护者，由于他们的临床情况，横向扩展其胸廓导致了负性胸廓内压，在这种情况下，最好将两个呼吸电极置于右腋中线和胸廓左侧呼吸时活动最大的区域以获得最佳呼吸波。

4. 测量血氧饱和度（SpO_2）　SpO_2 测量是一种借助于血氧探头进行连续、无创的血氧饱和度测量方法。测量通常可以借助成人手指血氧探头进行，对于婴儿可以使用手掌或脚部探头。监护仪通过 3 种方式计算并显示血氧饱和度的检测结果：①在参数区用百分比的形式显示动脉血氧饱和度的值。②脉率。③血氧饱和度的波形显示。操作方法如下。

（1）把传感器粘贴在被测试者手指的适当位置上，一般放在示指上。

（2）将传感器电缆线一端的连接器插入监护仪的 SpO_2 传感器插孔。

（3）打开监护仪的电源开关。

（4）转动旋钮，把光标移到主屏上的参数区"SpO_2"热键处，然后按下旋钮即可进入"SpO_2 设置"菜单，进行设置。

SpO_2 容积描记波波形扫描速度有 12.5 mm/s 和 25.0 mm/s 两档可选。脉搏音量：音量选择可有"关""低""中""高"4 个选项。平均时间：选择计算 SpO_2 值的平均时间。选 4 s、8 s 或 16 s 表示取 4 s、8 s 或 16 s 内的 SpO_2 平均值。

注意：①确保指甲遮住光线。②探头线应该置于手背。③避免高频率电流干扰。④不能在同一肢体上同时进行 SpO_2 和 NIBP 的测量,因为在 NIBP 测量时对血流的阻碍会影响 SpO_2 的值。⑤血氧与脉率不成正比。

5. 测量无创血压 无创血压(NIBP)测量采用振荡法,可用于成人、小儿和新生儿。测量模式:手动、自动和连续测量。每种模式都显示收缩压、平均压和舒张压。操作方法如下。

(1) 将充气管插入监护仪血压袖套接口,接通仪器电源。

(2) 将血压袖带系上被测试者的上臂。保证袖带上的记号 Φ 正好位于适当的动脉之上。

(3) 将袖带和充气管连接。用于测压的肢体应与被测试者心脏置于同一水平位置。

(4) 转动旋钮,把光标移到主屏上的参数区 NIBP 热键处,然后按下旋钮即可进入"NIBP 设置"菜单,进行设置。"手动"模式:只进行 1 次测量。"自动"模式:测量重复进行。自动测量间隔时间:可在 1 min、2 min、3 min、4 min、5 min、10 min、15 min、30 min、60 min、90 min、120 min、180 min、240 min、480 min 中选择。"连续"模式:在 5 min 内,连续测量。

(5) 按下前面板上的"START(启动)"键,开始测压。自动测量血压:进入"NIBP 设置"菜单,选中"间隔时间"项,自行选择时间间隔进行自动测量。然后按下前面板上的"START(启动)"键,系统就按照设置"间隔时间"进行自动充气测量。手动测量血压:进入"NIBP 设置"菜单,选中"间隔时间"项,把值设为"手动",然后按下前面板上的"START(启动)"键,便开始一次手动测量。连续测量血压:进入"NIBP 设置"菜单,选中"连续测量"项,然后按下前面板上的"START(启动)"键,便开始连续测量。

四、使用注意事项

1. 在自动测量过程中的任何时刻按下"START(启动)"键都会停止自动测量。

2. 在自动测量的空闲时间,按下"START(启动)"键,则会开始一次手动测量。如果此时再次按下"START(启动)"键,则会停止手动测量,继续执行自动测量。

3. 在连续测量期间的任何时刻,按下控制面板上"START(启动)"键都可以停止连续测量。

4. 如袖带高于心脏水平位置,每厘米差距应在显示值上加 0.75 mmHg。

5. 如袖带低于心脏水平位置,每厘米差距应在显示值上减 0.75 mmHg。

(高凌峰)

第五节 恒温平滑肌实验系统

在平滑肌、离体肠管等相关机能实验中,常需要用到恒温平滑肌实验系统,通过调节并维持生理溶液及温度的实验条件,从而保证了离体状态下平滑肌的生理活性,实验才能顺利进行。HW-200S 恒温平滑肌实验系统(图 2-1-5-1)是由成都泰盟科技有限公司自主研发适配生物信号采集与分析系统的仪器设备。

一、基 本 组 成

控制面板(触摸式按钮)、调气旋钮开关、传感器支架、保温水浴槽(浴槽里从左到右分别有预热管、实验管(有刻度)、储液管、废液盒、排水口、排气阀、进气口等。

图 2-1-5-1 HW-200S 恒温平滑肌实验系统

二、使 用 方 法

（1）打开系统设备后部的电源开关,将右侧面的排水口和排液阀置关闭状态。

（2）往水浴槽内添加适量蒸馏水,水量需达到建议的水位线处。

（3）分别在预热管、实验管、储液管内加入营养液。

（4）按下控制面板上的"启/停"按钮,启动系统进入加热状态,可通过温度调节按钮"＋/－"设置实验所需的水浴温度。

（5）将准备好的标本的一头保定于样本夹片上并插入实验管内,将另一端通过棉线连接于张力换能器上。

（6）调节调气旋钮,控制气量大小。

（7）通过调节传感器支架高度从而调节标本预张力。

（8）可通过"排液"按钮将实验管内的液体移除至"废液盒"内,"移液"按钮可将预热管内的液体移至实验管中。

（9）完成实验后,将预热管、实验管、储液管中的溶液排掉并用清水冲洗干净。

（10）关闭调气开关,关闭电源开关。

（吉丽敏）

第六节　人体生理实验系统

一、概　　述

我们介绍的人体生理实验系统是由澳大利亚埃得公司(AD Instruments)研制开发的系列产品,适用于多种学科,如生理学、药理学、病理生理学、生物化学和心理学等。生物信号采集实验系统,可将通过传感器采集的原始生物机能信号进行放大、滤波等处理,然后对处理后的信号进行采样并将其转换为数字信号,将数字化的生物机能信号传输到计算机内,并进一步通过专用的生物机能实验数据采集软件接收从硬件传入的数字信号,然后进行显示、存储、分析等处理。

二、硬件及软件

人体生理实验系统由计算机、PowerLab 生物信号采集主机、附件包与 Lt LabStation 系统软件组成(图 2-1-6-1)。

(一) PowerLab 生物信号采集系统硬件

传感器首先把要记录的信号(如血压、体温)转变成模拟电压信号,电压幅度随时间变化。这种模拟信号由硬件监测,经过放大和滤波等信号波形加工后以规则的间隔时间对模拟信号进行采样,从而将模拟信号转变成数字信号,并将数字信号传到与之相连的计算机,进而可以使用记录分析软件在计算机上显示实验数据。

图 2 - 1 - 6 - 1　PowerLab 生物信号采集系统硬件

(二) Lt LabStation 软件

Lt LabStation 是一款线上和线下的混合式产品,它分为以下两个主要部分。

1. 在线创建服务　教师可以创建和管理所要教学的课。由于该服务是基于云端的,因此可以自动存储所有内容,并且可以用任何浏览器访问。

2. 本地桌面应用程序　学生们可以查看和参与教师创建的课。无需登录或连接互联网,只需加载课即可开始。Lt LabStation 工作流程如图 2-1-6-2 所示。

图 2 - 1 - 6 - 2　Lt LabStation 工作流程

(三) 软件操作

Lt LabStation 的使用——在线创建服务(图 2-1-6-3)。

图 2-1-6-3 Lt LabStation 在线创建服务

教师确认使用在线创建服务的邀请：通过在线创建服务可以编辑和导出课，并邀请其他教师们进行创建。步骤如下：①从 kuraCloud 收到一系列邮件，提示"确认邀请"。针对受邀的每一个课程（如：动物生理学、人体机能学或运动生理学等），将收到一封邮件。②请点击每一封邮件中的蓝色"Confirm Invitation"（确认邀请）按钮。③此时将出现一个窗口，可以选择以新用户"Log In"（登录），然后将收到提示，创建一个密码。④接受条款和条件之后，完成登录并进入实例（Instance）。

在 Lt LabStation 创建服务中，实例是指虚拟安装的 Lt LabStation 服务。每个实例都与所有其他实例安全隔离。通常情况下，每个学院或部门只有一个实例。所有课程都会安排至实例之中。每个课程都有一系列教学人员所创建的课。必须将课程导出，学生们才能在 Lt LabStation 桌面程序中查看这些课。

三、应用举例

（一）实验内容

脑电图（EEG）。在这个实验中，您将记录和分析志愿者的脑电图，观察各种干扰信号的影响。将通过睁开和闭上眼睛以及听觉和心理暗示来研究它们对 α 波和 β 波的影响（图 2-1-6-4）。

图 2-1-6-4 脑电图受各种干扰信号的影响

（二）学习目的

通过本实验，您将能够掌握以下内容。

（1）识别脑电图的常见伪影。

（2）辨别和量化 α 波和 β 波。

（3）解释心理活动及听觉刺激如何改变 α 波。

（三）设备安装

1. PowerLab 安装（图 2-1-6-5）

图 2-1-6-5 PowerLab 安装示意图

（1）把 Bio Amp（生物电放大器）电线连接到 PowerLab 主机的生物电放大器输入端。

（2）确保 PowerLab 连接到您的计算机，并已经开启。

（3）将这些电线拿到志愿者之前，将 CH1 NEG（通道 1 负极）、CH1 POS（通道 1 正极）和 EARTH（接地）电极电线与生物放大器电线连接。

（4）如果您使用 EEG 扁平电极，则应将其插入到最靠近生物电放大器电线的 CH1 POS 标签的针上。

（5）将负极和接地电极电线扣合在一次性 ECG 电极上。

2. 连接额叶电极（图 2-1-6-6）

（1）在志愿者的前额上画两个小"十"字，眉毛上方约 3cm 距中线左右两侧各约 5cm 处。

白色电极　　　绿色电极

擦拭皮肤，将额叶电极置于眉毛上方3cm处

图 2-1-6-6 连接额叶电极示意图

（2）用研磨凝胶或研磨片轻擦该部位皮肤。这是非常关键的一步,这样可以降低表皮电阻并确保电极接触良好。用酒精棉签清洁。

（3）将负(白色)电极置于右侧画好的"十"字处,并将接地(绿色)电极放置在左侧画好的"十"字处。用力按压,使其粘合良好。

3. 连接枕叶电极(图 2-1-6-7)

擦拭并沿着中线处和头后最宽的点连接枕叶电极

为了防止电极意外脱落,再用胶带将电线
固定在绷带外面。

图 2-1-6-7　连接枕叶电极示意图

（1）将绷带牢固系在头部周围。在前面,其通过眉毛和先前连接的额叶电极。在后面,应该是在颅骨最宽部位的水平位置。

（2）将头后部绷带向下拉 1～2cm。将暴露的头皮的头发分开,用圆珠笔在裸露的皮肤上画出小"十"字形状。这应该刚好在枕骨隆突(颅骨后面的小凸)的上方。

（3）用研磨凝胶轻擦该部位皮肤。

（4）如果您正在使用电极软膏,将大约两滴挤入电极的凹(空心)侧。如果您正在使用电极糊,在手指上挤出一些,然后将其粘在画好的"十"字形状上。

（5）将正极(黑色)电极放置在画好的"十"字形状处,同时保持头发分开。轻轻地将电极散落在头皮上,以确保接触良好。

（6）注意不要移动电极,将绷带拉起,使其覆盖电极并保持其牢固在位。切记:将电极保持在适当的位置并且不移动。如有必要,小心地拉紧绷带。

4. 志愿者姿势
（1）让志愿者舒服平躺,头部偏向一侧,这样所有的电极均不会被干扰或被挤压。

（2）进行实验之前,再次检测所有电极是否都与志愿者和生物电放大器的电线相连(图2-1-6-8)。

图 2-1-6-8 志愿者-仪器连接示意图

（四）伪影识别

以下将记录单通道 EEG。在完整的 EEG 下,记录将分为分波类型:α 节律、β 节律、θ 节律 和 δ 节律。

1. 眨眼

（1）选择"开始"进行记录。让志愿者重复眨眼。

（2）观察志愿者。在注释面板中输入"眨眼",然后在志愿者每次眨眼时选择"添加"。

（3）5～10s 以后,选择"停止"。

2. 眼球运动

（1）选择"开始"进行记录。让志愿者反复交替地向左看和向右看。志愿者应该在眼睛活动时保持头部不动。

（2）观察志愿者。准备注释输入"眼球运动"并为每次运动选择"添加"。

（3）5～10s 以后,选择"停止"。

3. 头部运动

（1）点击"开始"进行记录。让志愿者反复交替地向左、向右转动头部。

（2）准备注释输入"头部运动"。观察志愿者,在其每次进行头部运动时,选择"添加"。

（3）5～10s 以后,选择"停止"。

记录过程中,您将检查志愿者各种运动所记录的伪影。

在 EEG 记录中,伪影是记录的非大脑源性信号。这些伪影可能由志愿者(如身体运动)或环境(如连接设备的电气噪声)产生(图 2-1-6-9)。

4. 分析

（1）使用滚动条查看数据。选择自动缩放和压缩按钮,以便查看您的数据。

（2）真实的 EEG 信号很少超过 $+50\mu V$ 或 $-50\mu V$。您应在 $\pm50\mu V$ 范围以外发现与眨眼、眼球运动和头部移动相关的较大信号。这些较大的信号就是伪影。

（五）α 节律和 β 节律

1. 步骤

（1）选择"开始"进行记录。志愿者必须睁眼。

波或"节律"	频率 (Hz)	振幅 (μV)
α	8~13	-30~50
β	13~30	<20
θ	4~8	<30
δ	0.5~4	-100~200

如果您看到的都是伪影,应该检查电极连接,必要时可以移除并重新连接任何你觉得质量可疑的连接。

图 2-1-6-9 志愿者脑电图伪影识别示意图

（2）在注释面板中输入"闭眼",以准备注释。

（3）30s 后,选择"添加",并立即要求志愿者闭上双眼。

（4）准备注释"睁眼"。

（5）30s 后,选择"添加",并立即要求志愿者睁开双眼。

（6）重复步骤（2）～（5）两次以上,以便取得 3 次确定的结果。

2．分析

（1）滚动至志愿者眼睛处于睁开状态的第一个记录。选择自动缩放和压缩按钮,以便查看您的数据。

（2）使用区域选择器,突出显示不存在伪影的数据区域。记录开始时务必注意间隙。

（3）四个数值面板将显示平均波幅（RMS）或频率。将每个数值输入下表相应的单元格中。

（4）对以下两次重复"睁眼",重复这些步骤。

（5）将计算您的平均振幅、平均频率和标准偏差。

（6）对三次重复"闭眼",重复步骤（1）～（3）（图 2-1-6-10）。

图 2-1-6-10 分析志愿者脑电图 α 节律和 β 节律步骤

（虞道锐）

第七节 AS-407 型肺功能检查仪

肺功能检查是对胸、肺部疾病常用的一种检测方法。较早期肺功能检查仪器为水封式肺量计,现在多为智能式肺功能检查仪(图 2-1-7-1)。下面以 AS-407 型肺功能检查仪为例,介绍肺功能检查仪的基本结构、特点、使用方法及其注意事项。

一、基本结构及特点

图 2-1-7-1　AS-407 型肺功能检查仪

AS-407 型肺功能检查仪可以测试用力肺活量(forced vital capacity,FVC)、肺活量(vital capacity,VC)等。该检查仪的液晶触摸屏是 5.7 英寸的彩色液晶触摸屏,可在测量过程中显示其数据与曲线,并可通过触摸屏进行各种参数的设置。内置打印机为热敏打印机,可打印输出数据。传感器呼吸端口连接着一滤室,滤室另一端连接着口件,受试者可通过口件进行呼气或吸气,传感器则可将呼吸信号传至主机中央处理器进行处理、分析及显示。

二、操 作 方 法

打开仪器的总开关,彩色液晶触摸屏先出现图 2-1-7-2a 界面。其为系统启动时的确认信息。由于出厂时已经对系统进行校准,故一般默认其校准值。如需要恢复其出厂值,则可按下屏幕左下角的"DEFAULT"键,选择"YSE"。如不需要,系统 2~3 s 后出现图 2-1-7-2b 界面。

(a)　　　　　　　　　　　　　　　　　(b)

图 2-1-7-2　AS-407 型肺功能检查仪操作界面

点击屏幕左上角的长方形(时间、日期、环境参数)综合键,则可进行时间、日期、环境参数等资料的设定。设定完毕后,点击"BACK"键返回,进入显示 ID 输入界面。

(一) ID 输入界面

系统可提供两页 ID(身份识别)输入界面。点击"ID"键,ID 输入界面 1 和界面 2 可轮流转换。在界面 1 中可输入"ID"编号、"Age"年龄、"Sex"性别、"Height"身高、"Weight"体重等资料,可用于计算受试者的预计值。其中"Age"年龄的输入方式有两种:"BIRTHDAY"为生日输入模式;"AGE"为年龄输入模式。界面 2 中可输入吸烟指数 SI ="day"每天吸烟数量和"years"吸烟年龄等。可根据需要进行相应的设定。在输入资料过程出现错误时,可点击"BS"键,删除其数据。如需对测试数据进行重设,则可长按"RESET"键,数据则可返回到初始状态。

(二) VC 测试模式

1. ID 资料输入完毕后,可点击"VC"键,进入 VC 测试界面,即可显示其测试数据,如图 2-1-7-3。同时让受试者做好测试的准备。

　图 2-1-7-3　正常呼吸曲线　　　　　　　图 2-1-7-4　最大呼气曲线

2. 点击"START"键,开始测试。此时指导受试者用嘴含口件,并夹上鼻夹,进行正常平静的呼吸。此时屏幕下方会显示"Breathe normally and quietly"(图 2-1-7-3)。其中,"ESC"键代表测试中断,"RESTART"键代表重新开始测试,"VC"键代表其测试名称(肺活量)。

3. 当呼吸平稳时,仪器则发"噔"的一声给予提示,屏幕下方显示"Exhale to the maximum",此时指导受试者最大程度呼气直到确认容量曲线不再改变(图 2-1-7-4)。此时屏幕下方显示"and then inhale to the maximum",指导受试者接着最大程度吸气直到确认容量曲线不再改变(图 2-1-7-5)。

　图 2-1-7-5　最大吸气曲线　　　　　　图 2-1-7-6　二次最大呼气曲线

4. 当受试者最大程度吸气直到确认容量曲线不再改变,屏幕下方显示"Exhale to the maximum and then Breathe normally and quietly",再次指导受试者最大程度呼气直到确认容量曲线不再改变,之后让受试者恢复正常平静的呼吸(图 2-1-7-6)。

5. 测试结束后,点击"STOP"键,VC 测试将终止,并计算测试数据后返回测试数据窗口,显示测试结果。如果需要 3 次或更多次测试 VC,则可返回(2)步重新开始测试。

6. VC 测试过程中需注意,当确认最大程度呼气和最大程度吸气直到确认容量曲线不再改变后,一般应保持 2 s 的平台期,且呼气和吸气过程都应恒速进行。

(三) FVC 测试模式

1. ID 资料输入同 VC 测试步骤。完毕后,可点击"FVC"键,进入 FVC 测试界面,即可显示其测试数据,如图 2-1-7-7。其中"Exp Time"代表呼气时间,同时让受试者做好测试的准备。

2. 点击"START"键,开始测试。让受试者正常平静呼吸几次后,让其最大程度呼气直到确认容量曲线不再改变(图 2-1-7-8),再让其最大程度地有力地吸气直到确认容量曲线不再改变(图 2-1-7-9),再次让其最大程度地有力地呼气直到确认容量曲线不再改变(图 2-1-7-10)。

3. 当受试者呼气达最大程度(达到或超过 6 s)且转向吸气,则即点击"STOP"键,FVC 测试将终止,并计算测试数据后返回测试数据窗口,显示测试结果。

4. FVC 测试过程中应鼓励受试者最大呼气持续到 6 s 或 6 s 以上,同时呼气到屏幕上流速测量表的柱形图形静止,而且不再摆动(因为气流小,流速容量曲线可被放大达 10 倍)。若受试者没有呼气到最大程度,FCV 容量曲线则会变得较小。

图 2-1-7-7　正常呼吸曲线

图 2-1-7-8　最大呼气曲线

图 2-1-7-9　最大吸气曲线

图 2-1-7-10　二次最大呼气曲线

三、结果显示及打印

(一) VC 测试结果

VC 测试结束后,点击"STOP"键,则屏幕右边显示其测试结果:VC(肺活量)、TV(潮气量）、IRV（补吸气量）、ERV（补呼气量）、IC（深吸气量）；屏幕左边显示其测试曲线，其横轴代表时间（S），纵轴代表容积（L），通过点击"PAGE 1、PAGE 2 或 PAGE 3"键可分别显示 3 个不同受试者的检测结果。也可通过长按"PAGE 1、PAGE 2 或 PAGE 3"键中的其中一键，同时显示 3 个受试者的测试结果（图 2 - 1 - 7 - 11）。点击右上角绿色"打印"键可打印相应的测试结果（图 2 - 1 - 7 - 12）。

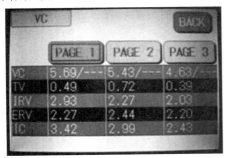

图 2 - 1 - 7 - 11　显示 3 人 VC 测试结果

图 2 - 1 - 7 - 12　显示 1 人 VC 测试结果并可打印

（二）FVC 测试结果

FVC 测试结束后，点击"STOP"键，则屏幕右边显示其测试结果：FVC（用力肺活量）、FEV1.0（1.0 秒量，一秒钟用力呼气量）、FEV1.0%（1.0 秒率）、PEFR（峰流速值）、MMF（最大中期呼气流速）等；屏幕左边显示其测试曲线，其横轴代表容积（L），纵轴代表流速（L/S）（图 2 - 1 - 7 - 13）。其测试结果显示及打印方法与 VC 的方法一样。时间肺活量（timed vital capacity，TVC）的 TVC$_1$、TVC$_2$ 及 TVC$_3$ 分别与 FEV1.0、FEV2.0 及 FEV3.0 对应。

图 2 - 1 - 7 - 13　FVC 测试结果

四、使用注意事项

1. 由于测试后，痰液、唾液等可能残留在传感器上，故应将其从仪器上卸下并进行清洗，以保持传感器的清洁，从而确保测试的精确性并预防交叉感染。

2. 传感器在工作状态下其热丝温度高达 400℃，故应严禁在易燃空气环境下使用，如麻醉性气体环境。

3. 仪器存放地应不易受潮湿、强磁场、X 线、强气流、强光、强振动、化学药品等影响。

4. 应使用手指和 PDA 的记录笔操作触摸屏，不能使用圆珠笔、螺丝刀等锐利的东西去触摸屏幕，以免造成屏幕损坏。

（何　佟　王丹妹）

第八节　常用分光光度计

利用分光光度法或技术工作的仪器叫分光光度计（spectrophotometer）。分光光度计广泛应用于医药卫生、临床检测、生物化学、石油化工、环保检测、质量控制等方面的定性、定量分析。常用的分光光度计有可见分光光度计和紫外分光光度计。

一、分 光 光 度 法

分光光度法（spectrophotometry）利用分子的吸收光谱来分析物质的结构。因为分子的吸收光谱与物质的结构有关，而吸收度的大小与物质的含量有关，因此，我们可以利用吸收光谱的形状和吸收程度的大小即可对物质进行定性和定量分析。这种分析方法就叫做分光光度法。

二、基 本 工 作 原 理

分光光度计的工作原理是依据郎伯-比耳定律来进行的。当溶液中的物质在光的照射和激发下，产生了对光吸收的效应。但物质对光的吸收是有选择性的，各种不同的物质都有其各自的吸收光谱。所以根据定律当一束单色光通过一定浓度范围的稀有色溶液时，溶液对光的吸收程度 A 与溶液的浓度 C 或液层厚度 L 成正比。其定律表达式：

$$A = k \cdot C \cdot L \qquad \text{（公式 2 - 1 - 8 - 1）}$$

公式中，A 为消光值或称吸光度，k 为某溶液的消光系数或称吸光系数，C 为溶液的浓度，L 为光程，即溶液的厚度。消光系数 k 是一个常数。一种有色溶液对于一定波长（单色光）的入射光的 k 值具有一定的数值。若溶液的浓度以摩尔/升（mol/L）表示，溶液的厚度以厘米（cm）表示，则此时的 k 值称为摩尔消光系数，它是有色物质在一定波长下的特征常数。因此，当 k 和 L 不变时，吸光度 A 与溶液浓度 C 成正比关系，也就是说，当一束单色入射光经过有色溶液且入射光、消光系数和溶液厚度不变时，透光率是随着溶液浓度而变化的。这种单色光与有色溶液的关系称为郎伯-比耳定律。分光光度计比色分析方法就是依据这个定律进行的。

三、基 本 结 构

分光光度计的基本结构由光源、单色器、比色皿、光电检测器、放大器和显示器六部分组成。图 2 - 1 - 8 - 1 所示为分光光度计的基本结构方框图。

图 2 - 1 - 8 - 1　分光光度计的基本结构

光源发出的复合光经单色器后，变为近似的单色光。单色光通过比色皿时，一部分被比色皿中的样品溶液吸收，没有被吸收而透射过来的光照射在光电检测器上。光电检测器将照射在它上面的光信号的强弱转换为电信号的大小，通过显示部分将测量结果显示出来。

（一）光源

光源的作用是提供激发能，使待测分子产生吸收。工作在可见光或红外光波段的分光光度计使用钨灯或卤钨灯作为光源。它适应的波长范围在 350～2500 nm。钨灯在点燃时向外蒸发钨原子，使得钨灯的使用寿命缩短。卤钨灯在钨灯里加入了卤素（碘或溴），大大延长了使用寿命。工作在紫外波段的分光光度计使用的光源通常为氢灯或氘灯。适应的波长范围在 200～400 nm 的紫外光区。氢灯或氘灯都属气体放电灯,两者的结构和工作原理是相同的。前者灯泡内充氢气,后者灯泡内充的是氢的同位素氘,前者产生的紫外线较弱,后者比前者的发光强度强数倍。

(二) 单色器

依据朗伯-比耳定律,在比色分析时一定要使用单色光。单色器就是能有效地提供单色光的光学系统,在其工作波长范围内,可以选择任意波长的单色光。单色器主要由入射夹缝、出口夹缝、色散元件、准直镜组成。色散元件是单色器中最重要的装置,它的作用是将复合光分解为单色光。分光光度计中常用的色散元件是棱镜和光栅。据此,单色器分为棱镜单色器和光栅单色器两种类型。光栅具有色散均匀、谱线清晰、波长范围宽(紫外、可见、近红外等光区均可用)等优点,目前用光栅做单色器的分光光度占主流。

(三) 比色皿

比色皿又称比色杯、比色池、吸收池等,是用来盛装待比色分析样品液的容器。在可见光区,比色皿常用无色光学玻璃或塑料制作;在紫外区,常用石英玻璃来制作。国际规定,液层厚度(内径)为 10 mm 的比色皿为标准比色皿。

每台仪器所用的比色皿都是成套的,不同仪器之间所配的比色皿不能混用。否则,会带来较大的测量误差。在同一测定中所使用的比色皿的内径必须一致。

检验比色皿是否符合要求的方法是:先在各比色皿中加入相同的有色溶液,然后将比色皿放入仪器中,在一定的波长下进行测量。在不改变其他条件的情况下,读出的透射比误差应小于 0.5%。如果误差大于 0.5%,不应使用。

(四) 光电检测器

利用光电效应把光能转换为电能的器件叫做光电检测器。在测量中必须把光信号的变化转换为电信号的变化才能定量测量。分光光度计常用的光电检测器有光电管、光电倍增管以及半导体光电二极管、光敏电阻等。光电检测器接收透过比色皿的光信号使之转换为电信号,送到放大电路上。

(五) 放大器

光电检测器转换成的电信号,通常先送到放大电路上,经放大电路放大到足够大以后,再送到显示装置上。放大器有普通放大器和对数放大器两种类型。普通放大器非线形显示透射比 T 和吸光度 A,多用于低档仪器。对数放大器可以线性显示透射比 T 和吸光度 A。因浓度 C 正比于吸光度 A,只需先用标准浓度的溶液校对仪器,便可以在显示装置上直接读取所测样品的浓度。这种仪器方便、高效,比较受欢迎。

(六) 显示器

光电检测器转换成的电信号经放大后需通过显示装置才能显示。常用的显示装置有检流计、磁电式动圈指示表、数据面板表等。数据面板表具有精度高、读数方便、轻巧耐用等优点。数据显示的分光光度计可在显示器上直接读出 T(透射比)、A(吸光度)和 C(浓度)值,目前应用较广。

四 、使 用 方 法

下面以 722S 型分光光度计为例介绍分光光度计的使用方法。722S 型分光光度计是单光束波长手动调节型可见分光光度计。该仪器具有较宽的可见波段光谱范围和良好的性能指标,可在 340~1000 nm 范围内执行透射率、吸光度、浓度因子设定和浓度直读测定。带 RS232 通讯口,选配相应的软硬件可执行数据的记录、贮存、打印,在教学、科研和生产中得到广泛应用。在实验生理科学教学中,也常用到 722S 型分光光度计对血液、尿液成分等进行比色分析。

图 2-1-8-2 722S 型分光光度计外观图

1. **构造原理** 722S 型分光光度计由光源室、单色器、试样室、光电管暗盒、电子系统及数字显示器等部件组成。光源为卤素灯,波长范围 340~1000 nm。单色器中的色散元件为光栅,可获得波长范围狭窄的接近于一定波长的单色光。其外观如图 2-1-8-2 所示。

2. **使用方法**

(1) 仪器预热:打开电源开关,使仪器预热 30 min。预热仪器时和不测定时应将试样室盖打开,使光路切断。

(2) 波长选择:转动波长选择钮,选用所需的波长。

(3) 调 0%:测定模式置于透射比功能,打开样品室暗箱盖(光门自动关闭),按 0% 调整键,仪器自动调整零位,数码显示为 0.000。

(4) 调 100%:拉动比色杯架的拉杆,使参比样品槽对准光路,盖好样品室盖(光门自动开启),按 100% 调整键,数码显示为 100.0(一次如有误差可重复按该键)。调整 100% 时,整机的自动增益系统的调整可能影响到 0%,调整后请检查 0%,如有变动,可重复(3)、(4)两步操作。

(5) 测定功能项选择:开机初始模式为透射比测定,按模式切换键可依次选择吸光度、浓度因子、浓度直读测定。

1) 吸光度测定:将装有空白和待测样品的比色杯放入比色杯架,使空白管对准光路。按(3)(4)两步操作调整 0% 和 100%。按"MODE"键选择吸光度测定模式(ABS 灯亮),数码显示自动转换为吸光度值 0.000,拉动比色杯架的拉杆使待测样品槽对准光路,读出仪器测得的样品吸光度值。

2) 透射比测定:将装有空白和待测样品的比色杯放入比色杯架,使空白管对准光路。按(3)、(4)两步操作调整 0% 和 100%。按"MODE"键选择透射比测定模式,拉动比色杯架的拉杆使待测样品槽对准光路,读出仪器测得的样品透射比值。

3) 使用浓度直读功能测定样品浓度:将装有空白和待测样品的比色杯放入比色杯架,使空白管对准光路。按(3)、(4)两步操作调整 0% 和 100%。按"MODE"键选择吸光度测定模式,将装有标准样品和待测样品的比色杯放入比色杯架,拉动比色杯架的拉杆使标准样品槽对准光路,读出仪器测得的样品吸光度值。按"MODE"键选择浓度直读测定模式,按 0% 或 100% 调整键,使数据显示窗显示读数达已知含量值,记录该因子读数。拉动比色杯架的拉杆使待测样品槽对准光路,直接读出仪器测得的待测样品含量值。

4) 使用浓度因子功能测定样品浓度:将装有标准样品和待测样品的比色杯放入比色杯架,拉动比色杯架的拉杆使标准样品槽对准光路。按"MODE"键选择浓度因子测定模式,按 0% 或 100% 调整键,使数据显示窗显示为欲输入的因子数,按"MODE"键选择浓度直读测定模式,使待测样品槽对准光路,直接读出仪器测得的待测样品含量值。

(6) 比色完毕后,关上电源开关,取出比色杯,将比色杯暗箱盖好,清洗比色杯并晾干。

3. 使用注意事项

(1) 取拿比色皿时,手指只能捏住比色皿的毛玻璃面,而不能碰比色皿的光学表面。

(2) 比色皿不能用碱溶液或氧化性强的洗涤液洗涤,也不能用毛刷清洗。比色皿外壁附着的水或溶液应用擦镜纸或细而软的吸水纸吸干,不要擦拭,以免损伤它的光学表面。

(3) 波长准确度应每年检查 1～2 次。

(莫燕娜)

第九节　自动生化分析仪

生化分析仪是根据光电比色原理来测量体液中某种特定化学成分的仪器。目前临床生化绝大部分检测已实现自动化分析,其中多数由自动生化分析仪(automatic biochemical analzer)完成。它具有灵敏、快速、准确、消耗试剂量小和标准化等优点。

一、概　　述

自动生化分析技术,是指将生物化学分析过程中的取样、加试剂、去干扰、混合、保温反应、自动检测、结果计算、数据处理、显示和打印报告,以及实验后的清洗等步骤部分或全部实现自动化。自动生化分析技术,不仅可对多个样品按同一方式连接处理或对一个样品同时进行多项目检测,还能按一定指令对于不符合要求的结果进行鉴别剔除,不仅提高了工作效率,而且减少了主观误差,稳定了检验质量。自动生化分析仪按仪器结构和原理可分为:连续流动式(continuous streaming movement style)、离心式(centrifugation style)、分立式(discrete style)、干片式(drying style)和模块式自动生化系统(modular automation analysis system),其中以分立式应用最为广泛;按其自动化程度可分为:半自动和全自动两种,目前最常用的为全自动生化分析仪。

二、基　本　结　构

自动生化分析仪一般包括以下部分:①样品容纳部分:防置待测样品、标准品、质控液等。②吸样机构:吸样探针及输送样品的管道。③试剂管道:吸取、分配试剂。④反应杯或反应管道。⑤保温部分。⑥比色杯(管)。⑦检测器:分光光度计、荧光光度计等。⑧计算机部分:控制仪器所有的动作和功能,还能接收从各部件反馈的信号,并作出相应的反应,对异常情况发出一定的指示信号。⑨打印机或记录仪。⑩功能监测器:监测分析仪的工作状态、各项目化学反应情况。

三、检　测　指　标

自动生化分析仪用于检测多种生化指标。

1. 肝功能　丙氨酸氨基转移酶(ALT/GPT)、天冬氨酸氨基转移酶(AST/GOT)、碱性磷酸酶(ALP)、总胆红素(TB)、直接胆红素(DB)、总蛋白(TP)、白蛋白(Alb)。

2. 肾功能 尿素氮(BUN)、肌酐(Cre)、二氧化碳结合力(CO_2CP)、尿酸(UA)。

3. 血脂 总胆固醇(TC)、三酰甘油(TG)、高密度脂蛋白胆固醇(HDL - C)、低密度脂蛋白胆固醇(LDL - C)。

4. 血糖 葡萄糖(GLU)。

5. 肌酶 肌酸激酶(CK)、肌酸激酶同工酶(CK - MB)、乳酸脱氢酶(LDH)、a -羟丁酸脱氢酶(a - HBDH)、谷氨酰转肽酶(r - GT)。

6. 离子 钙(Ca)、磷(P)、镁(Mg)、钾(K)、钠(Na)、氯(Cl)等。

四、应 用 举 例

由于各种全自动生化分析仪器的品牌、型号、功能各不相同,种类繁多,其工作原理、使用方法、注意事项等也不尽相同。本节以 XD818($S8^+$)急诊生化分析仪为例,简述全自动生化分析仪的测定原理、常规操作程序和日常保养维护。

(一) 定量测量工作原理

XD818 急诊生化分析仪采用了传统的吸收光度法测定原理来实现对被测样品的浓度测定,根据不同的方法(终点法、二点法、动态法)分别叙述如下。

1. 终点法:$U = S \times (AU - AB)/(AS - AB)$ (公式 2 - 1 - 9 - 1)

其中:U,被测样品浓度;S,标准品浓度;AU,被测样品吸光度值;AB,试剂空白吸光度值;AS,标准品吸光度值。

2. 二点法:$U = S \times DAU/DAS$ (公式 2 - 1 - 9 - 2)

其中:U,被测样品浓度;S,标准品浓度;DAU,被测样品固定时间内吸光度差值;DAS,标准品固定时间内吸光度差值。

3. 动态法:$U = F \times (DA/\min)$ (公式 2 - 1 - 9 - 3)

其中:U,被测样品浓度;F,对应项目的因数值;$DA/\min$,折算为每分钟吸光度变化数值(被测样品)。

XD818 急诊生化分析仪对以上 3 种方法全部采用双波长测定。

(二) 常规操作程序

1. 仪器初始化

(1) 系统开机等待时间 30 min。此时仪器将完成对试剂预热腔的加温(37℃),试剂冷藏室的降温(4~6℃),比色皿的加温(37℃)及仪器的热平衡。温度检测通过。

(2) 蒸馏水及试剂空白的测定,按"ENTER"键开始清洗及测试蒸馏水空白、试剂空白。

2. 样本测试 在主菜单下按 F1 功能键,进入测试功能。

(1) 通道选择(F1)功能键:在测试样本前根据生化检验单所测项目进行选择,将所测项目的通道开关置于"开"的状态。不测的项目将该通道开关置于"关"的状态。

(2) 试剂空白(F2)功能键:请用户每隔 24 h 必须做 1~2 次试剂空白测试,由此判断试剂是否过期变质,确保临床检验结果的准确性。

(3) 样本编号(F3)功能键:测试样本前进行对样本的编号、姓名、性别、年龄的编辑。

(4) 开始测试(F4)功能键:在以上功能编辑完成后按此功能键进行样本的测试,测试完毕仪器将直接打印出报告单,并在屏幕上显示,同时储存在仪器中。

（三）日常保养与维护

1．保养

（1）样品过滤器组件的清洗:样品过滤器安装在吸样针的上部,可将其取下对其进行必要的清洗,确保样品通道的畅通。

（2）样品通道的清洗:在主菜单下按下 $\boxed{F6}$ 功能键进入系统功能:选择 $\boxed{F4}$ 保养,在此菜单下选择 $\boxed{F1}$ 对样品通道清洗。主要作用是进行去蛋白的处理,按仪器屏幕提示完成清洗。

（3）试剂通道的清洗:在保养功能下按 $\boxed{F2}$ 功能键进行试剂通道清洗。主要作用是进行试剂通道的管道及比色皿的清洗,按仪器屏幕提示完成清洗。

2．经常检查废液瓶状况　即经常倒空废液瓶,防止废液溢出;经常检查废液瓶放置是否稳妥,避免其打翻使废液外流影响工作环境或造成不必要的损害;经常检查仪器外露部分的废液管路是否通畅,以防止因此而造成仪器的其他故障。

3．每日至少做1次蒸馏水空白测试　仔细观察仪器屏幕显示的吸光度数值。

4．每日至少做1次试剂空白测试　了解正在测试用的试剂状况是否满足基本使用要求。

5．每日做质控品监测　了解仪器测试结果的可信度。

6．注意事项　①请勿使用其他仪器的清洗液作本仪器的生化日常冲洗液,否则会造成仪器有关部件损坏。②请勿直接使用生化专用清洗液浓缩液清洗仪器的样品通道和试剂通道,否则可能对仪器造成损害。

（王丹妹　何　佟）

第十节　RB‐200智能热板仪

热板仪是热板法实验研究使用的仪器。热板法是镇痛药物筛选、检测中常用的一种方法,也是一种能确定区分中枢神经和末梢神经镇痛作用机制的方法。

热板仪的基本功能主要是通过调节和控制热板表面的温度,观察动物对热致痛反应的敏感性（痛反应出现时间）,对镇痛药物进行检测和筛选。过去使用的热板仪,由于对温度控制不严格、计时不准确和人员操作上的误差,降低了实验结果的准确性。新一代智能热板仪的出现,能很好地解决这些问题。同时,智能热板仪还增加了打印功能和脚踏、手动有线控制功能,能方便地完成对小鼠、大鼠、豚鼠的痛反应检测。目前智能热板仪是镇痛药物实验教学和科学研究的理想仪器。

下面以RB‐200智能热板仪为例,介绍智能热板仪的基本结构和特点、使用方法及使用注意事项。

一、基　本　结　构

（一）RB‐200智能热板仪的组成

RB‐200智能热板仪主要由控制箱（带液晶显示、键盘开关、加热金属盘）、观察桶（直径200 mm、高310 mm）、脚踏开关（或手动开关）组成,并连接外置式热敏打印机（图2‐1‐10‐1）。

图 2 - 1 - 10 - 1　RB - 200 智能热板仪

（二）RB - 200 智能热板仪主要面板结构

1. RB - 200 智能热板仪主要面板正面观（图 2 - 1 - 10 - 2）

（1）电源开关：打开系统可通电工作。

（2）通讯指示灯：当与 PC 相连，并且打开通讯软件时灯亮，否则不亮。

（3）计时指示灯：当按下起停按钮开始计时时灯亮，停止计时时熄灭。

（4）电源指示灯：系统供电正常时灯亮，否则不亮。

图 2 - 1 - 10 - 2　RB - 200 智能热板仪面板正面观

（5）恒温指示灯：当"实际温度"－"设定温度"＜ 0.5℃时灯亮，否则熄灭。

（6）液晶显示器：显示日期（年、月、日、小时、分、秒）、设定温度、实际温度、反应时间、实验编号等实验信息。

（7）仪器设置按钮区：设置仪器的各种参数（日期、温度等）。

（8）实验控制按钮区：控制实验的启停及实验数据的打印。

2. RB - 200 智能热板仪主要面板背面观（图 2 - 1 - 10 - 3）

图 2 - 1 - 10 - 3　RB - 200 智能热板仪面板背面观

（1）外置热敏打印机数据线接口。

（2）打印机电源接口（在开机前将打印机电源连接好）。

（3）接地柱（当本身插座接地不好时使用）。

（4）脚踏开关或手控开关接口。

（5）PC 通讯软件接口。

（6）电源线出线口。

二、使 用 方 法

（一）开机

打开电源开关按钮，此时液晶显示器显示产品名称和出产地，同时电源指示灯、恒温指示灯、计时指示灯亮起，同时蜂鸣器发出短暂的响声，2 s 后系统自检结束，液晶显示器显示进入主画面，同时电源指示灯一直点亮，其他指示灯熄灭。

（二）预热

在热板实际温度没有达到目标温度之前，系统处于加热状态，此时不能进行实验；当实际温度达到目标设定温度后，系统"恒温指示灯"点亮，表示可以正常实验了。（注：为了提高实验效率，在开机时进行第一次加热的前几分钟会有一定的温度过冲，属于正常现象，此时请勿进行实验，需等待实际温度回到设定温度附近再开始实验，即从开机到正式实验过程需要 12 min 左右。）

（三）设置日期

按"日期"按键，可进入日期设定，此时光标移动到日期的分钟数，表示此项可调，通过按"＜""＞"键调节分钟数；可通过再次按下日期按钮，将光标移到待调节的其他日期选项，进行调节；按下确认键退出日期调节，系统自动记录当前日期、时、分和秒。

（四）设置温度

按"温度"按钮，可进入温度设定，此时光标移动到设定温度值处，系统默认目标温度为55℃，通过按"＜""＞"键（±0.1℃），可以调节降低或升高目标温度。

（五）开始实验

1. 实验动物编号　按下编号按钮，通过"＜""＞"键按钮，可以选择动物编号。

2. 读取计时时间　将实验动物放入观察桶的同时，踏下脚踏开关或按下"启/停"按钮或手动开关，系统自动计时，等观察到动物添后足后，再次踩下脚踏开关或按下"启/停"按钮或手动开关，计时结束。此时，可从液晶屏读取计时时间。

3. 打印结果　按下"打印键"，可在外置热敏打印机上输出本次结果。

（六）实验结果查询

按"查询"键可进入实验数据查询状态，分别按"＜""＞"键可查询上次或下次实验数据，按"打印"键即可通过外置热敏打印机将所显示的实验数据进行打印，最多可查看以前的500 组实验数据。当存储到第 500 组时请及时将实验数据打印出来，因为编号将自动回到"1"，进入下一个 1～500 的循环，此时将不能查看上一个循环的实验数据。进入查询状态后，日期、温度、起停、清零键无效。可以按"确认"键退出查询状态，回到正常的工作状态。

（七）清零

如果觉得以前的实验数据没有用时，则可将之清零。在开机前按住"清零"键再开机，开机后设备自动执行清零功能。当看到设备已经显示完开机画面,进入工作状态时,可以放开清零键。此时,清零功能已经完成,即之前的实验数据已被完全清除。

三、注意事项

1. 避免设备受到撞击、碰摔,或者强烈震动。
2. 不能使用有机溶剂、酒精棉球拭擦观察桶和仪器表面,请用软布和中性清洗液清洁。

(何 佟 莫燕娜)

第十一节 DP‐188电动跑步机

跑步机是常用的健身器材,分为机械式跑步机和电动跑步机两种。其中,电动跑步机是较高档的器材,它通过电机带动跑带使人以不同的速度被动地跑步或走动。电动跑步机可用于运动生理学实验。

下面以 DP‐188 电动跑步机为例,对其主要结构、使用方法、使用注意事项以及日常维护等进行介绍。

一、主要结构及性能

DP‐188 电动跑步机是一款平板式的单功能跑步机(图 2‐1‐11‐1),人被动地在平板上面运动,使人感到如同在平地普通跑步一样,调速范围为 0.8～12 km/h。该型号跑步机主要由主机、立架、电子表、扶手、心率传感器、磁性急停开关等构成。主要的性能特点有:红外心率传感器和安全停止功能,具有速度软停止功能,5 种自动变速跑程序表,9 种速度直选按键,耐磨弹性跑板,具有过流、短路保护功能,具有双保险液压折叠功能等。

二、电子仪表各部分名称及功能

电子仪表可帮助跑步者记录时速、时间、心率、热量、距离等指标,使跑步者根据自身情况进行有目的的调整。

图 2‐1‐11‐1 DP‐188 电动跑步机

1. 心率传感器插孔 将心率传感器插入该孔,可记录跑步者的心率。

2. 停止键 当跑步机处于运行状态时,第一次按动此键,跑步机暂停运行,此时,电子表上显示的各项数据保持不变;第二次按动此键,则各项数据全部清零。

3. 启动键 当跑步机处于停止状态时,按动此键后跑步机运转。

4. 设置键 使电子表进入预置状态,电子表显示所有预置的数据。

5. 安全开关座 与磁性急停开关连用,当磁性急停开关脱落离开开关座时,跑步机自动停止,即速度软停止。

6. 减速键 当跑步机处于运行状态时,按动此键,跑步机运转速度将减慢;在设置状态下,按动此键,用于减小被修改数值的大小(如时间、距离等)。

7. 加速键　当跑步机处于运行状态时,按动此键,跑步机运转速度将加快;在设置状态下,按动此键,用于增大被修改数值的大小。

8. 心率显示窗口　将心率传感器夹在跑步者的左耳垂,另一端插入心率传感器插孔,则可显示跑步者的心率。

9. 路程显示窗口　显示跑步机平板运转的距离。

10. 速度显示窗口　显示跑步机即时的速度。

11. 时间显示窗口　显示跑步机运转的时间。

12. 热量显示窗口　显示跑步者所消耗的热量。

13. 五段自动变速跑程序表　与手动调速和自动变速设置按键连用,显示跑步者选择的自动运动方式:每按一次设置键,被选择程序表前的发光管点亮。

14. 六种速度直选按键　位于显示器左、右两边第 3～12 的 9 个按键是速度直选键,在非自动变速跑状态下,启动跑步机,任意选择一数字键,跑步机就会自动调整到所选按键标注的速度。

15. 手动调速和自动变速设置按键　按动此键可以手动或自动调整跑步机的速度。

三、使用方法及注意事项

1. 使用方法

(1) 安放好跑步机:将跑步机水平放置在一开阔干燥地带。

(2) 接通电源:将跑步机插头接入电源插座;将电子表的磁性急停开关安装好,打开跑步机电源开关,电子表发出一声长鸣,显示表数据全部为零,此时,跑步机处于停止运转状态。

(3) 直接启动:按启动键,跑步机将以最低速度运行;按加速键,跑步机运行速度将加快。按减速键,则反之。

(4) 设置启动:在跑步机处于停止状态且窗口显示全为零的情况下,按设置键,显示设置数据(速度、时间、路程);若要修改数据,则按动设置键直至要修改的数据闪动,此时,根据需要按加速键或减速键可修改数据的大小;若按停止键,则退出设置状态并放弃此次修改的数据;修改完毕后,按启动键,所有数据被保存,跑步机启动。若修改的数据是速度,跑步机会加速到所设定的速度;若修改的数据是时间或路程,则窗口显示的数据开始减计数,直到零为止,电子表会发出数声鸣叫。

(5) 暂停与停止:当跑步机处于运行状态时,第一次按动此键,跑步机暂停运行;第二次按动此键,则各项数据全部清零。

2. 使用注意事项

(1) 跑步机在运转状态中不能放置任何异物,不能被水飞溅。

(2) 电源插头必须可靠接地,不能与其他电器共用一条线路。

(3) 限重 100 kg,不允许两人及两人以上同时在跑步机上。

(4) 严禁赤脚在跑步机上运动,需着装适合的运动鞋。

(5) 在运行前跑步者应站在边条上,手握扶手,当跑步机正常启动后,再上机运动,严禁站在跑带上启动。

(6) 使用完毕后即时关闭跑步机电源。

（7）避免跑步机长时间超负荷运行。

（8）绝对不能用手、头发等触碰任何运动中的部件，如果在使用中感觉不适，则立即停止运动。

（吉丽敏）

第十二节　HAL 无线遥控智能生理人系统（模拟人）

HAL 无线遥控智能生理人系统（模拟人）由美国 GAUMARD HAL 公司生产，它将高级生理驱动仿真技术结合仿生学技术，在模拟人身上模拟各种真实的生理参数或疾病状态，并能对所给予的各种治疗措施如操作、药物等作出相应反应的医学模拟教学系统。完整的智能生理人系统（模拟人）包括人体模型、电脑和监视器等。模拟人的外形与真人相似，在电脑的驱动下实时模拟人的生理指标，发生相应的改变。模拟人系统既可以实现机体外部的生理变化，又可以实现从细胞到机体等多个层面的横向模拟，可以完整地模拟仿真人体在整个疾病变化过程中从细胞到机体的整体变化过程。监视器可根据使用者的设定显示心电图波形、心率、血压、呼吸频率、血氧饱和度和肺动脉楔压等参数（图 2 - 1 - 12 - 1）。

图 2 - 1 - 12 - 1　HAL 无线遥控智能生理人系统（模拟人）

一、功能和特点

（1）模拟人是身高约 170cm 成人的全身规格的高级模拟人，整个系统完全无线遥控，且无线遥控距离在 900 m 内稳定有效。

（2）模拟人系统内置独特的生理驱动模拟技术，可以实时反馈学生对模拟人的处理，如给药操作后可以显示各器官的生理功能及代谢情况。

（3）模拟人系统的操作软件具有医学考核系统的优点，软件具备 3D 透视效果，可以在操作过程中显示人体局部器官的解剖图像，可以监测到疾病在发展时各生命体征参数的变化。

（4）模拟人的部分区域设计为整体模块化嵌入形式，可更换，利于学生反复操作训练。如学生可在左、右手臂模块嵌入处进行手臂静脉穿刺训练，其中右手内置密闭的血管药效系统。学生进行用药操作时可进行真实的注射，模拟药液进入手臂血管。在喉部的模块嵌入处，学生可进行气管切开术、拔管术等实际操作。

（5）模拟人可以连接真实的监护仪、呼吸机、除颤仪等临床真实设备，自动产生生理变换。模拟人胸部内置 12 导联心电感应点，可真实连接 12 导联心电图机，进行心电图操作训练。也可以连接血氧饱和度测试仪，实时显示血氧情况。

（6）配套的电脑和监护仪均可以显示患者的 12 种生理数据，包括 HR、有创血压（ABP）、中心静脉压（CVP）、肺毛细血管楔压（PAWP）、NIBP、连续心排血量（CCO）、血氧饱和度、静脉血氧饱和度（SvO_2）、RR、呼吸末二氧化碳（$etCO_2$）、温度和时间，可选择 12 个动态波形，包括心电图 12 个导联的图形及 CVP、PAWP、脉搏和呼吸等。

二、器官系统层面的功能

（1）模拟人具有正常及 10 种以上异常的心音，正常及 6 种以上异常的呼吸音，正常及 5 种及以上异常的肠鸣音。心音在前胸有 6 个听诊位置。呼吸音在前胸有 8 个听诊位置，背部有 6 个听诊位置，每个部位具有正常和多种异常呼吸音，且左、右肺音可单独调节并与呼吸同步，同时可以听诊上呼吸道的呼吸音。肠鸣音可进行 4 个象限的听诊，声音大小可调节。

（2）模拟人的生理参数组包括：①呼吸，气体交换。②心脏和冠脉系统，血流动力学。③循环系统。④水、电解质代谢等，适用于将基础医学实验与临床操作结合起来。

（3）模拟人器官系统软件提供全面的生理结构的模块，包括呼吸系统、循环系统、神经系统、分泌系统和语音系统的功能。

（4）模拟人的双肺有真人的顺应性。具有 10 个不同级别的顺应性和 10 个不同的气道阻力水平，其可以维持 5～20cm 的 PEEP，此功能可以在模拟场景实施过程中改变肺顺应性，并在连接的真实的呼吸机中实时得到反馈。

（5）模拟人可以将模拟出的患者的状态结合临床操作干预，分屏展示不同参数的相互作用在特定器官和系统中的变化，也可以体现特定器官和系统在细胞水平上的变化，全面观察病例的发展情况。

三、组织细胞学层面的功能

1. 心脏模块功能　模拟心脏细胞电位的生成。心脏节律"从零开始"产生，生成逼真的心电图,显示每个电位对应的波形情况。

2. 呼吸模块功能 可查看脏器中的气体成分:支气管、肺泡、静脉和动脉。对所有吸入和呼出的气体进行成分分析(O_2、CO_2、H_2O、N_2和Ar)等。

3. 气体交换模块功能 动脉血液中血红蛋白的氧饱和度,血管系统相关的静脉、动脉。

4. 药理模块功能 药物分布和排泄与药代动力学,药物浓度。

5. 生化模块功能 带有生化转换模块,虚拟体内生化反应并进行回顾。发酵过程中的生化转换系统,查看酶的活动和分类。

6. 消化和排泄模块功能 可以观察胃中的酶和胃液分泌,以及胃肠消化的最终产物。可以观察消化液的分泌和肠道内中酵素的作用,从微观上了解消化排泄的过程。

四、器官系统实验模块

1. 心脏模块 可以模拟产生高血压和低血压,进行口服药治疗;可以模拟心脏停搏并进行心肺复苏;可以模拟室颤或心脏停搏并使用真实除颤仪进行除颤。

可模拟心律失常的3种情况共16个情景:脉搏紊乱的11个情景、传导障碍的4个情景、心律紊乱的1个情景。此外还可模拟梗死的5个情景。可进行12导联心电图检查、除颤和心脏复律,显示起搏速率。

2. 循环模块 仿真系统反映脏器的血液传输,可得到不同脏器的血容量信息,以及运输到脏器的氧气情况。实时的参数观察,可以查看系统/脏器动静脉的血氧浓度,在系统/脏器毛细血管前后的代谢过程。此外,还有每分钟通过系统/脏器血管的血液容积(ml/min)等数据。可用真实的血氧仪监测模拟人的血氧浓度,结果与虚拟监护仪的读数一致。

3. 呼吸模块 可模拟自主呼吸。操作者可控制呼吸频率和呼吸深度,观察胸部起伏,有真实的CO_2呼出,可行气管插管。可模拟气胸/液胸,行胸穿术。可练习环甲膜穿刺和气管切开术。可模拟正常气道,以及舌水肿、喉痉挛、喉水肿等困难气道,以增加气管插管的难度。

4. 气体交换模块 可识别气体和呼吸,反映各种脏器的实时气体交换。

5. 消化和排泄模块 模拟人"进食"后,可以查看胃黏膜粘到的物质与食品。可模拟进食困难,行鼻饲插管术。

6. 泌尿模块 可以展示肾的滤过和重吸收作用,并可自动控制排尿量,可行尿道插管术,有模拟尿液流出。

7. 药理模块 可模拟药物注入,包括口服、静脉注射和肌内注射,并且可以使用软件模板进行建模来导入药物,可观察药物模拟药效,如果正确用药,病情可改善。

(吉丽敏)

第二章　常用生理科学实验器械

在实验生理科学的实验中，需要使用到很多种器械。每一种器械的用途不同，使用方法也不同。现分别介绍如下。

一、手　术　刀

图 2 - 2 - 0 - 1　手术刀

手术刀由刀柄和刀片两部分组成（图 2 - 2 - 0 - 1）。两者都有多种型号，可根据需要随意组装。装卸刀片时一定要用持针器（钳），不可徒手。动物实验中，手术刀主要用于切开皮肤，不要用来切割皮下组织或肌肉。手术刀的执法一般有 4 种，每一种用力都要均匀、适度（图 2 - 2 - 0 - 2）。

图 2 - 2 - 0 - 2　手术刀的执法

（a）执提琴弓式，用于颈部、腹部等一般切口；（b）执笔式，用于短小、精细的切口；
（c）执餐刀式（握持式），用于较长切口；（d）反挑式，刀口朝上，用于剥离皮下组织

二、剪 刀

常用剪刀有粗剪、手术剪和眼科剪等。手术剪和眼科剪都有直、弯2种类型（图2-2-0-3）。

图 2 - 2 - 0 - 3 各种剪刀

（一）手术剪

手术剪又称组织剪或解剖剪。根据其刃部形状分为直剪、弯剪两型。动物实验中，手术剪主要用于剪皮肤、皮下组织、肌肉、气管软骨环等组织。不得用它剪动物的毛和骨骼。

（二）眼科剪

眼科剪小巧玲珑，精细易损，只能用于剪神经、血管和薄膜等细软组织。不得用来剪皮肤、肌肉及软骨等组织，更不能用它剪毛和线。

（三）粗剪

指日常生活中使用的普通剪，用以剪毛或骨等坚韧物质。

剪刀的执法：以拇指和无名指分别插入剪柄的两环，中指放在无名指指环的前外方柄上，示指轻压在剪柄和剪刀片交界处的轴节处（图2-2-0-4）。

图 2 - 2 - 0 - 4 剪刀的执法

常见错误执法是以拇指和中指分别插入剪柄的两个环中。

三、镊 子

镊子可分为有齿镊、无齿镊及眼科镊3种（图2-2-0-5）。

（一）有齿镊

镊子尖端有齿，用于夹持皮肤、筋膜等较结实的组织。不能用其夹持内脏器官、血管及神经等纤弱组织。

（二）无齿镊

镊子前端无齿，用于夹住较脆弱的组织，如神经、血管、肠壁或其他脏器，可避免组织损伤。

（三）眼科镊

眼科镊小巧玲珑，前端有直、弯之分。只用于夹捏血管和细软组织。不得用它镊夹皮肤等硬物。

直眼科镊　　弯眼科镊　　有齿镊　　　无齿镊

图 2-2-0-5　各种镊子

镊子执法：用拇指对着食指和中指（图 2-2-0-6）。

图 2-2-0-6　镊子的执法

四、钳　　子

常用的钳子有止血钳、组织钳和咬骨钳（图 2-2-0-7）。

组织钳　　止血钳　　　蚊式钳　　　咬骨钳
（皮钳）

图 2-2-0-7　各种钳子

（一）止血钳

又称血管钳。常用的有直、弯，大、中、小和蚊式血管钳等数种。除用于止血外，还用于钝性分离皮下组织。蚊式血管钳较细小，适用于分离血管及神经周围的结缔组织。

（二）组织钳

又称皮钳。其尖端变宽，有细齿，主要用来牵引皮肤、肌肉等组织。不宜用来夹持重要器官。

图 2 - 2 - 0 - 8　持针器的执法

（三）咬骨钳

用于打开颅腔和骨髓腔时咬切骨质。

钳子的执法：同剪刀执法。

五、持针器和缝针

持针器又称持针钳。主要用于夹持缝针进行缝合，或在缝合时用它协助拔针。此外也常用它装卸手术刀片。缝针有弯形、直形、圆针、三角针之分。用于缝合组织或贯穿结扎。三角针适用于缝合皮肤，圆针适用于皮肤之外各种组织的缝合，弯针适用于较深层组织的缝合。持针器执法见图 2 - 2 - 0 - 8。

六、兔头保定器

兔头保定器又称兔头夹，用于保定家兔头部。先将兔颈部放在夹的半圆形的铁圈上，再把嘴套入铁圈内，最后将兔头夹的铁柄保定在实验台上（图 2 - 2 - 0 - 9）。

图 2 - 2 - 0 - 9　兔头保定器

七、犬头保定器

犬头保定器又称犬头夹，用于保定犬头及控制犬嘴。将犬麻醉完善后，将它保定在实验台上。也可将犬头夹先保定在手术台前端的直棒上。保定的姿势，依手术或实验的种类而定，一般多采用仰卧位。保定前将犬舌拽出口外，将犬嘴伸入铁圈内，再将直铁棒插入上下颌之间，然后下旋铁棒，使弯形铁条压在下颌上（图 2 - 2 - 0 - 10）。

可上旋、下旋的铁棒

直铁棒

图 2 - 2 - 0 - 10　犬头保定器

八、动　脉　夹

用于夹住较大的血管,以阻断血流。例如,在动脉插管术中用于阻断动脉血流。

九、气　管　插　管

急性动物实验时插入气管,以保证呼吸道通畅或连接马利氏鼓等装置。

十、血　管　插　管

动脉套管(玻璃制品,型号有大、小)。也可把细硅胶管(或)塑料管一端拉细,剪成斜面,即可作血管插管用。

十一、颅　骨　钻

开颅钻孔用。

十二、胸　腔　插　管

又称胸内套管。用橡皮管将其连接至水检压计或压力换能器上,用于测量胸膜腔压力。也可用粗的穿刺针头代替胸内套管,则操作极为方便,不需切开皮肤。

十三、三　通　管

又称三头通。实为开关,可随意将 3 个通道中任何两个通道口相通,另一个不通;也可使 3 个通道同时都通或都不通。

以上几种器械的图片见图 2 - 2 - 0 - 11。

图 2-2-0-11 气管插管、动脉夹等器械

十 四、玻 璃 分 针

用于分离神经和血管等组织。因其不导电且光滑,故对神经和血管不易产生损伤。

十 五、金 属 探 针

用于破坏蛙或蟾蜍的脑和脊髓。

十 六、锌 铜 弓

锌铜弓又名锌铜叉或 galvani 叉,是由铜条和锌条组成两臂,用锡将两者的一端焊接而成,锌和铜构成一个原电池。用于对神经肌肉标本施加刺激,以检查其兴奋性。

十 七、蛙 心 夹

使用时将一端夹住心尖,另一端借缚线连于杠杆或换能器,以进行心脏活动的描记。

以上玻璃分针、金属探针、锌铜弓及蛙心夹图片见图 2-2-0-12。

图 2-2-0-12 锌铜弓、金属探针、玻璃分针和蛙心夹

十八、蛙　　板

用软木质制成约 20cm×15cm 的方块木板,可用固定针将蛙腿钉在板上,用于保定蛙类。

（虞道锐　陈世民　翟晓飞）

第三章　常用生理溶液

细胞外液是机体的内环境。内环境稳定是细胞进行正常生命活动的基础。为了尽可能使离体组织或器官标本所处的环境因素与体内环境相近似,必须配制生理代用液(或称生理溶液)。这些生理溶液的电解质成分、渗透压、酸碱度、温度及其他营养物质等与体液成分类似。最简单的生理溶液为 0.9% NaCl 溶液(恒温动物用)和 0.65% NaCl 溶液(变温动物用),又名为生理盐水。此外,常用的生理溶液还有任氏液、拜氏液、台氏液等,见表 2-3-0-1。

表 2-3-0-1　常用生理溶液的配方

成分	生理盐水(两栖类)	生理盐水(哺乳类)	任氏液(Ringer Sol)	乐氏液(Locke Sol)	台氏液(Tyrode Sol)	克氏液(Krebs Sol)	拜氏液(Bayliss Sol)	豚鼠支气管液(Thoroton Sol)	大鼠子宫液(Dale Sol)
NaCl(g)	6.5	9.0	6.5	9.2	8.0	6.9	6.5	5.59	9.0
10% KCl(ml)			1.4	4.2	2.0	3.5	1.4	4.6	4.2
10% $CaCl_2$(ml)			1.2	2.4	2.0	5.6	2.4	1.5	0.6
5% $NaHCO_3$(ml)			4.0	2.0	20.0	4.2	4.0	10.4	10.0
5% $MgCl_2$(ml)					1.0			0.45	
5% NaH_2PO_4(ml)		0.2			1.0		0.2		
Glucose(g)				1.0	1.0	2.0	2.0		0.5
加蒸馏水至(ml)	1 000	1 000	1 000	1 000	1 000	1 000	1 000	1 000	1 000
pH				7.5	8.0	7.0~7.2			
用途	两栖动物	哺乳动物	两栖动物	哺乳动物	哺乳动物(小肠)	哺乳动物	离体蛙心	豚鼠支气管	大鼠子宫

代用液不宜久置,故一般用时临时配制。为了方便起见,最好事先配好代用液所需的各种成分较高浓度的基础液,临用时可按比例取基础液混合,并加蒸馏水到定量刻度即可(表2-3-0-2)。

表 2-3-0-2　用基础溶液配制常用生理溶液的配方

成分	任氏溶液	乐氏溶液	台氏溶液
20% NaCl(ml)	32.5	45.0	40.0
10% KCl(ml)	1.4	4.2	2.0
10% $CaCl_2$(ml)	1.2	2.4	2.0
5% $NaHCO_3$(ml)	4.0	2.0	20.0
5% $MgCl_2$(ml)	—	—	1.0
1% NaH_2PO_4(ml)	1.0	—	5.0
Glucose(g)	2.0(可不加)	1.0	1.0
加蒸馏水至(ml)	1 000	1 000	1 000

　　配制溶液前应当烘干药物,然后精确称量。如果溶液要求有 $NaHCO_3$ 或 NaH_2PO_4,又需加入 $CaCl_2$ 时,应将前两者先完全溶解、稀释后,方可一边搅拌一边缓缓加入 $CaCl_2$,否则容易产生钙盐沉淀,使溶液浑浊。葡萄糖应在临用时加入,因为葡萄糖溶液不能久存。盛溶液的器皿必须干净。

（高　畅　陈世民）

第四章　常用实验动物

实验动物系指供医学、药学、生物学、兽医学等实验而科学育种、繁殖和饲养的动物。它是通过遗传学与微生物学的控制培育出来的个体,具有较好的遗传均一性,对外来刺激有较强的敏感性、较好的重复性和一致的反应性。实验动物对生物医学的贡献极大。正如著名生理学家巴甫洛夫所说:"没有对活动物进行的实验和观察,人们就无法认识有机界的各种规律。"

第一节　常用实验动物的种类、品系、特点及选择

一、实验动物的种类

（一）青蛙与蟾蜍

蟾蜍（bufonid）和青蛙（frog）是教学实验中常用的小动物。两者均属于两栖纲,无尾目。其心脏在离体情况下仍可有节奏地搏动很久,可用于蛙心起搏点、蛙心灌流及心功能不全等实验。蛙舌与肠系膜是观察炎症和微循环变化的良好标本。蛙类坐骨神经腓肠肌是观察兴奋性、兴奋过程、刺激的一些规律以及骨骼肌收缩特点的良好标本。

（二）小鼠

小鼠（mouse）属于哺乳纲,啮齿目,鼠科。其繁殖周期短（一年产 6～10 胎）、产仔多（每胎产仔 8～15 个）、生长快,饲料消耗少,价格低廉、温顺易捉,操作方便,又能复制出多种疾病模型,是医学实验中用途最广泛和最常用的动物。广泛应用于药理、毒理、缺氧、肿瘤等研究。

（三）大鼠

大鼠（rat）也属于哺乳纲,啮齿目,鼠科。性情不像小鼠温顺,受惊时表现凶恶,易咬人。雄性大鼠间常发生殴斗和咬伤。大鼠具有小鼠的其他优点,在医学实验中的用量仅次于小鼠。广泛用于胃酸分泌、胃排空、水肿、炎症、休克、心功能不全、黄疸、肾功能不全等实验。

（四）豚鼠

豚鼠（guinea pig）又名天竺鼠、荷兰猪。原产于欧洲中部。属于哺乳纲,啮齿目,豚鼠科。性情温顺,胆小,不咬人也不抓人。豚鼠可分为短毛、长毛和刚毛 3 种。短毛种豚鼠的毛色光亮而紧贴身,生长迅速,抵抗力强。其余两种对疾病非常敏感。豚鼠对组胺敏感,并易致敏,常用于抗过敏药如平喘药和抗组胺药的实验。又因它对结核杆菌敏感,故也常用于抗结核病药物的治疗研究。豚鼠也常用于离体心脏实验、钾代谢障碍、酸碱平衡紊乱等研究。

（五）家兔

家兔（rabbit）属于哺乳纲,啮齿目,兔科,为草食哺乳动物。家兔品种很多,在实验室中常用的有:①青紫蓝兔:体质强壮,适应性强,易于饲养,生长较快。②中国本地兔（白家兔）:抵抗力不如青紫蓝兔强。③新西兰白兔:是近年来引进的大型优良品种,成熟兔体重在 4～

5.5 kg。④大耳白兔：耳朵长大，血管清晰，皮肤白色，但抵抗力较差。

家兔性情温顺、怯懦、惊疑、胆小，喜安静、清洁、干燥的环境。家兔耳朵大，血管粗而清晰，便于注射和取血。颈部有单独的减压神经分支。胸部的中央纵隔将胸腔一分为二，左右两侧不相通，心包膜将心脏单独隔出，因此做心脏手术时，可以避免气胸，不必人工辅助呼吸。但其心血管系统比较脆弱，手术时容易发生反射性衰竭，故手术要求轻巧。家兔的消化系统与人差别大，缺乏咳嗽和呕吐反射，故不宜于这类问题的研究。

家兔是实验生理科学最常用的动物之一。可用于血压、呼吸、体温、尿量等指标测定。用于钾代谢障碍、酸碱平衡紊乱、水肿、炎症、缺氧、发热、弥散性血管内凝血（DIC）、休克及心功能不全等实验。

（六）犬

犬（狗，dog）属于哺乳纲，食肉目，犬科。犬的嗅觉很灵敏，对外环境的适应力强；血液系统、循环系统、消化系统和神经系统等均很发达，与人类很相近。犬喜欢接近人易于驯养。经过训练能很好地配合实验。因而广泛适用于许多系统的急、慢性实验研究，是最常用的大动物之一。常用于血压调节、酸碱平衡紊乱、DIC、休克等大实验。但因其价格较高，教学实验使用受到一定限制。

二、实验动物的品系与特点

实验动物被称为"活的试剂"和"活的仪器"，受到人们的高度重视。近几十年来，实验动物学已逐渐发展成为一门学科。20 世纪 20 年代开始培育近交系动物。根据遗传学控制方法和微生物控制程度，实验动物可分为多种不同品系。

（一）按遗传学控制方法分类

1. 近交系动物（inbred strain animals）　又称纯系动物，指全同胞兄弟姐妹或亲子（子女与年轻的父母）之间连续交配 20 代以上，群体基因达到高度纯合和稳定的动物群。人们曾经习惯用"纯种"称呼近交系。因全同胞兄弟姐妹交配较为方便而多被采用。如以杂种亲本作为基代开始采用上述近交方式，至少要连续繁殖 20 代才初步育成近交系。因到此时基本接近纯化，品系内个体间差异很小。一般用近交系数（F）代表纯化程度，全同胞兄弟姐妹近交一代可使异质基因（杂合度）减少 19%，即纯化程度增加 19%。全同胞兄妹或亲子交配前 20 代纯合度的理论值可达 F=98.6%。然而纯与不纯仅从近交系数来说明并不足为凭，还要用许多检测遗传纯度的方法加以鉴定。目前，世界上至少有 250 个小鼠近交系、111 个大鼠近交系、20 个家兔近交系和 14 个豚鼠近交系。使用最为广泛的 5 个小鼠和大鼠近交系分别是 C57BL 小鼠、C3H 小鼠、BALB/c 小鼠、DBA/2 小鼠、CBA 小鼠、F344 大鼠和 LEW 大鼠、BN 大鼠、SHR 大鼠、DA 大鼠。

2. 突变品系动物（mutational strain animals）　在育种过程中，由于单个基因的突变或人工将某个基因导入或通过多次回交"留种"，而建立一个同类突变品系。此类个体中具有同样的遗传缺陷或病态。如侏儒、无毛、肥胖症、肌萎缩、白内障、视网膜退化等。现已培育成的自然具有某些疾病的突变品系有：贫血鼠、肿瘤鼠、白血病鼠、糖尿病鼠、高血压鼠和裸鼠（无胸腺无毛）等。近年来，已经成功培育出转基因动物。这些品系的动物大量应用于相应疾病的防治研究，具有重大的价值。

3. 杂交群动物（hybrid colony animals）　又称系统杂交动物，也称杂交一代动物，简称

F_1动物。系指由两个近交系杂交产生的子一代,它既有近交系动物的特点,又获得了杂交优势。杂交一代具有旺盛的生命力、繁殖率高、生长快、体质健壮、抗病力强、实验结果重复率高等优点。它与近交系动物有同样的实验效果。

4. 封闭群动物(closed colony animals or blocking nest animals) 又称远交群动物或非近交系动物。指在同一血缘品系内,不以近交方式,而进行随机交配繁衍,经 5 年以上育成的相对维持同一血缘关系的种群。这类动物在遗传学上存在一定的个体差异。因其生活力和繁殖力都比近交系强,而且价格便宜,因此封闭群动物最常用。例如,昆明小鼠、NIH小鼠、ICR 小鼠、LACA 小鼠、Wistar 大鼠、SD 大鼠、Dunkin Harleg 豚鼠、新西兰白兔、青紫蓝兔和大耳白兔等都属此类。

5. 非纯系动物 即随意交配繁殖的杂种动物。杂种动物具有旺盛的生命力,适应性强、繁殖率高、生长快,易于饲养管理。但其个体差异大、反应性不规则、实验结果的重复性差。

(二) 按微生物学控制程度分类

目前,按我国的实际情况,将实验动物分为四级:一级为普通动物,二级为清洁动物,三级为无特定病原体动物,四级为无菌动物和悉生动物。

1. 普通动物(common animals) 即在一般自然环境中饲养的普通动物。垫料和食物不经高压消毒,饮水为自来水,其体表体内带有多种微生物,甚至带有病原微生物,故又称为带菌动物。普通动物应排除烈性传染病、人畜共患病。因价格低廉,普通动物常用于教学实验,但不适用于科研实验。

2. 清洁级动物(clearing animals) 仅对于我国国情而定,微生物控制高于普通动物,在屏障系统内饲养,垫料、饲料、用具等均应经过高压消毒。排除了对动物危害大和对科学研究干扰大的病原体。

3. 无特定病原体动物(specific pathogen free animal) 这种动物没有特定的微生物和寄生虫,但非特定的微生物和寄生虫是允许存在的。一般大多先培育出无菌动物后,再把其转移到有屏障条件的设施中饲育繁殖。垫料、饲料、用具等均应经过高压消毒。

4. 无菌动物(germ free animal) 无菌动物是指体表、体内(包括皮肤、皮毛、消化系统、呼吸系统、泌尿系统、血液系统、循环系统、脑内等)任何部位都检不出微生物、寄生虫的实验动物。这种动物系在无菌条件下剖腹产取出,又在无菌、恒温、恒湿的屏障条件下饲养,食品饮料等全部无菌。

5. 悉生动物(gnotobiotic animals) 这种动物是人工将一种或几种菌给予的无菌动物,使之带有已知的这种细菌。因其体内携带的其他生命体是已知的,故称为悉生动物,又称指定菌(已知菌)动物。常用于研究微生物和宿主动物之间的关系,并可按研究目的来选择某种微生物。悉生动物和无菌动物一样放在无菌屏障条件下饲养。

除了普通动物,其他实验动物因其繁殖饲养条件复杂,价格昂贵,不适于教学,但对科研实验来讲是必需的。

三、 实验动物的选择

根据不同的实验目的,选择使用相应的种属、品系和个体,是实验研究成败的关键之一。教学实验所用的动物数量较少,因而实验动物选择正确与否,则更为重要。

（一）种属的选择

不同种属动物的生理学特性不同,对于同一致病刺激物和病因的反应也不同。因此,在选用实验动物时,尽可能选择其结构、功能和代谢特点接近于人类的动物。例如,动物对致敏物质的反应程度的强弱大致为:豚鼠＞家兔＞犬＞小鼠＞猫＞青蛙。故过敏反应或变态反应的研究宜选用豚鼠。因家兔体温变化灵敏,故常用于发热、热原检定、解热药和过热的实验。犬、大鼠、家兔常用于高血压、休克的研究。肿瘤研究则大量采用小鼠和大鼠。

（二）动物品系的选择

同一种动物的不同品系,对同一致病刺激物的反应也不同。例如,津白Ⅱ号小鼠容易致癌,而津白Ⅰ号小鼠就不易致癌。

（三）实验动物的个体选择

同一品系的实验动物,对同一致病刺激物的反应存在着个体差异。造成个体差异的原因与性别、年龄、生理状态和健康情况等有关。

1. 性别　实验证明,不同性别对同一致病刺激的反应也不同。例如,给大鼠麻醉剂戊巴比妥钠(pentobarbital sodium)时,雌性动物的敏感性为雄性动物的 2.5～3.8 倍。对于心脏再灌注综合征实验与氨基半乳糖实验性肝细胞性黄疸实验,雄性大鼠比雌性大鼠容易成功。

因此,在实验研究中,即使对性别无特殊需要时,在各组中仍宜选用雌雄各半。如已证明无性别影响时,亦可雌雄不拘。若已证明性别有影响,最好选用同一性别的动物。雌雄性间有不同征象,通常根据征象区分性别(表 2-4-1-1)。

表 2-4-1-1　哺乳类动物性别判定的征象

		雄性	雌性
体	型	体大;躯干前部较发达	体小;躯干后部较发达
性	征	有明显的阴囊;生殖孔有性器官突起	有较明显的乳头。生殖孔无性器官突起
其	他	肛门和外生殖器间距较大,小鼠的肛门与外生殖器之间长毛	肛门和外生殖器官间距较小,小鼠的肛门与外生殖器之间有一无毛小沟

蛙类的性别辨认方法:动物被捉住下肢提起时,雄性蛙类前肢作环抱状,雌性蛙类前肢呈伸直状;被夹住背部皮肤提起时,鸣叫者为雄性,沉默者为雌性。

2. 年龄　年幼动物一般较成年动物敏感。应根据实验目的选用适龄动物。动物年龄可按体重大小来估计,成年动物体重见表 2-4-2-1。急性实验选用成年动物。慢性实验最好选用年轻一些的动物。减少同一批实验动物的年龄差别,可以增加实验结果的正确性。

3. 生理状态　动物的特殊生理状态,如妊娠、哺乳期机体的反应性有很大变化。在个体选择时,应该予以考虑。

4. 健康情况　实验证明,动物处于衰弱、饥饿、寒冷、炎热、疾病等情况下,实验结果很不稳定。健康情况不佳的动物,不能用作实验。

哺乳类动物健康状况通常从外部表征判定(表 2-4-1-2)。

表 2 - 4 - 1 - 2　健康哺乳类动物的外部表征

观察项目	健康表征
一般状态	发育良好,眼睛有神,爱活动,反应灵活,食欲良好
头　部	姿势端正,眼结膜不充血,瞳孔清晰。眼鼻耳部均无分泌物流出。呼吸均匀,无啰音,无鼻翼扇动,不打喷嚏
毛　发	毛发浓密有光泽,清洁柔软,紧贴身体,无脱毛,无蓬乱现象
皮　肤	完整,无创伤、脓疡或其他病变
腹　部	不膨大,肛门区清洁无稀便,无分泌物
外生殖器	无损伤,无肤痂,无分泌物
爪　趾	无溃疡,无结痂

（陈世民　　陈思润）

第二节　常用实验动物生理、生化指标的正常参考值

常用实验动物年龄与体重的关系,生理、生化指标的正常参考值归纳为如表 2 - 4 - 2 - 1。

表 2 - 4 - 2 - 1　常用实验动物生理、生化指标的正常参考值

指标	单位	犬	兔	豚鼠	大鼠	小鼠	蛙
体重（成年）	kg	6～15	1.5～3	0.5～0.8	180～250(g)	20～25(g)	30(g)
体温（直肠）	℃	38.5～39.5	38.5～39.5	37.8～39.5	38.5～39.5	37.0～39.0	（变温动物）
心率	次/min	90～130	150～240	144～300	286～500	520～780	30～60
血压（收缩压）	kPa	16～21.3	10.7～17.3	9.3～10.7	13.3～17.3	13.6～14	2.7～8
呼吸频率	次/min	12～28	38～60	69～104	66～114	84～230	—
通气量	ml/min	52100	1070	160	73	24	—
总血量	占体重%	5～8	5.4	5.8	7	7	4.2～4.9
血红蛋白	g/L	130～200	80～150	130	120～175	100～190	72～105
红细胞	$\times 10^{12}$/L	4～8	4.5～7.0	5	7.2～9.6	7.7～12.5	0.38～0.64
白细胞	$\times 10^{9}$L	5～15	6.0～13.0	8～10	5.0～25.0	4.0～12.0	2.41～39.1
血小板	$\times 10^{10}$/L	12.6～31	12.6～30	5.4～10	10～30	15.7～26	0.85～3.9
血清总蛋白	g/L	63～81	60～83	50～56	69～79	52～57	34.6～79
血清白蛋白	g/L	34～45	41～50	28～39	26～35	16～17	
血清 K^+	mmol/L	3.7～5.0	2.7～5.1	6.5～8.7	3.8～5.4	7.5～7.7	
血清 Na^+	mmol/L	129～149	155～165	158	126～155	145～161	
血清 Cl^-	mmol/L	104～117	92～112	94～110	94～110	109～118	
血清 Ca^{2+}	mmol/L	—	5.6～8.0	—	31～52	—	
尿量（24 h）	L	1～2	0.18～0.44	0.05	—	—	
尿相对密度		1.025	1.010～1.015	1.030～1.033	—	—	1.0015

［注］　所谓正常参考值在不同书籍(包括教科书)中的数据并不完全一致,因此这些数据仅供参考。

（陈世民）

第三节 实验动物福利与伦理

以前我们强调人道主义（humanism），现在我们要强调人道主义与动物福利（animal welfare）的和谐统一，倡导地球生态文明。任何生命都是神圣的，实验动物也享有生存和美好生活的权利。为了医学科学的发展，生理科学实验离不开实验动物。实验动物为医学进步、人类健康和社会福祉做出了重要的贡献，我们必须尊重及保障实验动物的福利。重视动物福利还有利于彰显人类的文明。事实上，科研工作者只有严格遵守动物福利，才能得到客观、科学、准确的科研数据。

我国高度重视实验动物福利及伦理。1988 年国家科学技术委员会颁布了我国首部《实验动物管理条例》，规定实验动物必须饲喂质量合格的全价饲料，不得戏弄或虐待。1994 年国家发布了《实验动物环境与设施》国家标准，规定了实验动物及动物实验设施和环境条件的技术要求，以及垫料、饮水和笼具的原则要求。2006 年国家科技部印发了《关于善待实验动物的指导性意见》，明确提出要"维护动物福利，促进人与自然和谐发展"。2018 年我国发布了《实验动物福利伦理审查指南》，进一步规范落实实验动物福利与伦理。全世界也高度重视实验动物福利与伦理，每年的 4 月 24 日是世界实验动物日（World Day for Laboratory Animals）。

将任何动物用于教学和研究，都必须遵守国家相关法律和规定。

一、概　　念

（一）实验动物福利

实验动物福利（laboratory animal welfare）指为了保证动物在健康舒适的状态下生存，人给实验动物提供的必需物质条件和采用的行为方式，以保证其处于生理和心理愉快的状态下生存。实验动物福利最大原则就是将对动物的伤害降到最低，以最小限度的动物伤害来实现人类健康保护。

（二）实验动物伦理

实验动物伦理（laboratory animal ethics）指动物伦理定位人与动物的关系。在进行动物实验时，我们必须考虑到实验动物的福利，审慎考虑平衡实验目的、人类利益和实验动物生命价值权利。

对需要使用实验动物的研究项目，都必须经过伦理审查。动物实验伦理审查内容包括研究的必要性、设计的科学性、操作的规范性以及对实验动物福利的保障情况。要从多方面审查实验方案对生命伦理要求的符合程度，通过综合评估人类利益和动物福利，来解决动物实验研究和伦理道德的冲突。还要提醒研究者妥善解决好可能面临的伦理问题，从而保障实验动物福利，促进人道使用实验动物。

二、原　　则

（一）实验动物福利原则

实验将给动物带来巨大的紧张、疼痛、痛苦，甚至死亡。为了从根本上解决这类问题，英国动物学 M. S. Russell 和微生物学家 R. L. Burch 于 1959 年在《人道实验技术的原则》一书中首次提出如何更道德地使用动物进行实验的"3R原则",在人类利益和动物权利中找寻平衡。

1. 减少(reduction)原则　要求尽可能减少实验动物的使用数量。

2. 优化(refinement)原则　要求优化实验设计和改进操作程序,以避免或减轻动物实验造成的与实验目的无关的疼痛和紧张不安,以提高实验动物福利的方法。

3. 替代(replacement)原则　要求使用其他方法而不用动物进行的试验或其他研究课题,以达到某一试验目的,或是使用没有知觉的试验材料代替以往使用神志清醒的活的脊椎动物进行试验的一种科学方法。如以细胞、组织及器官进行体外实验研究,或者以低级动物代替高级动物。

(二) 动物实验伦理学基本原则

从事动物实验必须以下遵守基本的动物实验伦理。

(1) 坚决避免没有科学目的的动物实验。

(2) 爱护实验动物,不得戏弄或虐待实验动物。

(3) 保障实验动物的饲养和运输等条件,要善待动物。

(4) 在不影响实验结果的情况下,必须尽量减轻动物的痛苦。

(5) 动物实验结束时,要用安乐死方法处死实验动物。

(6) 任何动物实验都必须遵守本国的相关法律法规。

(7) 对实验动物进行手术应避免暴露于非实验人员和其他实验动物面前。

(8) 做好应急预案并启动记录。

三、 实验动物福利中的"五大自由"

为了确保动物福利的实施,目前国际上普遍认可的必须让动物享有的"五大自由"如下。

(1) 享有不受饥渴的自由——生理福利。

(2) 享有生活舒适的自由——环境福利。

(3) 享有不受痛苦伤害和疾病威胁的自由——卫生福利。

(4) 享有生活无恐惧和悲伤感的自由——心理福利。

(5) 享有表达天性的自由——行为福利。

四、 实验动物福利对伦理学的重要性

实验动物福利的发展将推动伦理学的完善。实验动物福利的发展标志着人类对动物以及人与自然认识的加深,也意味着人类已将动物划归于道德共同体和生态共同体。早期的伦理学实际上的研究主体聚焦于人类,当人与动物在道德层面被人类置于同一水平线上比较和研究时,说明伦理学研究的范围被拓宽了。保护动物无疑是当代人类的重要理念,是对生命伦理学研究的一种重要补充与完善。

(王丹妹　陈世民)

第四节　对实验动物使用者的岗前培训

所有动物实验都必须遵守国家相关法律法令,遵守各部门及单位的相关规定,动物实验人员必须高度重视实验动物福利及伦理,弘扬生态文明精神。研究人员、教师和学生在首次

使用实验动物之前,都必须学习相关法律及规定,接受严格的实验动物使用岗前培训。

1988 年我国国家科学技术委员会颁布了我国首部《实验动物管理条例》,1994 年国家发布了《实验动物环境与设施》国家标准,2006 年国家科技部印发了《关于善待实验动物的指导性意见》,2018 年我国发布了《实验动物福利伦理审查指南》。

对所有实验动物使用者进行严格的岗前培训,包括理论学习及实操训练。

一、理论学习内容

以国家标准 GB/T 35892—2018《实验动物福利伦理审查指南》为基础。重点学习其中的"术语和定义""审查机构""审查原则""审查内容""审查程序""审查规则"及"档案管理"等具体内容。

关于实验动物使用的要求如下。

(1) 在符合科学原则的条件下,努力开展实验动物替代方法的研究和应用。例如,积极开展基于计算机、平板电脑(iPad)和智能手机技术平台的机能学虚拟动物实验。避免不必要的动物实验的重复。

(2) 根据教学和科研工作的需要,提出订购实验动物的具体要求(包括品种、品系、年龄、性别、体重和数量等)。应努力将实验动物的数量减少至最低程度。

(3) 动物饲养场所及动物实验现场要避免无关人员进入。经过培训并合格的人员方可进行动物实验。

(4) 因教学和科研工作需要对动物饮食、饮水进行限制时,必须有充分的理由。在限食、限水期间,饲养人员应配合实验人员密切观察实验动物的生活状态,避免实验动物发生急性或慢性脱水现象。

(5) 实验动物运抵动物实验室后,饲养人员应按照有关操作规程及时通知使用人员,以保证动物在最短的时间内转入适当环境。实验人员按照实验要求进行分组,提供饲料和饮水。

(6) 不允许进行与实验目的无关的操作,尽可能避免或减轻给动物造成与实验目的无关的疼痛、痛苦及伤害。

(7) 对实验动物进行采样、活体外科手术、解剖和器官移植时,均应进行有效麻醉。进行动物存活性手术,必须采用无菌操作,术后进行适当的镇痛、护理和饲养。

(8) 保定实验动物时,应遵循温和保定原则,尽可能减少动物的不适、痛苦和应激反应。在不影响实验操作的前提下,对实验动物的行为限制程度应减少到最小程度。

(9) 实验结束时,应采用适宜的国际公认的安死术处理实验动物。如果动物还将被用于实验,应选择适宜于动物特征和不影响后续实验结果的安死术。在处死动物现场,不宜有其他动物在场。

(10) 在不影响实验结果判定的情况下,应选择"动物试验仁慈终点",避免实验动物继续承受无谓的痛苦。除了实验必须的极少数情况外,死亡(安死术除外)不应该作为动物实验计划的终点。

(11) 对实验动物的尸体及废物应做无害化处理,并作详细记录。

(12) 对于实验后没有受到影响的野生动物,如空白对照组动物,当不再使用时,经科学的检查和评估,在安全的前提下,可依法放归栖息地。

（13）在动物实验过程中，实验人员必须做好自我安全防护，避免被动物咬伤或抓伤，避免人与动物交叉感染。同时，注意公共卫生安全。

二、实 操 训 练

完成理论培训后，在使用实验动物之前还应熟悉动物室、实验室环境条件，进行必要的规范化操作训练。根据实验使用到的动物种类选择第五章动物实验的基本操作技术中的实操项目。

理论培训及操作培训后，安排一次考核，答题正确率达到 70％ 被认定为合格。只有考核合格者才能进行动物实验。初次考核不合格者，需要参加补考，直到合格为止。

（陈思润　陈世民）

第五章　动物实验的基本操作技术

动物实验的基本操作技术在实验生理科学教学及科研中起着重要的作用,掌握基本操作技术是顺利完成实验的前提。

第一节　实验动物的捕捉、保定与编号方法

实验动物捉拿和保定(arrest)是动物实验操作技术中最基本最重要的一项基本功。捉拿和保定的原则是:保证实验人员的安全、防止动物意外损伤和禁止对动物采取粗暴动作。

一、家　　兔

家兔性情驯良,较易捕捉。自笼内取出时,应用手抓住其项背近后颈处皮肤,提离笼底。如家兔肥大或怀孕,应再以另一手托住其臀部,将其重心承托在掌上。切忌强提兔耳或某一肢体,强行从笼中拖出。兔脚爪锐利,谨防抓伤(图 2-5-1-1,视频 1)。

视频1　家兔的捉拿及保定

图 2-5-1-1　家兔的捉拿法

(a) 正确捉法;(b) 正确捉法;(c) 不正确捉法;(d) 不正确捉法;(e) 不正确捉法

图 2 - 5 - 1 - 2　兔台保定法

2. 兔盒保定　若仅作兔头部操作,如耳缘静脉注射或取血,可将兔放入兔盒内,使头部伸出兔盒前壁凹形口,关上兔盒顶盖即可(图 2 - 5 - 1 - 3)。

家兔的编号:可用特制的铝质号码牌固定在耳上。

将兔作仰卧时,一手仍抓住颈皮将兔翻转,另一手顺腹部抚摸至膝关节,换手臂压住膝关节,再进行捆绑固定。

按实验要求,可用兔台或兔盒保定家兔。

1. 兔台保定　在需要观察血压、呼吸和进行颈、胸、腹部手术时,应将家兔以仰卧位保定于兔手术台上。方法是:先在四肢绑好固定带,后肢系在踝关节以上,前肢系在腕关节以上,然后将兔仰卧位放在兔台上,头部用兔头保定器保定或用线钩住兔牙并拉紧绑在铁棒上(图 2 - 5 - 1 - 2)。

图 2 - 5 - 1 - 3　兔盒保定法

二、犬

犬是较高等的动物,熟则驯服合作,生则凶悍咬人。捕捉驯服的犬,可以从侧面靠近,轻轻抚摸其项背部皮毛,然后用固定带迅速绑住其嘴,在上颌打一个结(图 2 - 5 - 1 - 4a),再绕回下颌打第二个结(图 2 - 5 - 1 - 4b),然后引至后颈项部打第三个结(图 2 - 5 - 1 - 4c)。对未经驯服的犬,可使用犬头钳夹住其颈部,将犬按倒在地,静脉麻醉后再移去犬头钳,把犬放在实验台上,用犬头保定器保定头部,四肢固定方法与家兔保定法相同。

犬的编号:可用特制的铝质号码牌固定在项或耳上。

(a)　　　　　　　(b)　　　　　　　(c)

图 2 - 5 - 1 - 4　捆绑犬嘴的方法

三、大　鼠

大鼠性烈,齿锋利,捕捉时要提防被它咬伤。从鼠笼捉拿时,可用海绵钳夹住其项背皮毛(切勿夹其尾巴)或戴厚手套,捉住其尾巴,提出置于实验台上,以左手握住其整个身体后进行操作。在数层厚布的保护下,左手将大鼠压住,示指放在左前肢前,中指放在左前肢后,拇指置于右前肢后,将头部和上肢固定在手中,再用手掌和其余手指的力量将鼠身握住,用右手进行操作(图2-5-1-5,视频2)。若需做手术,则在麻醉后绑在固定板上。

视频2 大鼠的捉拿

图2-5-1-5 大鼠的捉拿法

大鼠的编号:可用特制的铝质号码牌固定在耳上,也可用黄色的饱和苦味酸溶液涂在大鼠毛上标号。

四、小　　鼠

小鼠较大鼠温和,但也要提防被它咬伤,一般不需戴手套捕捉。可用右手轻抓鼠尾,提起置于鼠笼上,小鼠自会向前爬。右手将鼠尾略向后拉(图2-5-1-6a),用左手的拇指、示指和中指抓住小鼠两耳后项背部皮毛(图2-5-1-6b),最后以无名指及小指夹住鼠尾及左后肢即可(图2-5-1-6c)(视频3)。也可在麻醉后保定于小鼠固定板上。

视频3 小鼠的捉拿与保定

(a) (b) (c)

图2-5-1-6 小鼠的捉拿法

小鼠的编号:可用黄色的饱和苦味酸溶液涂在小鼠毛上标号,常用1~9号标号法及1~999号标号法(图2-5-1-7)。

日龄在8~12 d的小鼠,可以用剪脚趾的方法标号。小鼠前足有四趾,后足有五趾。剪右后足趾为个位数,剪左后足趾为十位数,左右后足趾可以编1~99号。若需要百位数,可以剪前足趾。小鼠日龄超过12 d,不宜采用剪脚趾法,否则会引起小鼠明显疼痛及出血过多。小鼠剪趾1~99标号法见表2-5-1-1。

例如,若要编3号,则剪右后足中趾;若要编26号,则剪右后足踇趾＋右后足示趾＋左后足示趾。

1～9号标号法　　1～999号标号法　　例：156号

图2-5-1-7　小鼠标号法

表2-5-1-1　小鼠剪趾1～99标号法

剪右后足趾	标号	剪左后足趾	标号
踇趾	1	踇趾	10
示趾	2	示趾	20
中趾	3	中趾	30
无名趾	4	无名趾	40
小趾	5	小趾	50
踇趾＋示趾	6	踇趾＋示趾	60
示趾＋中趾	7	示趾＋中趾	70
中趾＋无名趾	8	中趾＋无名趾	80
无名趾＋小趾	9	无名趾＋小趾	90

五、蛙　类

　　捉拿蛙时宜用左手将其握住,以中指、无名指和小指压住其左腹侧和后肢,拇指和示指分别压住右、左前肢,用右手进行操作(图2-5-1-8)。在捉拿蟾蜍时,用布包住蟾蜍或戴手套捉拿,注意勿碰压耳侧的毒腺,提防毒液射入眼中。如需长时间观察可破坏其脑脊髓,用大头针将蛙保定在蛙板上。

图2-5-1-8　蛙类捉拿法

（陈世民）

第二节　实验动物去毛方法

动物去毛是动物手术野的皮肤准备之一,去毛范围应大于手术野,不管用哪种方法去毛,原则是不要损伤皮肤的完整性。常用的去毛方法有以下几种。

一、剪　毛　法

用剪刀紧贴皮肤依次剪去被毛,并用湿纱布擦去剪好部位留下的毛,剪下的毛应集中放在一容器内,防止动物毛到处飞扬而影响手术野的清洁及实验室卫生。切忌一手提起被毛,另一手剪,这样容易剪伤皮肤,并且修剪被毛不整。教学实验中一般配有专门用于剪毛的剪刀(粗剪),故切不能随便拿手术剪,特别是眼科剪剪毛,否则容易造成手术剪或眼科剪损坏。

二、拔　毛　法

一般用于家兔和犬的静脉注射。拔毛可刺激局部皮肤,有使血管扩张的作用。

三、剃　毛　法

大动物慢性实验手术时需剃毛,剃前先将毛剪短,用刷子蘸肥皂水将需剃部位的毛刷湿,然后用剃须刀顺毛剃净被毛。

四、脱　毛　法

用于动物无菌手术。脱毛处剪短被毛,用镊子夹棉球蘸脱毛剂在局部涂一薄层,2～3 min 后,用温水洗去脱落的被毛,用纱布擦干局部,涂一层凡士林即可。脱毛剂常用配方有:

(1) 硫化钠 3 份,肥皂粉 1 份,淀粉 7 份,加水调成稀糊状。

(2) 硫化钠 8 g 加水至 100 ml,配成 8% 溶液。

(3) 硫化钠 8 g,淀粉 7 g,糖 4 g,甘油 5 ml,硼砂 1 g,水 75 ml,配成糊状。以上 3 种脱毛剂适用于兔或鼠等动物脱毛。

(4) 硫化钠 10 g,生石灰 15 g,溶于 100 ml 水内,此方法适用于犬等大动物脱毛。

(陈世民)

第三节　实验动物的给药途径和方法

动物给药的途径和方法可根据实验目的、动物种类和药物剂型而定,常用的方法简介如下。

一、经　口　给　药

有口服与灌胃 2 种方法。口服法可将药物放入饲料或溶于饮水中,使动物自行摄取。为保证剂量准确,最好应用灌胃法。动物灌胃前一般应禁食 4～8 h。现将小鼠、大鼠及家兔的灌胃法简介如下。

（一）小鼠

按前述捉拿法用左手抓住动物，使腹部朝上，右手持灌胃器（由 1～2 ml 注射器连接磨钝的注射针头构成），先从鼠口角处插入口腔，以灌胃针管压其上腭，使口腔和食管成一直线后，再把针管沿上腭徐徐送入食管，在稍有抵抗感处（此位置相当于食管通过膈肌的部位），即可注入药液。如果注射顺利，则动物安静，呼吸无异常；如果动物强烈挣扎不安，则可能针头未进入胃内，必须拔出重插，以免误注入气管造成窒息死亡。一次投药量一般为 0.5 ml 左右（或 0.1～0.25 ml/10g)（图 2 - 5 - 3 - 1，视频 4）。

视频 4 小鼠灌胃给药

图 2 - 5 - 3 - 1 小鼠灌胃法

（二）大鼠

大鼠灌胃方法与小鼠相似，但采用安装在 5～10 ml 注射器上的金属灌胃管（长 6～8 cm，尖端为球状的金属灌胃管）。有时灌胃需两人配合，助手协助灌胃者固定大鼠（视频 5）。

图 2 - 5 - 3 - 2 家兔灌胃法

视频 5 大鼠灌胃给药

（三）家兔

家兔灌胃需用导尿管配以一个木制张口器。灌胃时需两人合作。一人坐好，将兔的躯体和下肢夹在两腿之间，左手紧握双耳，固定头部，右手抓住前肢。另一人将兔用张口器横放于兔口中，并将兔舌压在张口器之下，再使导尿管通过张口器中部的小孔慢慢沿上腭插入食管 16～20 cm。为避免误入气管，可将胃管的外端放于清水杯中，若有气泡从胃管口逸出，提示误入气道，应拔出再插，如无气泡逸出，表明导管在胃内，即可将药液注入，然后再注入少量清水，将胃管内药液冲入胃内，灌胃完毕后，先拔出导尿管，再取下张口器。灌胃量一般不超过 20 ml（图 2 - 5 - 3 - 2）。

二、注 射 给 药

（一）皮下注射

注射时用左手提起皮肤，右手将针刺入皮下，然后注药。

（二）皮内注射

在注射部位剪毛、消毒，然后用左手拇指和示指把皮肤按紧，在两指中间用细针头刺入皮内注药，如注射正确，则注药处可出现一白色小皮丘。

（三）肌内注射

应选肌肉发达的部位，一般多选臀部或股部，注时将针头迅速刺入肌肉，回抽如无回血，即可进行注射。

（四）腹腔注射

经常用于大鼠或小鼠给药。参照图2-5-1-5中大鼠的捉拿法或图2-5-1-6中小鼠的捉拿法正确捉拿动物，腹部朝上。右手将注射针头自左或右侧

视频6　小鼠腹腔注射

图2-5-3-3　小鼠腹腔注射

（避开膀胱）下腹部刺入皮下后，再穿过腹肌，回抽未见血液或肠液，缓缓注入药液，切勿刺入肝脏及肠腔（图2-5-3-3，视频6）。

（五）静脉注射

1. 家兔　可采用外侧或内侧耳缘静脉注射。注射时应先拔去注射部位的被毛，用手指轻弹兔耳，使静脉充盈，左手示指与中指夹住静脉的近心端，阻止静脉回流而使血管充盈，用拇指和无名指固定耳缘静脉远心端，右手持针尽量从远端刺入，进入血管后，左手示指与中指放松，移动左手拇指固定针头，缓缓将药液注入。如果成功注入血管内则推注无阻力，并可见血液被药液冲走。如注射至皮下或静脉穿破，则感到推注阻力大，并见耳壳肿胀，应重新注射。注射完毕，压住针眼，然后将针头抽出，并继续用手指或加棉球按压片刻，以防出血。兔耳血管分布及耳缘静脉注射见图2-5-3-4和视频7。

耳缘静脉

静脉
动脉

视频7　家兔耳缘静脉注射麻醉

图2-5-3-4　兔耳血管及兔耳缘静脉注射

2. 小鼠和大鼠　一般采用尾静脉注射，大鼠尾部角鳞较多，注前需先刮去，鼠尾静脉有3根，两侧及背侧各1根，左右两侧尾静脉较易固定，应优先选择。注射时先将动物固定在鼠筒或玻璃罩内，使鼠尾露出，在45～50℃热水中浸泡半分钟，或用酒精棉球涂擦，使血管扩张，以左手示指和中指夹住鼠尾近端，拇指和无名指夹住尾巴末端，右手持注射器连4号细针头，从尾下1/4处进针。如针确已在静脉内，则进药无阻，否则局部发白隆起，应拔出针头再移向前方静脉部位重新穿刺（图2-5-3-5，视频8）。

3. 犬　犬静脉注射多选择前肢内侧头静脉（图2-5-3-6）或后肢小隐静脉（图2-5-3-7），注射时应先剪去注射部位的被毛，用手压迫静脉近心端，使血管充盈，针自远心端刺入血管，固定针头，待有回血后，徐徐注入药液。

4. 蛙 将蛙仰卧位保定,沿腹中线稍左剪开腹肌翻转,可见腹静脉紧贴腹壁肌肉下行,将针刺入即可(图 2 - 5 - 3 - 8)。

(六) 淋巴囊注射

蛙类皮下有数个淋巴囊,是蛙的给药常用途径,注时应从口腔底部刺入肌层,再进入胸皮下淋巴囊注药,抽针后药液才不易流出(图 2 - 5 - 3 - 9)。

鼠尾静脉

视频8 小鼠尾静脉注射给药

图 2 - 5 - 3 - 5 小鼠尾静脉注射法

图 2 - 5 - 3 - 6 犬前肢内侧头静脉注射法

图 2 - 5 - 3 - 7 犬后肢小隐静脉注射法

图 2 - 5 - 3 - 8 蛙腹静脉注射法

图 2 - 5 - 3 - 9 蛙淋巴囊注射法

三、给 药 剂 量

同种药物不同给药途径的最大剂量不等同，人与动物之间用药剂量也存在很大差别。现将几种常用实验动物不同给药途径的最大剂量，实验动物与人之间的用药剂量换算归纳如以下表格（表 2-5-3-1～表 2-5-3-3）。

表 2-5-3-1　几种动物不同注射途径的单位体重最大注射容量

注射途径	小鼠 （ml/10g）	大鼠 （ml/100g）	豚鼠 （ml/只）	家兔 （ml/kg）	犬 （ml/kg）
皮下	0.1～0.2	0.3～0.5	0.5～2.0	0.5～1.0	3～10
肌内	0.05～0.1	0.1～0.2	0.2～0.5	0.1～0.3	2～5
腹腔	0.1～0.2	0.5～1.0	2～5	2～3	5～15
静脉	0.1～0.2	0.3～0.5	1～5	2～3	5～15

表 2-5-3-2　不同体重实验动物的一次最大灌胃量

实验动物	体重（g）	一次最大灌胃量（ml）
小鼠	20～24	0.8
	25～30	0.9
	30 以上	1.0
大鼠	100～199	3.0
	200～249	4～5
	250～300	6.0
	300 以上	8.0
豚鼠	250～300	4～5
	300 以上	6.0
家兔	2 000～2 400	100.0
	2 500～3 500	150.0
	3 500 以上	200.0
猫	2 500～3 000	50～80
	3 000 以上	100～150
犬	10 000～15 000	200～500

表 2-5-3-3　常用实验动物体表面积与药物剂量关系的折算表（剂量换算用）

	70 kg 人	20 g 小鼠	200 g 大鼠	400 g 豚鼠	1.5 kg 兔	2.0 kg 猫	12 kg 犬
20 g 小鼠	387.9	1.0	7.0	12.25	27.8	29.0	124.2
200 g 大鼠	56.0	0.14	1.0	1.74	3.9	4.2	17.8
400 g 豚鼠	31.5	0.08	0.57	1.0	2.25	2.4	10.2
1.5 kg 兔	14.2	0.04	0.25	0.44	1.0	1.08	4.5
2.0 kg 猫	13.0	0.03	0.23	0.41	0.92	1.0	4.1
4.0 kg 猴	6.1	0.016	0.11	0.19	0.42	0.45	1.9
12 kg 犬	3.1	0.008	0.06	0.10	0.22	0.24	1.0
70 kg 人	1.0	0.0026	0.018	0.031	0.07	0.076	0.32

［注］　换算方法：例如犬剂量为 10 mg/kg，12 kg 的犬总剂量为 12×10 mg＝120 mg，查上表 70 kg 人与 12 kg 犬相交处为 3.1，所以人（70 kg）的剂量＝120 mg×3.1＝372 mg。

（陈世民）

第四节　实验动物的麻醉

麻醉不仅可以减少疼痛,使动物安静,便于手术;而且可以减轻手术动物发生全身性应激反应。麻醉方法可分为局部麻醉和全身麻醉两种。

一、局 部 麻 醉

局部麻醉可以使实验动物保持清醒,这样将更接近生理学状态。局部麻醉常用于表层手术,如颈部和股部手术。常用 1% 普鲁卡因或 0.25%～0.5% 利多卡因溶液沿手术切口部位作浸润注射。注射时,循切口方向把针头全插入皮下(不可插入肌肉),先回抽一下针筒芯,无血液回流时方可注入,以免将麻醉剂误注入血管。推注麻醉药时要边注射边将针头向外拉出。第二针可从前一针所浸润的末端开始,直至切口部位完全浸润为止。药物用量兔颈部手术需 2～3 ml,股三角区手术时需 1～2 ml。在手术过程中,根据需要可追加局麻药。

二、全 身 麻 醉

全身麻醉常用于较深部位或较广泛的手术时。麻醉后,如动物卧倒不动,呼吸变深、变慢,四肢松弛无力,角膜反射迟钝,瞳孔缩小到原有的 1/4,即表明动物已完全麻醉。

全身麻醉可分为吸入麻醉和注射麻醉两类。

(一) 吸入麻醉

常用的有乙醚,多用于大鼠、小鼠和豚鼠。将动物放在干燥器或倒扣的烧杯内,内置浸有乙醚的棉球或纱布团。待动物吸入乙醚倒下后,即已麻醉。乙醚作用时间短,为维持麻醉可将浸有乙醚的棉球装入小瓶内,置于动物的口、鼻处以持续吸入乙醚。

注意:乙醚为易燃品,而且容易挥发于空气中,实验时要严禁明火。

(二) 注射麻醉

常采用静脉注射或腹腔注射给药。静脉注射麻醉作用发生快,但也容易发生麻醉过深,故注射前 1/3 量的速度可稍快,后 2/3 量的速度一定要慢,并且边注射边注意观察动物的表现。腹腔注射操作简单,但作用生效慢,而且麻醉深度不易控制。注射麻醉剂有一定的浓度和剂量控制(表 2-5-4-1)。

表 2-5-4-1　常用注射麻醉剂的用法和剂量

药物	动物	给药途径	剂量 (mg/kg)	常用浓度 (g/L)	麻醉持续时间 (h)	备注
戊巴比妥钠 pentobarbital sodium	犬、兔、猫 大鼠、小鼠、 豚鼠	静脉注射 腹腔注射 腹腔注射	30 40～50 40～50	30 30 20	2～4 2～4	麻醉力强,易抑 制呼吸
苯巴比妥钠 phenobarbitone sodium	大鼠、小鼠、 豚鼠 猫、犬、兔	腹腔注射 静脉注射	100～150 80～120	100 50～100	3～6 4～6	过量易引起呼吸 抑制和体温 降低

（续表）

药物	动物	给药途径	剂量 （mg/kg）	常用浓度 （g/L）	麻醉持续时间 （h）	备注
硫喷妥钠 thiopental sodium	犬、猫	静脉或腹腔注射	20～30	25～50	0.25～0.5	抑制呼吸较严 重，连续用药 有蓄积性
	兔、大鼠	静脉或腹腔注射	30～50	25～50	0.25～0.5	
氨基甲酸乙酯 （乌拉坦） urethane	兔、猫	静脉或腹腔注射	750～1 000	200	2～4	较安全，浅麻醉 持久
	大鼠、小鼠	腹腔注射	800～1 000	200	2～4	
	豚鼠	腹腔注射	1 500	200	2～4	
	蛙	淋巴囊	2 000	200	2～4	
氯醛糖 alpha- chloralose	犬、兔	静脉或腹腔注射	80～100	20	3～5	用前需加热溶 解，安全度 大，浅麻醉 持久
	大鼠、豚鼠	腹腔注射	50	20	3～5	

三、麻醉时的注意事项

由于不同麻醉剂作用时间长短不一，毒性大小差别很大，而且不同动物个体对麻醉剂的敏感性和耐受性不同，因此在麻醉过程中除了严格遵守用药一般原则（浓度、速度和剂量）外，还应密切注意动物的实时表现，以决定麻醉剂的实际用量。如果动物呼吸突然变深变慢，角膜反射的灵敏度明显下降或消失，四肢肌肉和腹壁肌肉松弛，针头刺激或皮肤夹捏无明显疼痛反应，应立即停止给药。如果全麻过深导致呼吸停止，应立即进行人工呼吸。可用手有节奏地压迫和放松胸廓，或推压腹腔脏器使膈肌上下移动，以保证肺通气。也可行气管切开并插入气管套管，连接人工呼吸机。同时，还可按体重注射苏醒剂，如咖啡因（1 mg/kg）、尼可刹米（2～5 mg/kg）或山梗茶碱（0.3～1 mg/kg）。心跳停止时应进行心外按摩，注射温热的生理盐水和肾上腺素（adrenaline，AD）。如果全麻过浅导致动物苏醒，可临时补充麻醉剂，但每次补充剂量不宜超过计算总量的1/5。

（高　畅　陈世民）

第五节　实验动物的血液抗凝

一、体　内　抗　凝

体内抗凝常用1%肝素钠（heparin sodium）溶液进行静脉注射，用量一般为500～1 250 U/kg体重（4～10 mg/kg）。

市售肝素钠注射液的规格一般为12500 U/2ml，相当于100 mg（125 U＝1 mg）。取1支肝素钠注射液（含100 mg/2ml），加入生理盐水8 ml即可配制成1%肝素钠溶液10 ml。

注意：①不能超量静脉注射肝素钠溶液，否则容易引起出血。②不能用枸橼酸钠溶液或草酸钾溶液作体内抗凝剂，否则会引起低钙血症。

二、体外抗凝

（一）肝素钠溶液

1. 采血试管的抗凝 取 1%肝素钠溶液 0.1 ml 于 1 支干净试管内,80～100℃烘干,每管可使 5～10 ml 血液不凝。

注意:①采血注射器和试管必须干净,否则容易引起溶血。②要沿试管壁缓缓注入血液,注完后将试管置于两手掌间,倾斜 45°角轻轻滚动试管,使血液和抗凝剂充分混合。

2. 动脉插管的抗凝 取 0.3%～0.5%的肝素钠生理盐水充满压力换能器及连接的动脉插管,用于实验动物的血压测量或动脉放血。

3. 静脉插管的抗凝 用 0.1%肝素钠生理盐水充满插管管腔,可用注射器或三通管控制以免插管内液体外漏。

（二）枸橼酸钠（sodium citrate）溶液

1. 采血试管的抗凝 配制成 3.8%枸橼酸钠水溶液,0.1 ml 可使 1 ml 血液不凝。

2. 动脉插管的抗凝 兔用 4%～5%枸橼酸钠水溶液,犬用 7%～8%枸橼酸钠水溶液充满压力换能器及连接的动脉插管,用于实验动物的血压测量。

（三）草酸钾（potassium oxalate）溶液

配制成 2%草酸钾水溶液,0.1 ml 可使 1～2 ml 血液不凝。

（四）草酸盐溶液

取草酸铵 1.2 g,草酸钾 0.8 g,加 4%甲醛（formaldehyde）溶液 1.0 ml,再用蒸馏水加至 100 ml。0.5 ml 草酸盐溶液可使 5 ml 血液不凝。本溶液可供测定血细胞比容时用。

（莫燕娜）

第六节 实验动物的常用取血法

在实验生理科学的实验中,经常需要采取动物的血液进行检验及分析,因此掌握正确的采血方法很有必要。如因实验所需采集动物的全身血液或放血,动物需先麻醉或失去知觉后执行。

不同动物最大采血量不同,见表 2-5-6-1。

表 2-5-6-1 各种实验动物的采血量参考值

动物种类	最大安全采血量（ml）	最小致死采血量（ml）
小鼠	0.1	0.3
大鼠	1.0	2.0
豚鼠	5.0	10.0
家兔	10.0	40.0
犬	50.0	300.0
猴	14.0	60.0

下面介绍几种常用实验动物的取血法。

一、犬的取血法

（一）后肢小隐静脉或前肢皮下头静脉取血

后肢外侧小隐静脉在后肢胫部下 1/3 的外侧浅表的皮下。前肢内侧皮下头静脉在前肢上方背侧的正前位。抽血时先绑住犬嘴，由助手固定（可用犬钳）住头颈部不让其挣扎，另一手紧抓静脉上端使静脉充盈，也可以用一段胶管在上端结扎阻断静脉血液回流使静脉充盈。取血者用剪刀剪去拟取血部位的被毛（需要防止感染时先用碘酒、乙醇消毒局部皮肤）后，用带有 8 号或 9 号针头的注射器，在血管上以约 45°角刺入皮下，顺着血管轻轻向上，同时稍微用力回抽针栓，如成功刺入血管，血液流入注射器，抽取所需的血量后拔出针头，以干棉球压迫止血。取血的进针部位应从远端开始，如果一次取血失败，可继续向近心端选择进针部位。

（二）颈外静脉或颈总动脉取血

常用于实验中需要多次采血或同时进行手术观察其他项目的动物。动物麻醉保定后，做颈部手术分离出颈外静脉或颈总动脉（见犬颈部手术），进行颈外静脉、颈总动脉插管取血。为保证能够多次顺利取血，颈外静脉的插管最好插入 10～15 cm，达到右心房口，每次取血完毕，用 0.1%肝素生理盐水或生理盐水充满插管，下一次取血时把插管内生理盐水排净后再取血。也可直接用注射器针头向颈外静脉的头侧或颈总动脉的近心端刺入取血。

（三）股动脉或股静脉取血

首先分离出股动脉或股静脉（见犬股部手术）再进行股静脉或股动脉插管取血或直接取血，方法同颈外静脉、颈总动脉取血，也可以不手术分离血管，直接穿刺取血。

（四）心脏穿刺取血

犬被麻醉后，保定于手术台上，前肢在背后交叉固定，暴露胸部，在左胸第 3～5 肋间剪去皮毛，触摸心跳位置，选心跳最明显处为穿刺点。右手持带有 6 号或 7 号针头的注射器，左手指引导在穿刺点肋间隙进针，垂直刺入心脏，当针头顺利进入心脏时，可感觉针头在随心跳搏动，血可自动涌入注射器，如不顺利，可将针头稍微轴向转动或调节刺入的深度，但不可左右摆动太大，以免损伤心肌或造成胸内大出血。采血后拔出注射器，用干棉球压迫止血。

二、兔的取血法

（一）耳缘静脉取血

把兔保定在箱内或仰卧保定于兔台上，在耳背部找到耳缘静脉拨去取血部位的被毛，用手指轻弹耳壳或用二甲苯或酒精棉球涂擦局部，使局部血管扩张，用带 5 号或 6.5 号针头的注射器刺入血管内徐徐抽动针栓取血。取血不多时可以用针头或刀片直接刺破血管后让血液自然流出，用吸管取血，或直接滴入盛器中。采血完毕，用干棉球压迫止血。

（二）耳中央动脉取血

将兔先固定于兔箱内或固定于兔台上，在兔耳的中央找到一条颜色鲜红，较粗的血管，那就是中央动脉，用左手固定兔耳，右手持注射器，在其末端向心方向刺入动脉可取血，取血后用干棉球压迫止血。注意进针部位不能取在耳根部，因为该处软组织较多，容易穿透血管造成皮下出血；中央动脉容易发生痉挛性收缩，应让其充分扩张后取血。

（三）颈外静脉、颈总动脉、股静脉及股动脉取血

方法同犬颈外静脉、颈总动脉、股静脉、股动脉取血。

（四）心脏取血

方法同犬心脏取血。

三、大鼠和小鼠的取血法

（一）尾静脉取血

用于小量取血，将鼠身保定或麻醉，鼠尾浸泡在 45℃ 左右的温水中几分钟，或用二甲苯、酒精棉球涂擦，扩张尾部血管。擦干后，剪去尾尖 0.3～0.5 cm，让血滴入盛器内或用血红蛋白吸管吸取，必要时，可从尾根向尾尖挤压取血。取血结束时，以干棉球压迫止血。此法小鼠每次可取血 0.1 ml。

（二）眶后静脉丛取血

准备好长约 10 cm 的玻璃管，一端烧制成直径 1～1.5 mm，长约 1 cm 的毛细管，另一端渐大成喇叭形，事先充入 1% 肝素溶液浸润内壁并烤干备用。取血时，左手拇指和示指抓住两耳之间的头部皮肤，使头部固定，轻轻压迫动物的颈部两侧，阻断头部静脉血液回流，使眼球充分外突，眶后静脉丛充血，右手持毛细管与鼠面成 45°，刺入下眼睑与眼球之间，轻轻向眼底方向移动，并向下捻动，大鼠刺入 4～5 cm，小鼠 2～3 mm 可达

玻璃管(含血液)

视频 9 小鼠眼眶静脉丛取血

图 2-5-6-1 小鼠眶后静脉丛取血

眶后静脉丛，稍加吸引，血流入毛细管，达到所需血量时，拔出玻管松开左手，自可止血。也可用带有 7 号针头的 1 ml 注射器代替玻璃管取血。这种方法小鼠一次可采血 0.1～0.3 ml，大鼠可采血 0.5～1 ml(图 2-5-6-1，视频 9)。

（三）断头取血

需血量大，而且不需动物存活时可用此方法。用利剪刀剪去鼠头，鼠颈向下，把血流入备有抗凝剂的容器中。注意防止动物毛等杂物流入容器引起溶血。此法小鼠可采血 0.8～1.2 ml，大鼠约 5.0～10.0 ml。

（四）颈静脉、颈动脉、股动脉、股静脉取血

方法同犬颈静脉、颈动脉、股动脉、股静脉取血，但操作较难。

四、豚鼠的取血法

（一）耳缘切割取血

用刀片割破耳缘，用 1% 肝素或 20% 枸橼酸钠涂抹切口边缘，血可流出，用吸管吸取血液或直接装入盛器。此法可采血 0.5 ml。取血完毕，压迫止血。

（二）心脏取血

同犬心脏取血。也可在动物麻醉后开胸直接取血。此法可采血约 15～20 ml。

（莫燕娜）

第七节　实验动物的安死术

动物实验结束后,不需继续观察的动物需要将其处死。另外,迅速繁殖而又不需要的动物、患病的动物、需要摘除某部位器官组织进一步检查的动物等都需要处死。

我们要用仁爱之心对待动物,要尽量减少动物死亡过程的痛苦。因此,处死动物的原则是安死术(euthanasia)。动物安死术是人道地终止动物生命的方法,最大限度地减少或消除动物的惊恐和痛苦,使动物安静地和迅速地死亡。

安死术的方法有 3 类:吸入性药剂法、非吸入性(化学性)药剂法及物理性方法。安死术时最好先抑制动物的中枢神经而使其失去知觉,解除疼痛感。因此,首选为使用过量的化学性麻醉药剂。动物一旦被施予深度麻醉,之后使用的安死术方法选择性较多,也较人道。如因科学研究所需无法使用麻醉剂,则使用物理性安死术方法。

一、吸入性药剂法

常用药物如二氧化碳、氮气及乙醚、三氟溴氯乙烷(halothane)、甲氧氟烷(methoxyflurane)、异氟醚(isoflurane)、安氟醚(enflurane)等麻醉药剂。需具备汽化器等专用设备,并设计合适的可透视性密闭容器,以易于观察动物。部分吸入性药剂对人体有害,需在通风良好的场所中执行。

适用于小鼠、大鼠、豚鼠和兔子等体重小于 7 kg 的小型哺乳动物安乐死,可以对多个动物同时进行操作。

二氧化碳(CO_2)是实验动物常用的吸入性安死术药剂,吸入 40% 二氧化碳时很快达到麻醉效果,持续几十秒或几分钟吸入 CO_2 可导致动物死亡。它使用容易、价格便宜、无易燃易爆性、无异味,在通风良好的场所使用时较其他药剂更安全。二氧化碳法的操作方法:先将适量二氧化碳灌入安死术箱底部,再放入动物,之后再缓慢持续加入二氧化碳,可减低动物死亡前的焦虑。动物停止呼吸后至少在箱内停留 5 min,检查动物确实死亡,再移除动物。

二、非吸入性药剂法

多数为注射性药物,可采用静脉注射、腹腔注射或心脏注射,但是静脉注射是最佳选择。

1. 过量注射巴比妥钠　巴比妥钠是动物安死术的首选药物,用于安死术的剂量是麻醉剂量的 3 倍。它人道、安全、正确投药时效果迅速,静脉注射时可使动物安详地沉睡至死。目前广泛使用于大部分动物的安死术。使用此类药剂的缺点是必须对每只动物逐一进行操作。因为需要一定的操作技术,故操作者需要经过培训后才可执行动物注射安死术。

2. 静脉注射氯化钾　深度麻醉中的动物可利用快速静脉注射氯化钾(KCl)来完成安死术,兔注入 10% KCl 5~10 ml,犬注入 10% KCl 20~30 ml 可致死。但未麻醉动物禁止直接注射 KCl。

三、物理性方法

包括颈椎脱臼、断头、放血等。只要有良好的技巧并有适当的工具配合,物理性方法也能迅速使动物解除疼痛并死亡。如未受过训练的人冒然实施物理性方法,不仅易造成操作者受伤,更可能使动物未完全死亡而导致极大的痛苦。因此,所有操作人员需接受完整的技术训练,并以尸体多次练习后才能正式执行动物物理性安死术。

1. 颈椎脱臼法　常用于小鼠和大鼠。方法:用左手或大镊子压住鼠头,右手抓住鼠尾向后拉,使颈椎脱臼后动物迅速死亡。颈椎脱臼法可在动物清醒中或麻醉后进行。

2. 断头法　适用于小鼠、大鼠、豚鼠。方法:①利用断头台(guillotine)砍断小型啮齿类动物的头颈部。②左手拇指和示指夹住鼠的肩部,用利剪在动物的颈部将头剪断。断头法可在动物清醒中或麻醉后进行。

3. 大量放血法　大小动物均可使用此方法。深度全身麻醉后,从颈总动脉或股动脉放血造成大出血休克而死亡,实验中已分离出颈总动脉、股动脉的动物常用此法。

4. 破坏脑脊髓法　常用于青蛙。右手抓住青蛙,背部朝外,拇指按压背部,示指按压头部前端,在鼓膜连线与头正中线的交叉处找到枕骨大孔(可触及凹陷),右手持探针,刺入枕骨大孔,将探针尖端转向头端探入颅脑,捣毁脑髓组织,再将探针尖端转向尾端刺入椎管,破坏脊髓(视频10)。如脑和脊髓成功被破坏可感觉到动物四肢肌肉完全松弛。操作过程中要注意不让动物的分泌物溅入眼内。如不慎溅入应用水冲洗干净。

视频10　青蛙脑脊髓双毁术

脊椎动物禁止使用的死亡方法包括:空气栓塞、打击头部、烧死、溺毙、快速冷冻、减压法、窒息或注射氯仿、氰化物等,这些方法不是动物安死术法,有的甚至很不人道,或对人体有害。

(莫燕娜　陈世民)

第八节　急性动物实验常用手术方法

一、切开、止血和结扎

(一) 切开

根据实验的需要,先确定手术部位及切口大小,剪去被毛,必要时先进行皮肤消毒。切开时先用左手撑平皮肤,使皮肤紧绷,右手正确持手术刀(图2-2-1-2),刀刃与皮肤垂直,手指控制刀刃,手腕适当用力,要求一次切开皮肤全层,切口整齐笔直。切开皮肤后,要求按解剖层次钝性分离组织(不可用刀切),并注意止血。

(二) 止血

止血是手术操作中的重要一环,常用的止血方法如下。

1. 术前预防性止血　术前根据需要使用一些提高血凝的药物,如10%氯化钙、10%氯化钠溶液等。局麻时,在局麻药中配以肾上腺素,收缩局部血管,减少出血。

2. 术中止血　①压迫止血:手术中如果少量出血,一般先用纱布在出血部位按压片刻,即可止血,如果仍不能止血,则要用钳夹止血。②钳夹止血:用止血钳垂直夹住出血点或血管断端停留一段时间后,取下血管钳。如果还不能止血,则要结扎止血。③结扎止血:压迫止血、钳夹止血无效或出血量较大时则需要结扎止血。出血的位置先用纱布压迫吸干后,看准出血点位,用止血钳夹准冒血的血管或出血点,不能夹到太多组织,确认夹好后,用丝线结扎止血。结扎时,将结扎线绕过钳夹点下,再把钳尖稍翘起,打第一个结时,边扎紧边松开止血钳,再打第二个结,两人配合操作较好。

（三）结扎

结扎是手术操作中的基本技术，在动物实验的止血、缝合过程中，常需要结扎，尤其是动静脉插管、气管插管等常用的实验操作，离不开结扎，而结扎的关键在于打结。下面介绍几种打结法及要点。

1. 结的种类　①方结：最常用的结，也是最基本的结。由两个方向相反的单结组成（视频11），方结结扎较牢，不易滑脱，用于结扎止血及一般的缝合。在气管插管及静脉插管时多用此结。②三重结：是在方结的基础上再加上一个与第二单结相反（与第一单结相同）的结，用于较大血管的结扎及重要的组织缝合，在进行动脉插管时多用此结。③外科结：打第一单结时绕线两次，以增加摩擦面，因而使打第二单结不因组织张力而松动。此结较牢，但操作复杂，不常用。④假结与滑结：打第二个结时动作与第一结相同，形成假结；打方结时两手用力不均匀，将一个线头拉紧或紧线方向错误可产生滑结。假结与滑结不牢靠，不能用（图 2-5-8-1）。

视频11　方结打结方法

(a) 方结　　　(b) 三重结　　　(c) 外科结

(d) 假结　　　(e) 滑结

图 2-5-8-1　单手打结法

（a）、（b）、（c）正确，（d）、（e）不正确

2. 打结法　有单手打结法、双手打结法及器械打结法。

（1）单手打结法：操作简便迅速，左右手均可作结，为常用的打结法（图 2-5-8-2）。

(a)　　　　　　(b)　　　　　　(c)

图 2-5-8-2　单手打结法

图 2 - 5 - 8 - 2 单手打结法（续）

（2）双手打结法：为最可靠的打结法，但操作较繁琐，适用于深部及较大血管的结扎。

（3）器械打结法：用持针器、血管钳或镊子打结，此方法只适用结扎线过短或部位太深不便用手打结时。

二、组织的分离

切口切开后常要进行组织分离，充分显露深层组织，找到所需的血管和神经。分离的方法有两种。

（一）锐性分离法

使用手术刀、剪刀直接切割，主要用于皮肤、黏膜及较韧的组织，如腹白线。在没有血管的皮下组织、筋膜亦可采用此法。

（二）钝性分离法

使用止血钳、刀柄、手指等进行分离。肌肉、神经、血管的分离都采用此方法。

1. 肌肉组织的分离 在肌肉与其他组织之间，肌肉与肌肉之间，顺其纤维方向做钝性分离。肌肉内含有丰富的小血管，若需切断，应用血管钳两边钳住，结扎后才切断。

2. 神经的分离 要顺其走向，用玻璃分针小心分离，分离前注意检查玻璃分针是否完好，千万不能损伤神经，影响实验结果。

3. 血管的分离 大的血管用止血钳顺其走向小心分离，并注意血管旁有无分支，要避开血管的分支进行分离，如果不能避开则必须以血管钳作双重钳夹结扎后，再继续分离。小的血管需用玻璃分针小心分离。

三、颈 部 手 术

颈部手术主要有气管、颈外静脉、颈总动脉插管术，迷走神经、减压神经、膈神经的分离术等。

（一）气管插管术

气管插管主要用于实验中动物的辅助呼吸以及呼吸的描记等。动物麻醉仰卧保定后（兔可先保定后在颈部以1%的普鲁卡因局麻），剪去颈部正中的毛，左手撑平皮肤，右手持手术刀作颈正中皮肤切口，上起甲状软骨，下达胸骨上缘，也可以直接用剪刀沿正中线剪开。皮肤切开后用组织钳将两侧皮肤夹住，充分暴露视野，钝性分离皮下组织，确认没有血管可以用剪刀剪开，顺着肌纤维分开颈正中的胸骨舌骨肌，即可看到气管。用血管钳将气管与背后的软组织分开，穿稍粗的线备用。用手术刀或手术剪在甲状软骨下 2 cm 左右的位置，从气管软骨上横切一小口，再向头端剪一小切口，成一倒 T 型切口，向胸端插入口径合适的气管插管。用已备好的线迅速结扎好气管插管以免从气管切口上渗出的血液流入气管，造成窒息。如切开气管时，气管腔内有黏液，要用干棉球吸干净后再插入气管插管。结扎好气管插管后，将结扎线在气管插管的侧管上打结固定好，以免脱落（图 2-5-8-3，视频 12）。

视频 12　家兔气管插管术

图 2-5-8-3　家兔气管插管术

（二）颈总动脉插管术

颈总动脉插管主要用于测量动脉血压或放血。颈总动脉位于气管两侧稍深的位置。同气管插管的方法切开颈正中皮肤，切口长度依实验项目需要而定。用皮钳将皮肤及组织夹开，左手抓住组织钳，示指从下面托起，使颈部气管旁组织外翻，在气管两侧用血管钳分开斜行的胸锁乳突肌，可见到血管神经鞘（内有颈总动脉、迷走神经、交感神经等）。显粉红色，有搏动感的为颈总动脉，小心分离鞘膜，将颈总动脉分离出来。长度为 3～4 cm，下穿两根 4 号丝线备用。备好充满 0.3%～0.5% 肝素生理盐水的动脉套管（可用玻璃动脉套管，也可用白塑料管拉制而成）。于远心端结扎血管，近心端丝线下方用动脉夹夹住血管，用手指或眼科镊托起颈总动脉，以锋利的眼科剪呈约 45°角在动脉向心方向剪一小斜口，向心脏方向插入备好的动脉套管，结扎固定好插管的尖端，并将结扎线固定在动脉套管的小突起处或塑

料管上。确认插管已结扎固定,连接好描记装置后才打开动脉夹(图 2 - 5 -
8 - 4,视频 13)。

(三) 颈外静脉插管术

颈外静脉位于颈部两侧皮下(位置浅),胸锁乳突肌外缘。正中切开颈
部皮肤后,用左手示中两指将皮肤托起,在皮下小心向外侧分离即可找到暗
红色,粗大壁薄的颈外静脉。钝性分离,将周围的软组织分开,分离出颈外
静脉长 3～4 cm,下穿两根丝线,远心端结扎,用镊子或手指托起静脉,用眼
科剪向心方向剪一斜口,向心端插入备好的塑料管(采血管要事先充好
0.1%～0.5%肝素生理盐水,输血管要排净空气)(视频 14)。如果观察中
心静脉压则必须从右颈外静脉徐徐向内插入右心房口(兔 5～6 cm,犬 10～
15 cm)连接中心静脉压观察装置,看见液面随着呼吸上下波动则表示达到
右心房口,用备好的丝线结扎固定。

(a)　　　　　　　　　(b)　　　　　　　　　(c)

图 2 - 5 - 8 - 4　家兔颈总动脉插管术

颈外静脉插管主要用于输液、取血、给药和测量中心静脉压。

(四) 迷走神经、减压神经、交感神经和膈神经的分离术

分离家兔颈部神经和血管时,应该根据"先神经后血管,先细后粗"的原则。

以分离颈总动脉的方法找到血管神经鞘。家兔的血管神经鞘除了迷走神经、交感神经
外,还有减压神经。迷走神经是 3 条神经中最粗的 1 条神经,减压神经是其中最细的 1 条神
经,位于迷走神经和交感神经之间,常与交感神经伴行,但位置常有变异。分离神经时,按减
压神经、交感神经、迷走神经顺序依次分离。

小心分离血管神经鞘膜,找到最粗的迷走神经,先以玻璃分针细心地分
离出迷走神经旁边的减压神经,穿线备用。减压神经如果成功分离,在连上
引导电极及记录装置后可观察到先大后小的三角形群集放电波形,从监听
器中还可听到开火车样的声音。交感神经和迷走神经的分离方法与减压神
经分离方法相同(视频 15)。

膈神经由第 4、5 颈神经腹支汇合而成,在颈部下 1/5 处与臂丛交叉
进入胸腔,它不在颈部血管神经鞘内。在颈椎旁的肌肉上可见一细的垂直下行的膈神
经,用玻璃分针在臂丛上方细心地分离出 2 cm 左右,下穿两根用生理盐水湿润的线,经引
导电极可记录观察到群集放电波形,从监听器中还可听到与呼吸运动节律相同的声音
(图 2 - 5 - 8 - 5)。

迷走神经的分离主要用于观察心血管活动的神经调节,减压神经、膈神经的分离目的在于观察神经放电。

图2-5-8-5　家兔颈部血管神经鞘内的血管和神经(经分离)

四、腹部手术

腹部手术主要介绍输尿管插管术及膀胱插管引流术。

(一) 输尿管插管术

动物麻醉仰卧位保定于台上,剪去中下腹部的毛,做耻骨联合上缘向上的正中皮肤切口,兔长4~5 cm,犬长7~8 cm。沿腹白线剪开腹壁和腹膜,找到膀胱,将膀胱外翻,在膀胱底部两侧找到呈灰白色、条素状、质硬的输尿管,分开周围软组织,在输尿管下穿两根丝线,将靠膀胱端结扎,使输尿管内尿液充盈。用眼科剪向肾脏方向剪开输尿管一小斜口,插入充满生理盐水的小塑料管,可见尿液从塑料管内流出,结扎固定好插管。注意:两侧输尿管均应分离结扎。雄性动物应注意将输尿管和输精管区别。术中还要注意用温盐水纱布湿润手术视野以保持腹腔内和小肠的湿度和温度。

输尿管插管主要用于观察尿液量和质的变化。

(二)膀胱插管尿液引流术

1. 经尿道膀胱插管术　对家兔等动物施行经尿道导尿一般不需要麻醉,导尿时将动物保定于仰卧位,用甘油或凡士林润滑导尿管。对雄性动物导尿时,操作员一手握住动物阴茎,另一手将其包皮向下捋,暴露龟头,使尿道口张开,将导尿管缓缓插入尿道,当导尿管推进到尿道膜部时会有抵抗感,此时动作要轻柔,继续向膀胱推进,即有尿液流出。雌性动物的尿道口在阴道前庭,较难找到。用润滑剂处理过的导尿管于阴道前庭腹侧插入尿道口,其后的操作同雄性动物导尿术。

2. 经腹壁膀胱插管术　将动物麻醉、保定后,在耻骨联合上缘作纵向切口,切开腹壁,暴露膀胱。将膀胱轻轻上翻,避开根部两侧白色的输尿管,先用丝线结扎膀胱尿道出口,以阻断其与尿道的通路。然后用两个止血钳将左右侧膀胱底部轻轻提起,用手术剪在膀胱底部血管较少的部位纵向剪一个小口,将膀胱插管经小口插入膀胱,将切口处的膀胱顶部与插管用丝线结扎,再将丝线在插管上打结固定,以防插管滑脱。调整插管位置,避免插入过深,并将插管的一端对着输尿管开口处,另一端下方接计量容器,收集并计量尿液(图2-5-8-6,视频16)。

图 2-5-8-6　经腹壁膀胱插管术

五、股 部 手 术

在股三角区,由外至内分别为股神经、股动脉、股静脉(图 2-5-8-7)。

(一) 股动脉插管术

动物麻醉仰卧保定于台上,剪去腹股沟部位的毛,用手指触摸到股动脉搏动最明显处,沿其走向做皮肤切口(注意:此处动脉、静脉位置较表浅),分离皮下筋膜,暴露股三角区。在此三角区内,由外至内分别为股神经、股动脉、股静脉。用血管钳或玻璃分针小心分离出长 3~4 cm 的股动脉(有搏动感),远心端结扎,在近心端用动脉夹夹住,向心方向剪一斜口,插入充满 0.3~0.5% 肝素生理盐水的插管,结扎固定好插管。

股静脉(内侧)
股动脉(中间)
股神经(外侧)

黑色丝线

图 2-5-8-7　家兔股三角区的神经和血管

股动脉插管主要供放血和测量动脉血压。

(二) 股静脉插管

股静脉插管方法同股动脉,只是静脉血流方向和压力与动脉不同,在插管时不必用动脉夹夹住近心端。

股静脉插管主要用于输血输液、采血、注射药物等,输液时要注意排空输液管内空气,多次采血时注意管内抗凝,可用 0.1% 肝素生理盐水充满管腔。

(莫燕娜　吉丽敏　张瑞祝)

第九节　动物实验常用观察指标及其测量技术

一、体 重 的 测 量

动物体重借助称量仪器测量,依据动物大小选用体重秤、婴儿秤或天平。大动物(如犬、家兔等)用公斤(kg)做单位,小动物(如大鼠、小鼠等)用克(g)做单位。进行慢性实验时,大动物应每隔 7～10 d 称量体重 1 次,实验期不长时或估计体重变化较快时应 2～3 d 称量体重 1 次。小动物最好每日称量体重 1 次。

1. 犬　先在体重秤的秤盘上放一块较宽的木板(因为犬体积比较大),引导驯服的犬站在木块上称重。如犬未驯服,则应先将犬嘴及四肢绑好,再放在木板上称重。记下读数,减去木板重量,即为动物体重。

2. 家兔　直接放在一般婴儿秤上称取体重。

3. 大鼠与小鼠　大鼠用 500 g 或 1000 g 带游码的普通天平称量,小鼠用 100 g 带游码的普通天平称量。称量前先调整天平零点,将动物放在左盘,砝码加在右盘。先将砝码加入右盘与动物体重大致相等时,再调节天平上的游码,直至指针指在零点。动物体重就等于所加砝码(包括游码)的克数。因大、小鼠好动,称量过程中操作必须迅速。

二、体温的测量

体温是基本生命体征之一。因此,动物体温测定在动物实验中很常用。

测量动物体温可用数字体温计,也可用普通水银体温计。为了防止测定过程中动物挣扎,导致热敏探头或水银体温计损坏或动物肠壁挫伤,在测温前要先保定好动物。

测量体温时可先用少许凡士林涂于热敏探头或体温计头端,由肛门插入直肠内一定深度。如用数字体温计可在 10 s 内记录体温,如用水银体温计则需 3 min 后才取出体温计,观察读数。

测量体温时注意事项如下。

(1) 如用水银体温计,用前要确定水银柱已甩至 35℃ 以下。

(2) 每只动物要固定使用一个体温计。测小鼠体温最好用口表,因为口表尖端较细。

(3) 每次测定的时间长短要一致(如 3 min)。如果是慢性实验,每日测定的时间要大致相同(如分别在 8:00、16:00 测量)。

(4) 每次插入直肠的深度要一致。如犬、家兔等插入 3～5 cm,小动物(如大鼠、小鼠等)插入 1.5～2.0 cm。测定前可先用油笔在体温计上做好刻度标记或用胶圈(限止环)标明深度。

(5) 每次测定完后,要检查肛门及体温计探头有无血迹。注意避免损伤动物肠壁。此外要注意闭住肛门,对小动物更应如此。

(6) 注意环境温度对动物体温的影响。

三、脉搏的检查

脉搏也是基本生命体征之一。正常情况下脉率与心率一致。通过检查脉搏,可判定心脏及血液循环状况,甚至可以判断动物疾病的转归及预后。

检查犬、家兔等较大动物的脉搏,简单方法是右手示指伸入股部内侧,摸测股动脉的跳动次数。如果动物脉搏细弱,可直接在动物左侧胸部用手触及心跳最明显处,计数心跳次数。小动物如大鼠、小鼠等的脉搏检查,一般用触摸心跳代替。

如动物已做好动物插管,并用生物信号采集与分析系统记录血压,则可直接在血压曲线上观测脉搏波,计算出脉搏(心率)。

四、动脉血压的测定

血压是指血管内流动的血液对于单位面积血管壁的侧压力,也即压强。最常用的血压是动脉血压,因此通常所说的血压就是指动脉血压。影响动脉血压的直接因素主要有:①心脏每搏输出量。②心率。③外周阻力。④主动脉和大动脉的弹性贮存器。⑤循环血量和血管系统容量的比例。

动脉血压测量记录方法可分为直接测压法和间接测压法。

(一) 直接测压法

直接测压法是将导管的一端插入动脉(常用颈总动脉,其次用股动脉),导管的另一端连接压力换能器,通过压力换能器将压力信号的变化转变成电信号的变化,并在生物信号采集与分析系统精确记录心动周期中各瞬间的血压数值,可看出收缩压及舒张压。

导管的另一端也可直接连接水银检压计,直接读出血压值(mmHg 或 kPa),但这种测定方法灵敏度较差,一般只能测得平均动脉血压,而不能测出收缩压及舒张压。

用仪器或水银检压计测定血压,均应在使用前调整好零点。与血管相通的管腔内要预先充盈 0.3%～0.5% 的肝素生理盐水。动脉插管时慎防出血或滑脱。直接测血压法多用于急性动物实验。

(二) 间接测压法

间接测压法又称非出血性测压法。临床上测定人体血压通常使用的方法就是间接测压法。用无创血压测量系统也可以通过间接测压法进行动物血压的测量。

这里仅介绍犬股动脉间接测压法。犬股动脉间接测压法与临床一般人体血压测量方法基本相同,不同的是压力袋。犬用压力袋皮袋宽 6 cm,外弧长 44 cm,内弧长 38 cm。股动脉间接测压法多半用触诊法来测量(只测得收缩压),而不用听诊法。

间接测压法多用于慢性动物实验。

五、呼吸的测定

动物呼吸的变化也是实验中最常用的指标之一。呼吸的测定内容包括频率、幅度及节律。常用的记录呼吸方法如下。

(一) 气管插管描记法

将动物仰卧保定于实验台上,在局麻或全麻下行气管插管术,用粗线将插管固定,然后用橡皮管将气管插管与马利鼓相连,再将马利鼓的鼓膜运动(呼吸时气压变化)通过连线牵拉张力(机械)换能器的弹性敏感梁,将机械能转变为电能传入生物信号采集与分析系统进行记录。

用呼吸换能器代替张力换能器,可以减免马利鼓,使用比较方便。

(二) 剑突运动描记法

在剑突上或剑突部位皮肤穿线,把线连接到张力换能器的弹性敏感梁上,余下步骤同气管插管描记法。在剑突上穿线前,最好将剑突与胸骨连接处剪断,使剑突游离,但要注意避免造成气胸。

(三) 目测法

呼吸运动必然见有胸廓、腹部的运动,有的动物还有鼻翼运动。目测法测定呼吸的方法比较简单。先让动物保持相对安静状态(避免刺激),以肉眼观察并记录呼吸的频率,用次/min 表示。对大动物要求连续记录 1 min 内的呼吸次数,对小动物要求连续记录 30 s 内的呼吸次数,再换算成每分钟的呼吸次数。还应注意观察呼吸运动幅度及节律。

六、中心静脉压的测定

中心静脉压(central venous pressure,CVP)通常用水检压计测量记录。用充满 0.1% 肝素钠生理盐水的塑料软管(静脉导管)从右侧颈外静脉向心插入,到达上腔静脉近右心房入口处(锁骨下 1~2 cm,插入长度 5~6 cm,或遇到阻力后回抽 1~2 cm),导管的外端用三通管连上输液装置和水检压计,用来输液和测定 CVP。在测压前,通过三通管开关先使输液瓶生理盐水灌注到检压计,充满。再通过三通管开关阻断输液瓶通路,而使检压计和静脉导管相通。此时,可见检压计液面除有随呼吸频率上下较大的波动外,还可见液面有较小的与心跳频率一致的颤动(这是判断导管尖是否抵达所需位置的标志,否则应调整导管位置)。待液面下降稳定后读数。

注意:①水检压计上刻度标记"0"处应与被测动物心房的水平高度一致。②不测压时,应将三通管开关阻断检压计通道,使导管和输液瓶相通,缓慢输入生理盐水(5~10 滴/min),以保持静脉通畅。

七、胸膜腔压力的测定

(一)水检压计法

胸膜腔压力(简称胸内压)可用"U"形管水检压计测定。先将水检压计与特制的胸内导管连接好。在被侧动物(犬、兔等)右胸腋前线的第 4~5 肋骨间,沿肋骨上缘作一长约 2 cm 的皮肤切口。将胸内套管的箭头形尖端从肋间隙插入胸膜腔内,迅速旋转 90° 并向外牵引,使箭头形尖端的后缘紧贴胸廓内壁。再将套管的长方形固定片同肋骨方向垂直,旋紧螺丝,使胸膜腔保持密封而不致漏气。此时可见"U"形水检压计的水柱液面下降至插管前水平(0 cm)以下,并随呼吸运动而上下波动,表明胸内压力低于外界大气压(即胸内压为负值),待呼吸平稳后直接从水检压计刻度上读数记录胸膜腔压力,以 cmH_2O 为单位。

也可用粗的穿刺针头(如腰椎穿刺针)代替胸内套管,直接将针头在肋骨上缘顺肋骨方向斜插入胸膜腔,如见水检压计的水柱面下降并随呼吸而升降,即表示已经成功插入胸膜腔内。用胶布固定针尾于胸壁上,防止针头移位或滑出。此法简便易行,但针头容易堵塞,应时加注意。

(二)压力换能器法

将压力换能器(呼吸换能器,量程 10~50 cmH_2O)和胸内套管(或带穿刺针头胶管)的尾端连接,通过生物信号采集与分析系统记录胸内压。注意:用压力换能器测定胸内压时换能器的换能腔内不需充灌石蜡油或肝素生理盐水。其余操作与水检压计法相同。

(陈世民　王　密)

第六章　离体器官、组织实验的基本要求

离体器官、组织实验是指从活着或刚被处死的动物身上取下欲研究的器官或组织,置于人工环境中,设法使其在一定时间内继续保持生理功能,按照特定的目的进行研究。例如,欲研究心肌本身的基本生理特性,生理科学者往往从活体动物身上取出心脏,在体外用一定配方配制的盐溶液(生理溶液)灌流,来研究某些离子、药物对心肌活动的影响。

离体器官、组织实验属于急性实验。其优点在于实验方法比较简单,易于控制条件,如研究内容之外的许多条件(如血流、神经、激素等因素)一般均可被控制,有利于观察和分析某一器官的功能活动过程及特点。但是,离体器官、组织实验也存在一定的局限性,即因体外实验环境难于完全模拟体内环境,故体外实验结果可能不能完全正确地反映体内器官的功能活动规律。

必须指出是,不同的实验方法,各有其特殊的意义,进行生理科学研究时,应根据其所研究的任务和课题的性质,选择最适合的方法。无论采用哪种实验方法,在解释研究结果时,都必须实事求是,既不能把局限于某种特定条件下所获得的资料引申为普遍性规律;更不能把动物实验结果,不加区别地移用于人体。

第一节　离体器官、组织的获取

从活着或刚被处死的动物身上取下器官或组织进行研究,手术操作非常关键。为了获取较理想的离体器官或组织,在整个手术过程中,应做到迅速、仔细,避免损伤器官或组织,尽量不要污染器官或组织。整个手术一般应在 10～20 min 内完成。如果要进行插管灌流,断血时间一般控制在 30 s 内为宜。制备神经、肌肉标本时,要按层次分离,切勿用金属器械触碰,并随时用营养液滴加标本,以防干燥。取下的器官或组织应快速置于特定的人工环境中。

第二节　离体器官、组织实验的人工环境

离体器官或组织实验的人工环境是指按一定配方配制与在体的细胞外液相似的生理溶液,以一定的灌流压和温度对离体器官或组织进行灌流。根据实验要求,可以在生理溶液中添加其他营养物质。血液的替代液既可在急性与慢性生理科学实验中使用,亦可在离体器官或组织灌注时使用。

人工环境的基本要求如下。

(一) 灌流液要适当选择

根据研究对象及实验目的不同可选用不同的灌流液,总的原则是选择能维持离体器官或组织较长时间活动的灌流液。溶液应当用新鲜的蒸馏水制备,并且它们的 pH 需符合正常器官或组织的 pH,即变动于 7.2～7.8(有的实验要求 pH 应维持在 7.4,至少不低于

7.35)。冷血动物和温血动物使用的营养液不同,彼此间的差异主要表现在食盐的含量不等。

常用的溶液有任氏液、克氏液、台氏液、乐氏液、修正乐氏液、拜氏液、生理盐水等(表2-3-1-1)。

在研究胃肠道、胆总管、子宫、输精管、支气管等器官的平滑肌收缩活动时,可根据研究对象及实验要求,选用改良的克氏液(Krebs Sol),其配方见表2-3-1-1,常用生理溶液的配方。Krebs液最好在每次实验前用双蒸水新鲜配制,这样的效果较好。

(二) 灌流液要保证有足够的氧气

当温血动物的离体器官灌注时,灌流液必须用氧气饱和。为了保证供氧充足,最好采用密闭充氧法。先将灌流瓶完全充满灌流液,通过橡皮塞插进一玻璃管并与充满氧(或 95% O_2 + 5% CO_2)之球胆(或气囊)连接,然后打开灌流瓶之流出管,让灌流液流出 $200 \sim 300$ ml。随着灌流液的流出,球胆内之氧便进入灌流瓶,夹住流出管,然后用力摇灌流瓶 $5 \sim 10$ min,使灌流液与氧充分混合。假如在实验过程中发现离体器官或组织活性突然变弱,就要立即检查氧的供应是否充足。

根据实验要求,也可采用开放式连续地给灌流室供氧,调节自球胆放出氧气的速度为每秒 $1 \sim 2$ 个气泡。

(三) 灌流液要保持恒温

一般灌流温度为 37℃,可用超级恒温水浴器来保持灌流液恒温。假如在实验过程中发现离体器官或组织活性突然变弱,要检查温度是否适宜。

(四) 灌流液要保持恒压

恒压灌流是保证离体器官或组织得到稳定灌流量的重要条件。灌流液压力可用压力计测定,也可从灌流速度判断。一般来讲,调节灌流速度比较方便。灌流速度视不同灌流介质而不同,一般含 20% $\sim$ 30% 红细胞的灌流液灌流速度为每克离体器官或组织 15 ml/min,而无红细胞、无蛋白的灌流液速度则需每克离体器官或组织 3 ml/min。假如在实验过程中发现离体器官或组织活性突然变弱,要检查灌流液压力或灌流速度是否足够。

(五) 灌流系统管道要保持通畅

保持灌流系统管道的畅通是实验成功的关键之一。通常引起管道堵塞的主要原因有以下两点。

(1) 由于套管插入过深以致插管将管口堵住,故在插管时要求其前端距管口 $2 \sim 3$ mm;另外,当器官或组织的位置改变时,由于套管发生扭曲也可造成管口堵塞。

(2) 管道中有栓塞也是使管道不通畅的常见原因,主要是由于凝血小块或组织块所形成的栓塞,故在制备离体器官或组织的过程中,一方面要防止血液凝固并洗净血液,另一方面要把组织块清除。

(六) 灌流条件和器官、组织活力要经常检查

各项实验条件一经选定,便要保持稳定,以维持离体器官或组织的稳定活力。要求离体器官或组织各项指标趋于稳定后,再进行试验。在灌流过程中,要经常检查灌流条件和器官、组织活力有无变化,如有变化应做相应调整以保持条件稳定。

用肉眼进行外观检查,是一个迅速有效的器官、组织活力检查辅助手段,故应仔细观察。

第三节　灌流系统的基本组成

一般的灌流仪都有以下几个基本组成部分。

1. 控制灌流系统的恒温装置　用超级恒温水浴器维持整个灌流系统恒定的温度,以保持灌流室中器官或组织的稳定活性。

2. 推动灌流液的泵或高位贮液装置　要求可以调节灌流速度的大小并能控制灌流的过程中的恒定流速。

3. 气体交换装置即人工肺　要求气体交换充分,使灌流液有足够量的氧,一般 $PO_2 > 45\ mmHg$(即 $6.0\ kPa$)。

4. 贮液槽　由于灌流仪的具体设置不同,它的数量、位置均有不同。

5. 灌流室　要求恒温,最好密闭,以维持一定湿度,并能使器官或组织以一定的位置放置。较好的方式是模仿体内位置的倒放式。灌流室一般以透明材料做成,以利于观察器官或组织的情况。

此外,为了便于检测灌流过程中器官或组织的情况,有些灌流仪还附有 PO_2、PCO_2、pH 电极,以及流量计及温度计。总之灌流仪的设计原则是要使离体器官或组织在灌流仪中具有活性,并使活性稳定,而且操作简便。

因条件限制,有些灌流系统尽管未安全达到上述要求,但也能做出比较好的实验结果。下面介绍两种比较简易的灌流装置,适合学生实验。一是适用于离体心脏和肺灌流的装置(图 2-6-3-1);二是适用于离体肠平滑肌及子宫肌肉收缩实验的恒温平滑肌实验系统灌流装置(参见图 2-1-5-1)。

输液瓶

恒温
蛇形管

兔心管

三通开关

给药处

安装离体
心脏或肺
脏的位置

电接点
温度计

超级恒温
水浴器

图 2-6-3-1　离体心脏和肺灌流装置

（曾祥周　陈世民）

第七章　医学实验设计

第一节　医学实验设计的意义

根据研究对象的不同,医学实验研究可分为基础医学实验(包括动物实验)、临床试验、社区干预试验(现场试验)和类试验,必须根据研究的目的和条件,结合统计学要求,针对实验研究的全过程,作出周密而完善的实验设计方案。医学科研的实践表明,实验设计是整个实验过程的实施依据,是实验数据处理的前提,也是提高科研成果质量的一个重要保证。一个周密而完善的实验设计,可以使研究者用较少的人力、物力和时间,获得较丰富而可靠的资料,把误差减少到最低限度;可以对实验数据的误差大小作出比较准确的估计;可以使多种处理因素合理地安排在一个实验中,使实验的效率更高。

第二节　医学实验设计的基本原则

高质量的实验结果取决于周密而完善的实验设计,必须坚持如下四项基本原则(4R)。

(一)　代表性(representativeness)

是指实验研究对象的抽样应能代表总体特征。研究对象的确定因研究目的而异。比如,要研究某药对心绞痛的治疗作用,研究对象应包括稳定型、变异型、不稳定型心绞痛患者。而如果要研究药物对稳定型心绞痛的治疗作用,则要照顾到不同年龄、不同发作频率、ST段改变程度等情况,不能只选择病情轻、病程短、易纠正的病例。否则,研究的成果将失去实用价值。一般要求实验目的相对集中,但过分集中的实验目的会缩小研究成果的覆盖面。实践中应仔细权衡。

(二)　重复性(replication)

这一原则要求实验结果经得起自己或他人的重复验证。不能重复的实验数据和研究资料是毫无价值的。要使实验结果具有可重复性,在实验设计时要注意排除偏因,也就是注意克服系统误差,努力做到非实验因素尽可能一致。例如:在动物实验中实验组和对照组动物的种属、性别、窝别、年龄、体重、健康状况等要求尽可能一致。在临床研究中要求:①疾病诊断必须准确可靠,不能使用未经确诊的病例,也不能把不同的疾病患者混在一起,如研究对象是溃疡病患者就不能混入慢性胃炎患者。②患者的年龄、性别、病情轻重的构成要求尽可能一致。③观察的指标、方法、使用仪器、测定人员均要求固定。④在治疗过程中,对照组和处理组对象都必须避免心理因素的影响。

(三)　随机性(randomization)

这一原则要求研究对象的分组必须遵循和坚持随机化的方法,不能因主观意志而转移。它能使主、客观偏因都得以排除,它不仅仅可克服分配误差,还可使实验研究的可信度明显提高。实践发现,有人常根据主观期望随意取舍实验对象,这种做法应当坚决摒弃。在临床试验中,往往在随机化的基础上,使用盲法技术(blinding)克服种种偏因。在临床试验的实际应用中,设盲的程度可以分为以下几种。

1. 单盲(single blinded)　即研究者和研究对象中有一方不知道研究的分组情况,避免了受试对象的主观因素对研究结果的影响。

2. 双盲(double blinded)　即研究者和研究对象均不知道每个研究对象的分组情况。适用于观察指标是一个受主观因素影响较大的变量,如量表、症状等变量,尤其以安慰剂为对照的临床试验研究最为常见。

3. 三盲(triple blinded)　即研究者和研究对象以及资料分析人员均不知道研究的分组情况。

4. 公开试验(open blinded)　即研究者、研究对象等均知道研究的分组情况,比较容易实现,但在报告症状或副作用的临床试验中难以避免偏倚,且一旦发现治疗无效,会增加研究对象的脱落风险。适用于以客观指标为主要重点指标的研究,且有些研究一定要用公开试验,如手术疗效的考核等情况。虽然不设盲,研究过程依然要保证有第三方评价机制。

必须强调的是,采取盲法时,应同时规定紧急情况下揭盲的人员和方法,确保受试者权益。《赫尔辛基宣言》指出,科学或社会的价值取向绝不应该凌驾于受试者的健康权益之上。

(四) 合理性(rationality)

这一原则要求实验设计既要符合专业要求,又要符合统计学要求,还要切实可行。譬如,比较 A 药和 B 药的治疗效果,所选用的剂量不合适就难以达到比较的目的;统计实验结果时,不同的资料有其适用的检验方法,选用的数据处理方法不当就会导致结论的错误;一般看来,样本量越大越能代表总体,但一味追求大样本既不符合实际也有悖于道德。

也有不少学者认为,实验设计的四大原则是:对照原则、随机原则、重复原则和均衡原则。

第三节　实验设计的主要内容

实验设计要解决的主要问题是:①如何选择试验对象? ②如何设组与分组? ③如何确定样本数?

一、试验对象的选择

(一) 实验动物的选择

选择实验动物时,要注意动物种属的适用性、健康状况,必要时还要制造或选用患人类疾病的动物模型。

小白鼠是实验室最常用的一种动物。适用于研究疟疾、马锥虫、血吸虫、流行性感冒、脑炎和其他多种细菌感染疾病,也常用于癌、肉瘤及其他恶性肿瘤的研究;因其繁殖能力强,亦被用于避孕药研究和药物 LD_{50} 测定。大白鼠的用途与小白鼠相近。因其体型较大,可被用于记录血压、胆管插管收集胆汁、胸导管采集淋巴和抗关节炎药物的研究;还可被用于各种蛋白质营养价值及维生素等的研究。豚鼠对组胺和结核杆菌敏感,常被用于平喘药、抗组胺药和结核病防治的研究。家兔被用于观察各种处置对血压、呼吸、体温及瞳孔的影响；也被用于观察药物对哺乳类动物心脏的直接作用；成年雌兔还可被用于避孕药的实验和热源检查。猫适用于中枢神经系统、循环系统的动物实验。犬（狗）经过训练，很适合用于慢性实验，特别适用于需要训练的实验，如条件反射、高血压的实验治疗，被做成胃瘘、肠瘘等模型，观察处置方法对胃肠蠕动及分泌的影响；临床前药理长期毒性实验也常用犬。猴在生物学上接近于人，脑的高级功能比较发达，适用于观察各种处理因素对行为的影响。家鸽适用于遗传学、营养学、心理学和药理学等许多研究。

健康方面要选用毛色光亮、行为活泼、体重适宜的动物。小白鼠的体重一般要求在 18～22g；大白鼠的体重一般在 160～240g；豚鼠在 200～300g；家兔在 1.5～2.5kg；犬在 10～15kg。

现已培育出一定品种的致癌小白鼠、高血压大白鼠等。研究时，还可根据需要制造各种人类疾病的动物模型。

（二）临床受试者的选择

在临床药理研究中，要求按我国《药品临床试验管理规范（Good Clinical Practice，GCP）》进行，掌握好入选和拒绝标准，切实作到既要有代表性又要保证受试者的权益。

1. Ⅰ期临床药理试验和生物利用度试验的受试者　应为健康志愿者，年龄 18～40 岁，男女（未孕）各半。除了确认健康无疾并在其事先了解试验目的、方法、可能出现的不良反应及防治措施以外，还要求：①1 年内未发生过任何重病；3 个月内未用过对脏器有害的任何药物；4 周内未作为受试者参加过任何药品试验；当前未用任何药品。②无药物过敏史。③无嗜酒等可能影响药物代谢的因素存在。

2. Ⅱ期、Ⅲ期临床药理试验的受试者　为住院患者，除了特别要求外，年龄一般在 18～65 岁；女性病人应未孕；肝肾功能无异常（试药所治疗的疾病表现除外），最好未经过药物治疗。疾病的诊断必须正确可靠，要有客观资料，如病理报告等。此外，有些药物还要根据其药理作用对受试者的入选标准提出特别要求，如 β-受体阻滞剂的临床药理试验就不能用心力衰竭和（或）哮喘患者。

二、设组与分组

（一）设组

实验设组一般设处理组和对照组。处理组和对照组研究对象的种属、年龄、体重、性别、病情等各种状况及处理的程序、时间、环境要尽量保持一致，作到"齐同对比"。这是科学研究的灵魂所在。

处理组设置可根据处理的方法或程度分为若干组。如果欲研究对某肿瘤的治疗方法，可设手术组、手术加化疗组、化疗加放疗组和手术加放疗组等。研究某药的治疗效果，一般要求至少设 3 个剂量组，以观察量效关系。

设立对照组就是给处理组设置可供比较的参照物。其目的在于排除各种混杂的非实验因素对处理结果的影响，展现处理方法的真正效应。因此，对照是科学实验的基本原则之一。在实验室和临床研究中常用的有同期对照和历史对照两大类。

1. 同期对照（parallel control）　指对照组实验组是从相同的人群中选出。

（1）安慰剂对照（placebo control）：临床研究中多用安慰剂和试验药物分组治疗作比

较。安慰剂由淀粉、乳糖等无药理活性的成分制成,其大小、形状、颜色、味道均应与相应的活性药一致。在实践中要注意的是,含有活性药的白色片剂上市半年后可能变色,而安慰剂的颜色则保持不变,会被受试者发觉。口服药的安慰剂也可用胶囊。注射剂的安慰剂一般为生理盐水。适用于所研究的疾病可导致死亡或不可逆的严重伤害,且尚无有效治疗药物时,如Ⅰ类新药的研发。

(2) 阳性对照(active control):一般用公认的、可靠的处理方法与所研究的处理方法作比较,有时亦称为标准对照。比如,研究饲料中维生素 E 缺乏对动物肝脏中维生素 D 含量的影响,就用正常饲料组动物肝中的维生素 D 含量作为标准进行对照;临床上,研究某新药的治疗作用,常选用疗效肯定的已知药作对照。使用阳性对照的意义在于,它可以判断出新的处理方法与经典方法比较孰优孰劣,有无继续研究或开发的价值;当研究对象是患者时,阳性对照的处理方法更符合医疗道德;有时,阳性对照还可发现实验过程中可能存在的问题,用了阳性对照处理而不发生反应,可能是实验标本失去了反应性能。

(3) 量效对照(dose – response control):将试验药设计成几个剂量组,受试者被随机分配到其中一个剂量组中,以观察其效应。关于剂量的选取,最好从剂量效应 S 曲线中部的拐点处向两侧展开。在临床实践中,量效对照中也可以设置安慰剂组,可以避免由于各剂量产生相似的作用,以至于无法评价研究结果,也可以估计药物作用的绝对大小,且减少样本量。但也存在大剂量药物有毒性反应的风险,存在潜在的伦理学问题。

(4) 无治疗对照(no – treatment control):又称为空白对照,指未给研究对象任何实质性的处理。如在动物实验中,给其注射或灌胃不含所研究药物、与处理组等容积该药的溶剂。在临床研究中较少采用,适用于处理手段非常特殊、安慰剂试验无法执行或执行极为困难的情况。

2. 历史对照(historical control) 即对照组来自与本试验受试对象不同的群体。

(1) 外部历史对照(external historical control):一组接受试验药物的研究对象与以前接受同样处理的受试者作比较。由于研究对象的基线不具相似性,无法控制偏倚,仅适用于探索性、新研发药物的评价研究。

(2) 自身前后对照(self – control):比较同一个受试者在接受实验处理前后的差异。在实践中推荐采用交叉对照(cross – over design),即对同一个受试者在试验的不同时期给予不同的处理,而每个时期在给予不同处理前都经历洗脱期,使受试者保持相同状态,比较接受处理后的结果差异。

实际工作中,研究者须根据实际情况灵活应用对照的类型,设立多种对照,或者在不同阶段采用不同的对照形式,通过特殊的实验设计,灵活调整受试者的处理状态。

(二) 分组

要实现"齐同对比",就必须运用随机的方法,使每个研究对象都有相同的机会,被分配到处理组或对照组。常用的随机化分组法如下。

1. 查表法 通常在研究对象的数量确定后,将其编号(患者可用入院号),然后查随机数字表把它(他)们分配到各个对比组中去。

例 设有同性别的动物 20 头,按其体重依次编号为 1,2,3,……20 号,请按随机化的方法将其分到处理组(T)和对照组(C)中去。

先规定,将奇数随机数者分到处理组(T),将偶数随机数者分到对照组(C)。查表的结果如下(表 2-7-3-1)。

表 2-7-3-1　随机数字表法示意

动物编号	随机数字	分组	动物编号	随机数字	分组
1	91	T	11	75	T
2	76	C	12	31	T
3	21	T	13	62	C
4	64	C	14	66	C
5	64	C	15	54	C
6	44	C	16	84	C
7	91	T	17	80	C
8	13	T	18	32	C
9	32	C	19	75	T
10	97	T	20	77	T

故,处理组的动物编号是:1,3,7,8,10,11,12,19,20(共 9 头)。对照组的动物编号是:2,4,5,6,9,13,14,15,16,17,18(共 11 头)。

若要求两组的动物数相等,应从对照组中抽出 1 头到处理组中去。方法是:将原随机数字向后延查一个,为 56。除以 11(对照组有 11 头动物,每头都有被抽出的可能),得余数为1,所以,应把对照组的第一头(即编号为 2)动物调整到处理组。

2. 抽签法　临床上,可根据拟分的组数把不同颜色的彩球放入袋中,规定不同处理组和对照组的颜色,每入院一个患者便从袋中抽出一个彩球,决定分组情况。

3. 分层随机分组(配对随机区组)　由于患者有男女之分,病情有轻重之别,按上述的随机方法很难做到"齐同对比"。分层随机法可以较好地解决这一问题。具体做法是:将多方面相近的实验对象配成一组,也称为一个层(stratification)或一个组区(block)。如研究针刺疗法的退热作用,发热有高低的分别,成人与儿童对调节体温的因素的反应性也不同,就至少要分为 4 个组区:成人高热组、成人低热组、儿童高热组、儿童低热组。然后,根据随机化的方法把患者分到相应的组区中。

三、样本数的确定

确定实验对象样本数有 3 种办法:根据有关规定、估算和查表。

(一) 遵守规定

对有些实验的样本数国家或有关部门有具体规定,设计时必须遵守。如我国新药审批办法中规定:Ⅰ期临床药理试验的健康志愿者人数为 20~30 人;Ⅱ期试验的患者数试验组和对照组均不少于 100 人;Ⅲ期试验为扩大的多中心试验,试验组的患者数不少于300 人,尚须另设对照组;Ⅳ期试验为药物上市后的监测,要求患者数大于 2000 人。而在生物等效性试验中,生物利用度测试需健康志愿者 18~24 人;随机对照试验需患者不少于 60 对。

（二）估算法

在估算样本含量时,应先知道以下 5 个前提信息:①研究目的,区分要比较的主体、比较的类型和研究的假设。②设计类型,包括对照的设置、主要结局指标的选取,如应明确指标的含义、测量时间点、测量手段、计算方法、指标的变量类型,其中主要解决的指标不宜太多,最好一个。③实验效应(effect size),即实验的主持者认为新的处理要比标准处理好多少才有开发或推广的价值? 通常是比较组间均数的差值、率的组间差值或比值等,可根据预试的结果或以往的经验而定。④基本统计特征,包括数据的统计分布类型、第一类错误概率 α(检验水准)、检验效能(1−β)、单侧双侧检验、是否平衡设计等。⑤权重。根据 α 和(1−β)可在表 2−7−3−2 中查出。

表 2−7−3−2　常见的第一类误差和不同把握度的权重

把握度	第一类误差	
	0.05	0.01
0.5	3.9	6.7
0.8	7.9	11.7
0.9	10.5	14.9
0.95	13.0	17.8
0.99	18.4	24.1

1. 两样本均数比较的样本量估计

$$n = \left(\frac{2 \times \sigma}{\delta}\right)^2 \times 权重 \qquad (公式 2−7−3−1)$$

其中,σ 为数据总体标准差,若未知,可根据预实验样本标准差 S 估计,$\delta = \mu_1 - \mu_2$,即实验效应。

例 1　欲比较一种早产婴儿喂养处方与库存人奶对早产儿成长状况的影响,临床上常取早产儿每天体重增加量为指标。经查知:用库存人奶,早产儿的体重增加 14 ± 4 g/日。儿科专家认为,新处方对体重的增加量只有在大于库存人奶体重增加量 3g/日以上,才有价值。

若采用平衡分组,取:α=0.05,(1−β)=0.80,查表得权重为 7.9

∴　$n = 2^2 \times 4^2 / 3^2 \times 7.9 \approx 57$ 人

答:每组需早产儿 57 人。

2. 两样本率比较的样本量估计

$$n = \frac{\pi_T \times (1-\pi_T) + \pi_C \times (1-\pi_C)}{(\pi_T - \pi_C)^2} \times 权重 \qquad (公式 2−7−3−2)$$

例 2　已知,常规的抗溃疡病药的溃疡愈合率为 70%。临床医生认为新开发的抗溃疡病药的愈合率为 90% 以上才有价值。若采用平衡分组,请计算每组所需的病例数。

取:α=0.05,(1−β)=0.80,查表得权重为 7.9

∴　$n = (90 \times 10) + (70 \times 30) / (90 - 70)^2 \times 7.9 \approx 60$ 人

答:每组的病例数为 60 人以上才可能检查出新药与常规药的差异。

上述的方法仅为估算,实际工作中常有实验对象因各种原因退出(或被剔除)实验,因此,实际的样本量一般是估算量的 1.2 倍,即:

实际样本量 $N=n(1+20\%)$。

(三) 查表法

统计学书常附有计数资料、计量资料所需样本含量表,可根据确定的 α 和 $(1-\beta)$ 值及有关要求查表求出样本数。

第四节　常用的设计方法

一、平行对照设计

平行对照设计(parallel controlled design)为标准的随机分组对照设计,是国际上最流行的基本设计方法。其特点是,对照组和处理组同时开始,一起结束(图 2-7-4-1)。

1. 设计要求

(1) 两组的代表性、研究对象构成情况和实验环境要一致或近似。

(2) 必须随机分组,必要时可分层随机分组。

(3) n_1 最好与 n_2 相等。

(4) 临床试验必须双盲。

2. 优点　简单易行,临床上适用于疗程较长但一个疗程能治愈的疾病。

3. 缺点　所需样本量较大,可比性不如交叉设计好。

图 2-7-4-1　平行设计示意图

二、交　叉　设　计

交叉设计(cross-over design)可在同一个体进行对照,也可在不同个体中进行组间对照试验。其特点是基本排除了处理组和对照组间的个体差异(图 2-7-4-2)。

图 2-7-4-2　交叉设计示意图

1. 设计要求

(1) 要有冲洗期,其长短依处理的影响而定。如为临床药理试验,冲洗期至少为试验药物的 5 个 $T_{1/2}$,保证后一处理不受前者影响。

(2) 处理方法对疾病的基本过程影响不大,只临时减轻症状。适用于病况稳定,随时间变化不大的病症。

2. 优点 所用受试者少,个体差异小。

3. 缺点 试验所需的时间较长,结果易受时间、病情变化的影响,不适于急性或病情变化快的疾病。

三、拉 丁 方 设 计

拉丁方设计(Latin square design)是指把 3 种处理的相同水平组合排成纵列横行均无重复字母的方阵的设计方法。其特点是研究对象异质,除主要的处理因素外,可明显分为双向区组;区组数必须等于处理水平数,即行区组数=列区组数=处理水平数;行列区组内各个对象要接受的处理水平必须随机排列,且仅能出现 1 次。比如,用 A、B、C 3 种饲料喂养来自 3 个窝别的小白鼠,每窝小白鼠的体重有明显差异,分为轻、中、重 3 个级别。

所排的拉丁方设计见表 2-7-4-1。

表 2-7-4-1 拉丁方设计示例

窝别	体重		
	轻	中	重
1	饲料 B	饲料 C	饲料 A
2	饲料 C	饲料 A	饲料 B
3	饲料 A	饲料 B	饲料 C

1. 设计要求

(1) 必须是三个因素的试验,且三个因素的水平数相等,即方阵中的处理数=行数=列数。

(2) 观察指标应是定量或半定量的,行间、列间、处理间均无交互作用,且数据方差齐同。

(3) 中途停止试验的对象要尽快补齐。

2. 优点 省人、省时、省工;信息量大。

3. 缺点 要求严,须成方阵;统计运算繁复;缺失资料对试验的影响较大。

四、序 贯 设 计

序贯设计(sequential design)的试验不是分组同时进行的,而是逐个或逐对地序贯进行。其特点是试验开始时未规定样本数,在结果触及规定的临界线时即停止试验。它适用于只有一个观察指标的试验。现简介两种较常用的质反应序贯设计方法。

(一) 单向计数资料序贯

用于回答待试的新处理方法是否优于所对照的处理方法。常用于配对资料或个体前后对照。具体作法如下(图 2-7-4-3)。

(1) 先确定所需的假阳性率 α,一般取 0.05;假阴性率 β,亦取 0.05;有效结局(记为"SF"),无效结局(记为"FS"),SF 与 FS 的比值为 γ,可根据实际要求而定。

(2) 查表求拒绝 H_0 界限(上限,U,有效)和不拒绝 H_0 界限(下限,L,无效)的斜率 b 和截距 a(表 2-7-4-2)。

(3) 根据方程 $Y_U = a + bn$ 和 $Y_L = -a + bn$ 在方格纸上画出有效限 U 和无效限 L。

(4) 试验结果,若为 SF 则向 U 的方向划 45° 的斜线;若为 FS 则向 L 的方向划 45° 的斜线;当连线触及 U 时,表明新法优于对照法,停止试验。反之亦然。

图 2－7－4－3 单向序贯试验设计示意图

表 2－7－4－2 单向序贯试验的上下限的斜率(b)和截距(a)

γ	α＝β＝0.05		α＝β＝0.01	
	a	b	a	b
1.5	7.3	0.55	11.3	0.55
2.0	4.2	0.59	6.6	0.59
2.5	3.0	0.62	5.0	0.62
3.0	2.7	0.63	4.2	0.63
⋮	⋮	⋮	⋮	⋮
18.0	1.0	0.78	1.7	0.78
20.0	1.0	0.79	1.5	0.79

（二）双向计数资料序贯

双向序贯与单向序贯有许多相似之处。所不同的是，它不仅要回答新的处理是否优于对照处理，而且要回答对照是否优于新的处理或两者无差别的问题。因此，除了有 U、L 线外，另有两条中界限 M、M'。它们的方程分别为 $Y_M = -a_2 + bn$，$Y_{M'} = a_2 - bn$。当连线触及 M、M'时，说明两者无差别（表 2－7－4－3，图 2－7－4－4）。

表 2－7－4－3 双向序贯试验上下及中界限的斜率和截距

γ	2α＝β＝0.05			2α＝β＝0.01		
	a_1	a_2	b	a_1	a_2	b
1.5	17.9	16.5	0.10	26.1	22.7	0.10
2.0	10.5	8.6	0.16	15.3	13.3	0.16
2.5	7.9	6.5	0.22	11.5	10.0	0.22
3.0	6.6	5.4	0.26	9.6	8.4	0.26
⋮	⋮	⋮	⋮	⋮	⋮	⋮
18.0	2.5	2.1	0.56	3.7	3.2	0.56
20.0	2.4	2.0	0.57	3.5	3.1	0.57

图 2-7-4-4 双向序贯设计示意图

（刘军保 赵婵娟 陈思润）

第八章　常用医学统计学方法

　　实验数据的处理是要从带有偶然性的观测值中用数理统计方法推导出规律性的结论。因观测样本(少量动物或人)带有偶然性,根据样本的数据用数理统计方法判断其对总体(所有动物或人)的效果,以及各组间(样本间)的资料差异是否有本质上的不同,以使所得结论具有科学的依据。生理科学实验中常用显著性检验(亦称假设检验)法。显著性检验的目的是检验两组实验结果差别的客观性,即检验两组的差异是客观原因影响的结果还是抽样误差的结果。在统计学上有没有显著意义,通常以 P 值来表示, P 表示无效假设可以成立的概率, P 值越小,表示无效假设成立的可能性越小,此时,两组差异的统计学意义越大。一般 $P \geqslant 0.05$,认为无效假设不能推翻,差异无显著意义; $P \leqslant 0.05$,认为差异有显著意义; $P \leqslant 0.01$,差异有非常显著意义。

　　需要特别指出,统计检验的假设是关于总体特征的假设,用于检验的方法是以检验统计量的抽样分布为理论依据的,作出的结论是概率性的,不是绝对的肯定或否定。此外,在概念上,统计学意义和医学意义并不相同,不能将两者等同或混淆。统计学上有非常显著意义,不等于医学上有非常显著意义。对于实验结果,应该将医学理论和统计检验结合起来,综合分析,最后推断其医学意义。

第一节　χ^2(卡方)检验——计数资料的统计分析

　　医学统计资料按其性质,大体分为计数资料和计量资料两大类。

　　按每个个体的某一属性来进行分类记数的资料,每个个体间只有质的不同,没有量的差别。例如,动物实验的生存与死亡、化验结果的阴性和阳性、临床治疗的有效与无效、麻醉与不麻醉及惊厥或不惊厥。计数资料的指标一般以"率"表示,推断两个或两个以上总体率(或构成比)之间有无差别? 两变量间有无相关关系? 通常以 χ^2(卡方)法进行显著性检验。

　　1. 两组计数资料的显著性检验——四格表法　也称 2×2 表法,即两行格及两列格的四个方格,其形式见表 $2 - 8 - 1 - 1$ 。

表 2-8-1-1　四格表的形式

组别	结果		Σ
	+	−	
甲	a	b	$a+b$
乙	c	d	$c+d$
Σ	$a+c$	$b+d$	$a+b+c+d=N$

　　四格表法 χ^2 值的专用公式:

$$\chi^2 = \frac{(ab-bc)^2 \times N}{(a+b)(c+d)(a+c)(b+d)} \qquad \text{(公式 2-8-1-1)}$$

例如,甲药治疗组 50 人,有效 40 人;乙药治疗组 50 人,有效 25 人,检验两组有无显著性差别(表 2-8-1-2)。

表 2-8-1-2 甲药和乙药疗效的比较

分组	疗效		合计
	有效	无效	
甲组	40	10	50
乙组	25	25	50
共计	65	35	100

代入公式 2-8-1-1: $\chi^2 = \dfrac{(40 \times 25 - 10 \times 25)^2 \times 100}{50 \times 50 \times 65 \times 35} = 9.89$

查 χ^2 界值表(见统计学附表)

四格表的自由度(df)恒等于 1,查表得 $\alpha = 0.01$ 对应的界值为 6.61,本例 $\chi^2 = 9.89 > 6.61$,则 $P < 0.01$,差别具有统计学意义。

2. 四格表 χ^2 值的校正 如果样本含量 N 较小或理论频数较小时,用四格表的专用公式(公式 2-8-1-1)计算出的 χ^2 值偏大,概率偏低,容易得出有差异的倾向性结论,需要校正。一般认为,当 $1 \leqslant T < 5$,且 $N \geqslant 40$ 时,宜用四格表法 χ^2 值的校正公式:

$$\chi^2 = \frac{(|ab-bc|-0.5N)^2 \times N}{(a+b)(c+d)(a+c)(b+d)} \qquad \text{(公式 2-8-1-2)}$$

3. 四格表的确切概率公式和多组计数资料的显著性检验(多行多列表或行×列表)本书不做介绍,请参考有关统计学图书。

(陈世民 赵婵娟)

第二节 t 检验——计量资料的统计分析

以测量所得的记录,按数值大小来表示的资料。例如,身长(cm)、体重(kg)、脉搏(次/分)、血压(kPa)等。配对或非配对两组间实验数据差异的显著性检验通常用 t 检验(亦称 student test)。3 组或 3 组以上组间实验数据差异的显著性检验通常用方差分析(本书不做介绍,请参考有关统计学图书)。

t 检验适用于小样本例数 n 的研究,如果样本例数 n 较大或 n 虽小但总体标准差已知,宜用 u 检验(本书不做介绍,请参考统计学书)。

1. 计量资料的统计描述指标

(1)均数(mean):是算术平均数的简称,它反映一组观察值在数量上的平均水平。样本均数用 $\bar{x}$ 表示,计算公式如下:

$$\bar{x} = \frac{\sum x}{n} \qquad \text{(公式 2-8-2-1)}$$

(2)标准差(standard deviation,SD,样本标准差):它表示数据间的变异程度。如果

SD 越大,说明个体差异越大,则均数的代表性越差。样本标准差用 SD 或 S 表示,计算公式如下:

$$S = \sqrt{\frac{\sum (x - \bar{x})^2}{n - 1}} = \sqrt{\frac{\sum x^2 - \frac{(\sum x)^2}{n}}{n - 1}} \qquad (公式 2 - 8 - 2 - 2)$$

（3）标准误(standard error,SE,均数的标准误):它表示样本均数间的变异程度,也可用 S_x 表示,计算公式如下:

$$S_x = \frac{S}{\sqrt{n}} \qquad (公式 2 - 8 - 2 - 3)$$

（4）变异系数(coefficient of variation,CV):亦称离散系数。它是标准差 S 与均数 $\bar{x}$ 之比值的百分数,计算公式如下:

$$CV = \frac{S}{\bar{x}} \times 100\% \qquad (公式 2 - 8 - 2 - 4)$$

2. 配对的计量资料的显著性检验——配对 t 值法

t 统计量计算公式:
$$t = \frac{\bar{d} - \mu_d}{s_{\bar{d}}} = \frac{\bar{d} - 0}{s_{\bar{d}}} = \frac{\bar{d}}{s_d / \sqrt{n}} \qquad (公式 2 - 8 - 2 - 5)$$

式中 $\bar{d}$ 为差值均数,s_d 为差值标准差。

例:高血压动物模型,测量用药前及用药 7 天后的血压(kPa)数据见表 2 - 8 - 2 - 1。

代入公式 2 - 8 - 2 - 5:
$$t = \frac{\bar{d}}{s_d / \sqrt{n}} = \frac{2.5}{0.97 / \sqrt{8}} = 7.29$$

查表得 $t_{0.01/2,7} = 3.499$,本例 $t = 7.29 > 3.499$,故 $P < 0.01$,用药后血压降低值有统计学意义。

3. 两组均数的显著性检验——两组 t 值法

$$t = \frac{\bar{x}_1 - \bar{x}_2}{S_{\bar{x}_1 - \bar{x}_2}} \qquad (公式 2 - 8 - 2 - 6)$$

表 2-8-2-1　某降压药对某种动物血压的影响

动物号	1	2	3	4	5	6	7	8	$\bar{x} \pm s$
用药前血压(kPa)	21.6	21.3	24.5	21.4	22.9	28.9	21.7	21.8	23.0 ± 2.6
用药后血压(kPa)	18.1	19.1	20.3	19.5	21.3	26.8	18.7	20.3	20.5 ± 2.7
血压降低值 d(kPa)	3.5	2.2	4.2	1.9	1.6	2.8	3.0	1.5	2.5 ± 0.97

$S_{\bar{x}_1 - \bar{x}_2}$ 为两样本均数差的标准误,计算公式:

$$S_{\bar{x}_1 - \bar{x}_2} = \sqrt{S_c^2 \left(\frac{1}{n_1} + \frac{1}{n_2} \right)} \qquad (公式 2 - 8 - 2 - 7)$$

S_c^2 为合并样本方差,计算公式:

$$S_c^2 = \frac{s_1^2 (n_1 - 1) + s_2^2 (n_2 - 1)}{n_1 + n_2 - 2} \qquad (公式 2 - 8 - 2 - 8)$$

例如,测量 A 药组和 B 药组用药后动物血压降低值(kPa)数据如表 2 - 8 - 2 - 2,检验两药药效有无显著性差异。

表 2-8-2-2　某两种药物对某种动物的降血压作用

分组	动物							
	1	2	3	4	5	6	7	8
A 药组降压值(kPa)	3.5	2.3	4.3	2.0	1.6	2.1	3.1	2.8
B 药组降压值(kPa)	3.5	4.9	2.4	4.0	5.1	5.5	4.1	4.3

两组例数均为 $n=8$

经公式 2-8-2-1 和公式 2-8-2-2 计算:

A 药组　$\bar{x} \pm s = 2.71 \pm 0.89$

B 药组　$\bar{x} \pm s = 4.23 \pm 0.98$

代入公式 2-8-2-8:　$S_c^2 = \dfrac{0.89^2 \times (8-1) + 0.98^2 \times (8-1)}{8+8-2} = 0.876$

代入公式 2-8-2-7:　$S_{\bar{x}_1 - \bar{x}_2} = \sqrt{0.876\left(\dfrac{8+8}{8 \times 8}\right)} = 0.4679$

代入公式 2-8-2-6:　$t = \dfrac{4.23 - 2.71}{0.4679} = 3.25$

$$df = 8 + 8 - 2 = 14$$

查 t 界值表 $t_{0.01/2,14} = 2.98$(见统计学附表)

本例 $t = 3.25 > 2.98$,故 $P < 0.01$,差异有统计学意义。说明 A 组和 B 组的药效确有不同。

4. 多组(3 组或 3 组以上)计量资料的显著性检验——方差分析(本书不做介绍,请参考有关统计学参考书)。

(赵婵娟)

第三节　直线回归与相关

医学研究中常常要分析两个变量之间的关系,如年龄与血压、体重与肺活量、药物剂量与动物死亡率、药物剂量与疗效等,直线回归与相关就是研究这种关系的统计学方法,属于双变量分析范畴。

一、直线回归

(一)直线回归的概念

以体重与肺活量的依存关系为例,将体重作为自变量(independent variable),用 X 表示,肺活量是应变量(dependent variable),用 Y 表示。在坐标图上,肺活量 Y 有随体重 X 增加而增大的趋势,且散点呈直线趋势,但并非所有散点都恰好在一直线上,这与两变量间严格对应的函数关系不同,称为直线回归(linear regression)。直线回归是回归分析中最基本、最简单的一种,故又称为简单回归(simple regression)(图 2-8-3-1)。

(二)直线回归的求法

直线回归方程的一般表达式为:

图 2 - 8 - 3 - 1 某校女大学生体重
与肺活量散点图

$$\hat{Y} = a + bX \qquad (公式\ 2-8-3-1)$$

式中的 $\hat{Y}$ 为估计值。a、b 是决定回归直线的两个系数，a 为回归直线在 Y 轴上的截距。$a>0$ 表示回归直线与纵轴的交叉点在原点上方；$a<0$，表示回归直线与纵轴的交叉点在原点下方；$a=0$，则回归直线通过原点，a 一般无实际意义，仅用于构建回归方程。b 为回归系数（regression coefficient），即直线的斜率。$b>0$，表示回归直线从左下方走向右上方，即 Y 随 X 增大而增大；$b<0$，表示回归直线从左上方走向右下方，即 Y 随 X 增大而减少；$b=0$，表示回归直线与 X 轴平行，即 X 与 Y 无直线关系。b 的统计学意义是 X 每增（减）一个单位，Y 平均改变 b 个单位。

a、b 系数的计算公式：

$$b = \frac{\sum (X-\overline{X})(Y-\overline{Y})}{\sum (X-\overline{X})^2} = \frac{L_{XY}}{L_{XX}} \qquad (公式\ 2-8-3-2)$$

$$a = \overline{Y} - b\overline{X} \qquad (公式\ 2-8-3-3)$$

式中 $\overline{X}$，$\overline{Y}$ 为 X、Y 观测值的均数；L_{XX} 为 X 的离均差平方和；L_{XY} 为 X 与 Y 的离均差乘积和。

L_{XX} 的计算公式：

$$L_{XX} = \sum (X-\overline{X})^2 = \sum X^2 - \frac{\left(\sum X\right)^2}{n} \qquad (公式\ 2-8-3-4)$$

L_{XY} 的计算公式：

$$L_{XY} = \sum (X-\overline{X})(Y-\overline{Y}) = \sum XY - \frac{\left(\sum X\right)\left(\sum Y\right)}{n} \qquad (公式\ 2-8-3-5)$$

（三）直线回归方程的图示

为了进行直观分析，应先根据原始测量数据绘制散点图，从绘制的散点图中直观判断两个变量之间是否存在明显的直线趋势，若是，可进一步考虑建立两者之间的线性回归方程。之后，可按求出的回归方程在方格坐标纸上作图。在自变量 X 的实测全距范围内任取相距较远且易读的两 X 值，代入回归方程，求出相应的两 Y 值，在图上确定两点，以直线连接，即得需要的图形。

（四）回归系数的假设检验

前面所求得的回归方程是否成立，即 X、Y 是否有直线关系，是回归分析首先要考虑的重要问题。可用 t 检验或方差分析对 X、Y 的总体回归系数 β 进行假设检验。

1. t 检验 按下列公式计算检验统计量 t 值：

$$t = \frac{b-0}{s_b} = \frac{b}{s_{Y\cdot X}/\sqrt{L_{xx}}} \qquad v = n-2 \qquad (公式\ 2-8-3-6)$$

$$S_{Y\cdot X} = \sqrt{\frac{\sum (Y-Y)^2}{n-2}} = \sqrt{\frac{SS_{剩}}{n-2}} \qquad (公式\ 2-8-3-7)$$

b 为回归系数，S_b 为样本回归系数的标准误，$S_{Y \cdot X}$ 为剩余标准差，求得 t 值后，查 t 界值表（见统计学附表）得 P 值，按所取检验水准作出推断结论。

2. 方差分析　先将 $SS_总$ 分解为 $SS_回$ 与 $SS_剩$ 两个部分，即 $SS_总 = SS_回 + SS_剩$。然后按下列公式计算检验统计量 F 值：

$$F = \frac{SS_总 / \gamma_回}{SS_剩 / \gamma_剩} = \frac{Ms_回}{Ms_剩}, v_回 = 1, v_剩 = n - 2 \qquad （公式 2-8-3-8）$$

$SS_总$，等于 $\sum (Y - \bar{Y})^2$，为 Y 的离均差平方和，即 L_{YY}；$SS_回$，等于 $\sum (\hat{Y} - \bar{Y})^2$，为回归平方和，$SS_回$ 越大，说明回归效果越好；$SS_剩$，等于 $\sum (Y - \hat{Y})^2$，为剩余平方和，$SS_剩$ 越小，说明直线回归的估计误差越小；$MS_回$ 为回归均方；$MS_剩$ 为剩余均方；$v_回$ 为直线回归的自由度；$v_剩$ 为剩余变异的自由度。求得 F 值后，查 F 界值表得 P 值（请查统计学书附表），按所取检验水准作出推断结论。

对同一资料，上述两种检验所得结论是一致的，因为 $t = \sqrt{F}$。

（五）直线回归方程的应用

直线回归方程主要用于描述两变量间的依存关系、进行实验预测及统计控制等。

二、直 线 相 关

（一）直线相关的概念

直线相关（linear correlation）又称简单相关，用于双变量正态分布资料。直线相关关心的是两个变量间是否有直线相关关系，如有直线相关关系，那么是正相关，还是负相关，以及相关程度如何。是回归分析量化衡量依存关系的前提。

直线相关的性质可由散点图直观地说明，如图 2-8-3-2 示。

图 2-8-3-2　相关系数示意图

（二）相关系数的计算及意义

相关系数（correlation coefficient）又称积差相关系数（coefficient of product-moment correlation），以 r 表示。在具有直线关系的两个变量之间，它可说明相关关系的密切程度和相关方向。其计算公式为：

$$r = \frac{\sum (X - \bar{X})(Y - \bar{Y})}{\sqrt{\sum (X - \bar{X})^2 \sum (Y - \bar{Y})^2}} = \frac{L_{XY}}{\sqrt{L_{XX} L_{XY}}} \qquad （公式 2-8-3-9）$$

相关系数没有单位,其值为$-1 \leqslant r \leqslant 1$。$r$ 值为正表示正相关,r 值为负表示负相关,r 值等于零表示零相关,r 的绝对值等于 1 为完全相关。

(三) 相关系数的假设检验

r 是样本相关系数,它是总体相关系数 p 的估计值。因此,计算出 r 后,接着应对 $p=0$ 是否成立作假设检验。常用 t 检验方法。计算公式为:

$$t = \frac{r-0}{S_r} = \frac{r}{\sqrt{\dfrac{1-r^2}{n-2}}}, v = n-2 \qquad (公式\ 2-8-3-10)$$

式中分母 s_r 为相关系数 r 的标准误。求得 t 值后,查 t 界值表(见统计学附表)得 P 值,按所取检验水准作出推断结论。也可按 $v=n-2$,直接查 r 界值表(见统计学附表)得 P 值,节省计算步骤。

(陈思润　赵婵娟)

第四节　IBM SPSS 在医学常用统计分析中的应用

社会科学统计软件包(Statistical Package for the Social Sciences,SPSS)是世界上著名的统计软件之一,深受广大科研工作者欢迎。2009 年 SPSS 并入 IBM 公司,1 将 SPSS 更名为"IBM SPSS Statistics"(简称 IBM SPSS),习惯仍简称为 SPSS。IBM SPSS 操作简便,易学易用,在科研工作中使用比较多。目前 SPSS 单机版已升级到第 27 版本,统计分析功能模块更多。IBM SPSS Statistics Subscription 是 IBM SPSS 企业版,于 2017 年开始发布,其功能模块和界面操作与 SPSS 单机版一样,并保持软件处于最新状态。在 IBM SPSS 官方网站注册一个 IBMid 号,获得 1 次试用,试用后可按月购买使用。本文以 IBM SPSS Statistics Subscription 简体中文界面为蓝本,简单介绍 IBM SPSS 在医学常用统计方法如 χ^2 检验、两样本均数的 t 检验、单因素多样本均数的方差分析、直线回归分析中的基本操作方法。在介绍中,有些关键词以括号标注英文,对操作 IBM SPSS 英文界面也有一定帮助。

一、IBM SPSS 的基本操作

(一) IBM SPSS 的启动与退出

1. IBM SPSS 的启动及操作界面简介　安装成功后,单击 Windows [开始]→[程序]→[IBM SPSS Statistics Subscription]→[IBM SPSS Statistics Subscription]来启动 IBM SPSS Statistics Subscription 统计软件。IBM SPSS 操作窗口具有 Windows 风格,类似于 Microsoft Excel 电子表格,由数行和数列组成二维表格(图 $2-8-4-1$)。

在 IBM SPSS 主界面的左下方有数据视图(Data View)和变量视图(Variable View)两个工作表。其中数据视图工作表用于录入实验数据,变量视图工作表用于定义、修改变量。

在简体中文操作系统下安装 IBM SPSS,界面默认显示的语言是简体中文,界面语言可以自由设置。单击主菜单上[编辑](Edit)→[选项](Options),打开"选项"窗口,点击[语言](Language)选项卡来设置界面语言。其中"输出"(Output)用于设置 IBM SPSS 统计结

图 2 - 8 - 4 - 1 IBM SPSS 的数据编辑窗口界面

果的界面语言,"用户界面"(Use Interface)用于 IBM SPSS 界面操作语言的设置。在 IBM SPSS 的操作过程中,每打开一个数据文档,或者设置窗口、对数据进行修改等,都会自动调出一个"查看器"(IBM SPSS Statistics Viewer)的窗口,关闭后可继续下一步操作。

2. IBM SPSS 的退出 单击[文件]→[退出],或者直接关闭窗口,即可退出 IBM SPSS 系统。如果数据没有保存,则会出现询问数据保存的提示对话框。

(二) IBM SPSS 数据录入的基本方法

基本方法是首先在变量视图表中定义好变量的特征,然后转换到数据视图表,录入统计数据,在录入数据过程中还可以随时修改变量的特征。

1. 定义变量的特征 在变量视图表中,每一行代表一个变量;每一列代表每个变量的一种特性,共有以下 11 种特性。

(1)"名称"(Name):用于定义一个变量的名称。定义变量名称的第一个字符必须是字母或中文汉字,但有些字符如"?""＊""!""()"等不能作为变量名称,操作时会有提示。定义变量名称不宜太长,一般用 8 个英文字符或 4 个中文字符。

(2)"类型"(Type):用于确定该变量的数据类型,默认是数字(即数值型),如要修改则用鼠标单击该单元格右侧的"…"就会出现"变量类型"(Variable Type)选择对话框。数据类型有:数字(Numeric,数值型)、逗号(Comma,带逗号的数值型)、点(Dot,带圆点的数值型)、科学记数法(Scientific Notation)、日期(Date,日期型)、美元(Dollar,带美元符号的数值型)、定制货币(Custom Currency,自定义)、字符串(String,字符型)、受限数字(带有前导零的整数)。

(3)"宽度"(Width):指数据的总宽度(包括小数点在内),默认值是 8。设定的总宽度必需≥待录入数据的实际总宽度。比如,待录入数据 543.55,此数据总宽度 6,那么设定的宽度应至少是 6。

(4)"小数位数"(Decimals):是数值型数据的小数点后位数,默认值是 2。设定的小数点后位数必需≥待录入数据的实际小数点后位数,否则在数据录入后会按四舍五入处理。如果录入数据的小数点后位数小于设定的小数点后位数,则数据录入后会在数据的最后位自动补加"0"。

(5)"标签"(Label):是用于给变量定义简短的中英文描述性文字标识,使变量含义更明确。所有字符均可作为文字描述来使用,不受限制。定义的变量标签在统计过程或统计结果输出会优先于变量名称显示,因此变量标签也不宜太长。也可以不录入任何说明文字。

(6)"值"(Values):是以数字或符号的形式来定义变量的含义,在多样本分组资料统计分析中会经常被使用。例如,使用"1"代表"缺血前""2"代表"缺血 10 分钟后""3"代表"缺血 20 分钟后"等。操作方法是:单击"值"列对应变量单元格的"…",就会出现"值标签"(Variable Labels)对话框,在"值"(Value)框内输入"1",然后在"标签"(Label)框内输入"缺血前",最后按[添加](Add),即可;依此类推(图 2-8-4-2)。对变量值标签不够满意的,也可以修改、删除。选择要修改的变量值标签,在"标签"(Label)框内修改后,按[更改](Change)进行修改。选择该变量值标签,按[除去](Remove)就可以删除该变量值标签,最后单击[确定](OK)就完成定义变量值标签。变量值标签在统计过程中或统计结果输出时会优先于变量名称显示,因此变量值标签也不宜太长。

图 2-8-4-2　定义变量标签对话框

(7)其他:"缺失"(Missing,缺失值)、"列"(Columns)、"对齐"(Align,数据对齐方式)、"测量"(Measure)、"角色"(Role)一般不用设置。

2.数据输入　定义好变量的特性后,转换到数据视图表就可以录入统计数据了。原先定义好的变量名称都显示在数据窗口的顶部,表格为二维表格。可以在 Microsoft Excel 电子表格中,事先按格式要求录入统计数据,然后再通过复制、粘贴的办法来录入统计数据。不同的统计方法,数据输入的格式可能不一样,请注意区别。

二、IBM SPSS 在医学常用统计分析中的界面操作

(一) R×2 列联表资料的 χ^2 检验

适用于两样本率(四格表)资料、2×2 列联表(交叉表)资料的 χ^2 检验。

例　某医生将 100 例肠梗阻患者随机分对照组和治疗组,每组 50 例,疗效结果观察如表 2-8-4-1 所示。请问:两组治疗效果差异有无显著性?

表 2-8-4-1　肠梗阻治疗疗效的比较

分组	有效(1)	无效(2)
对照组(1)	30	20
治疗组(2)	45	5

［注］　表中括号内数字为 IBM SPSS 统计过程中数据输入方法的标记,以下各案例的表中数据也做相似标记。

　　统计分析步骤：

　　(1) 输入数据

　　1) 定义变量：如图 2-8-4-3 所示。

图 2-8-4-3　变量视图表中定义变量名称

　　第一个变量：名称为"分组"；类型用默认的数值型；宽度为 1；小数位数为 0。值的设置：1 为"对照组",2 为"治疗组",值的设置方法请看前面说明。其余为默认。

　　第二个变量：名称为"疗效情况"；类型用默认的数值型；宽度为 1；小数位数为 0。值的设置：1 为"有效",2 为"无效"；其余为默认。

　　第三个变量：名称为"病例数"；类型用默认的数值型；宽度为 2；小数位数为 0；其余为默认。

　　2) 输入数据：转到变量视图表,按图 2-8-4-4 所示格式,在对应单元格中录入数据。请与表 2-8-4-1 中括号内标记的数字比对,以便掌握录入数据的技巧。录入数据过程中要及时保存,以防断电等意外因素造成录入数据丢失。

图 2-8-4-4　列联表分析数据输入方法(数据视图表)

　　(2) 统计分析

　　1) 先对患者数量进行加权处理：频数的数据一般需要进行个案加权处理。单击主菜单

［数据］(data)→［个案加权］(Weight Cases…)，出现"个案加权"(Weight Cases)对话框。选中"个案加权依据"(Weight Cases by)。选择左侧备选变量框内的"病例数"变量导入"频率变量"(Frequency Variable)框内(图 2-8-4-5)。具体操作是：先在左侧的变量框中选择"病例数"，然后单击中间的箭头▼按钮，就能把"病例数"导入频率变量框内。最后按［确定］(OK)，完成对病例数的个案加权。注意选中不同框内的变量，上述的中间箭头方向不一样。当选择左侧备选变量框内的变量，中间箭头方向是向右的，表示变量可以导入。当选择频率变量框内的变量，中间的箭头方向是向左的，表示该变量可以移出。以下所述的变量导入和移出的操作方法基本类似。

图 2-8-4-5 个案例加权对话框

2) 选择统计量：单击主菜单［分析］(Analyze)→［描述统计］(Descriptive Statistics)→［交叉表］(Crosstabs…)，即选择了列联表(又称交叉表)分析法。然后出现一个"交叉表"(Crosstabs)对话框，在对话框左侧显示已有的变量。在"行"(Rows)框中导入"分组"(即导入实验分组的变量)；在"列"(Columns)框中导入"疗效情况"(即导入实验效果观测的频数)(图 2-8-4-6)。

图 2-8-4-6 交叉表对话框

　　单击交叉表对话框中的［统计］（Statistics）按钮，进入"交叉表：统计"（Crosstabs：Statistics）对话框，选择"卡方"（Chi-square，即选择 χ^2 检验的统计量）。其余项不选。然后单击［继续］（Continue），返回到交叉表对话框。

　　注意：在 IBM SPSS 统计软件中，每选择一种统计方法，都出现该统计方法的对话框，对话框上有各种参数设置选择按钮，设置完成后单击［继续］（Continue）就返回到原来的统计方法对话框。以下省略说明返回统计方法对话框方法。

　　单击交叉表对话框中［单元格］（Cells）进入"交叉表：单元格显示"（Crosstabs：Cell Display）对话框。在计数（Counts）选项中勾选的"实测"（Observed，即显示观察计数）、"期望"（Expected，即显示期望计数，即理论计数 T）。"百分比"（Percentage）选项是用于分别显示该单元格的实际频数占其所在的该行（ROW，如分组）或该列（Column，如疗效情况）各单元格频数占总合计的百分比，如果没有必要可以不选，本例不选。其余项也默认。然后返回到交叉表对话框。

　　3）最后在交叉表对话框中，单击［确定］（OK），运行统计分析。

　　（3）统计结果及说明：在 IBM SPSS 统计结果中，一般不按文献出版规定的表格书写格式输出，以下所列出的统计结果表格都尽可能用 IBM SPSS 实际输出的表格格式。各单元格括号内的英文为英文的界面。IBM SPSS 统计结果可以导出成 Word、Excel 等多种格式的文档。导出方法是：单击统计结果界面的主菜单［文件］（File）→［导出］（Export …），在对话框的文档类型（Document Type）框中选择导出的文档类型，如 Excel 2007 and Higher（*.xlsx）［Excel 2007 和更高版本（*.xlsx）为 excel 电子文档格式输出］，在文件名（File Name）框中选择文档保存路径，并给文件命名，最后按［确定］（OK），即导出统计结果。

　　交叉表统计分析结果如表 2-8-4-2～表 2-8-4-4 所示。

表 2-8-4-2　个案处理摘要

项目	个案					
	有效		缺失		总计	
	n	百分比	n	百分比	n	百分比
分组 * 疗效情况	100	100.0%	0	0.0%	100	100.0%

表 2-8-4-3　分组*疗效情况交叉表

项目			疗效情况		总计
			有效	无效	
分组	对照组	计数	30	20	50
		期望计数	37.5	12.5	50.0
	治疗组	计数	45	5	50
		期望计数	37.5	12.5	50.0
	总计	计数	75	25	100
		期望计数	75.0	25.0	100.0

表 2 - 8 - 4 - 4　卡方检验

项目	值（χ^2值）	自由度（df）	渐进显著性 （双侧）	精确显著性 （双侧）	精确显著性 （单侧）
皮尔逊卡方（Pearson Chi - Square）	12.000[a]	1	0.001	—	—
连续性修正[b]（Continuity Correction）	10.453	1	0.001	—	—
似然比（Likelihood Ratio）	12.658	1	0.000	—	—
费希尔精确检验（Fisher's Exact Test）	—	—	—	0.001	0.000
线性关联（Linear - by - Linear Association）	11.880	1	0.001	—	—
有效个案数（N of Valid Cases）	100				

［注］　a. 0 个单元格（0.0%）的期望计数小于 5。最小期望计数为 12.5。

b. 仅针对 2×2 表进行计算。

卡方检验统计结果选择：①当任何一个 t 值<1，或者总例数 n<40 时，选择费希尔精确检验（Fisher's Exact Test）。②当任何一个 t 值<5，而且 n<40 时，选择连续性修正的卡方检验（Continuity Correction）。③当任何一个 t 值≥5，或者 n≥40 时，用皮尔逊卡方检验（Pearson Chi - Square）。

从表 2 - 8 - 4 - 3 中可知，本例的任何一个 t 值>5，且总例数 n＝100>40，可选用皮尔逊卡方检验结果。由表 2 - 8 - 4 - 4 可知，χ^2＝12.000，P＝0.001（即 P<0.01），故认为治疗肠梗阻两组疗效的差异有显著性。

（二）两样本均数比较的 t 检验

1. 成组设计的两个独立样本均数 t 检验（成组 t 检验）

例 1　将 20 只小鼠随机分成 A、B 两组，每组 10 只，分别用 A、B 两种不同饲料喂养一段时间。最后处死小鼠，取肝组织检测铁含量（μg/g）。结果如表 2 - 8 - 4 - 5 所示。请问 A、B 两组饲料喂养的小鼠肝铁含量有无差异？

表 2 - 8 - 4 - 5　两组饲料对鼠肝铁含量（μg/g）的影响

分组	小鼠编号									
	1	2	3	4	5	6	7	8	9	10
A 饲料组（1）	1.23	1.61	3.59	3.89	1.96	3.68	1.96	2.94	1.54	2.59
B 饲料组（2）	1.00	1.35	1.14	2.23	2.63	1.13	1.01	1.70	2.01	1.64

统计步骤：

（1）输入统计数据

1）定义变量

第一个变量定义：名称为"分组"；类型用默认的数值型；宽度为 1；小数位数为 0。值的设置：1 为"A 饲料组"，2 为"B 饲料组"，其余为默认。

第二个变量定义：名称为"铁含量"；类型用默认的数值型；宽度为 4；小数位数为 2；在标签栏输入"鼠肝铁含量（μg/g）"；其余项为默认。

2）输入数据：如图 2 - 8 - 4 - 7 所示。

	分组	铁含量			分组	铁含量
1	1	1.23		11	2	1.00
2	1	1.61		12	2	1.35
3	1	3.59		13	2	1.14
4	1	3.89		14	2	2.23
5	1	1.96		15	2	2.63
6	1	3.68		16	2	1.13
7	1	1.96		17	2	1.01
8	1	2.94		18	2	1.70
9	1	1.54		19	2	2.01
10	1	2.59		20	2	1.64

图 2 - 8 - 4 - 7 成组 t 检验的数据录入方法

（2）统计分析：单击主菜单［分析］（Analyze）→［比较平均值］（Compare Means）→［独立样本 t 检验］（Independent - Samples T Test…），即选择了成组设计的两个独立样本 t 检验的统计方法，出现"独立样本 T 检验"对话框。把左侧变量框中的"鼠肝铁含量（μg/g）［铁含量］"导入"检验变量"（Test Variable）框内，可以导入多个变量来一起统计。再将左侧变量框中"分组"导入"分组变量"（Grouping Variable）框内（图 2 - 8 - 4 - 8）。

图 2 - 8 - 4 - 8 独立样本 T 检验对话框

导入分组变量后，还需要对分组变量的数值进行设置。单击［定义组］（Define Groups），打开"定义组"对话框，设定哪两组进行平均值比较。选中"使用指定的值"（Use Specified Values），并分别在"组 1"（Group 1）和"组 2"（Group 2）内填上需要进行比较的分组号，本例只有 1 和 2 两个变量值，分别填上 1 和 2 即可（图 2 - 8 - 4 - 9）。再按［继续］（Continue）返回"独立样本 T 检验"对话框。

然后点击［选项］（Options）选择默认值，即不用修改。最后单击［确定］（OK）运行统计分析。

注意：在本案例中，需要对 A 饲料组与 B 饲料组喂养鼠的肝铁含量（μg/g）进行平均值比较。而在前面数据录入的分组变量中，已事先指定：A 饲料组的变量值指定为 1，B 饲料组的变量值指定为 2。因此，在定义组对话框中，勾选"使用指定的值"，并在"组 1"和"组 2"框内分别输入 1 和 2。当分组变量值有 3 个或 3 个以上时，我们做 t 检验是比较其中某两组

图 2 - 8 - 4 - 9 分组变量定义对话框

的均数,这时就可以用定义组对话框来指定哪两组比较,如果比较 2 和 3 组,则在"组 1"和"组 2"栏内分别填入 2 和 3。然后返回"独立样本 T 检验"对话框。

(3) 统计结果及说明:统计结果如表 2 - 8 - 4 - 6 和表 2 - 8 - 4 - 7 所示。

表 2 - 8 - 4 - 6 组统计量

分组		个案数(N)	平均值	标准差	标准误差平均值
鼠肝铁含量	A 饲料组	10	2.4990	0.97889	0.30955
(μg/g)	B 饲料组	10	1.5840	0.56155	0.17758

表 2 - 8 - 4 - 7 独立样本检验

项目		鼠肝铁含量(μg/g)	
		假定等方差	不假定等方差
莱文方差等同性检验 (Levene's Test for Equality of Variances)	F(F 值)	5.618	—
	显著性(Sig,即方差齐性检验的 P 值)	0.029	—
平均值等同性 t 检验 (Student's Test for Equality of Means)	t(t 值)	2.564	2.564
	自由度(df)	18	14.345
	双尾(即 t 检验的 P 值,双侧性)	0.020	0.022
	平均值差值	0.91500	0.91500
	标准误差差值	0.35687	0.35687
	差值 95% 置信区间　下限	0.16524	0.15131
	上限	1.66476	1.67869

　　注意：表 2-8-4-7 的结果已经过了行列转置。如果表格的输出横向太长（列多行少），可以通过行列转置办法使表格行和列转置，这样打印时所占的版面减少。行列转置的操作方法分两步：①在 IBM SPSS 统计结果视图中选择该表格，然后单击鼠标右键，在出现的对话框中点击[编辑内容]（Edit Content）→[在单独窗口中]（in Separate Windows）。②在新打开的"透视表：独立样本检验"（Pivot Table Independent Samples Test）窗口的主菜单中，点击[透视]（Pivot）→[行列转置]（Transpose Rows and Columns），就完成了该表格的行列转置。

　　从表 2-8-4-6 看出，A 饲料组共有 10 例，鼠肝铁含量平均值是 $2.4990\mu g/g$，标准差是 $0.97889\ \mu g/g$，标准误是 0.30955。B 饲料组鼠肝铁含量也得出相同统计量。

　　独立样本 t 检验结果选择：根据方差齐性检验结果，来选择对应的 t 值和 P 值。如果莱文方差等同性检验（Levene's Test for Equality of Variances）结果的显著性（即 P 值）大于 0.05（即 $P>0.05$），则认为两样本的方差是齐的，那么独立样本 t 检验结果选择与假定等方差（Equal Variances Assumed）项所对应的 t 值和 P 值。否则，选择与不假定等方差（Equal Variances not Assumed）项所对应的 t 值和 P 值。

　　从表 2-8-4-7 可看出，方差齐性检验结果，$F=5.618$，$P=0.029$（即 $P>0.05$），因此可认为两组鼠肝铁含量的方差是齐的。故独立样本 t 检验结果，取假定等方差项对应的 t 值和 P 值，即 $t=2.564$，$P=0.020(0.01<P<0.05)$，所以认为用 A 饲料组和 B 饲料组喂养小鼠的肝铁含量的差异有显著性。

　　2. 配对设计的两样本均数 t 检验（配对 t 检验）

　　例 2　探讨某项运动前、后全血乳酸含量的变化，结果如表 2-8-4-8 所示。请问：运动前、运动 5min 后全血乳酸含量有无差异？

表 2-8-4-8　某项运动前、后全血乳酸含量变化（mmol/L）

运动状态	运动员编号									
	1	2	3	4	5	6	7	8	9	10
运动前	2.1	2.62	2.47	6.81	8.53	8.41	4.55	5.17	4.41	3.16
运动 5min 后	3.33	3.08	3.62	7.05	8.71	8.92	5.88	5.74	5.83	4.93

　　统计步骤：

　　（1）输入统计数据

　　1）定义变量

　　第一个变量定义：名称为"运动前"；类型用默认的数值型；宽度为 4；小数位数为 0；在标签栏输入"运动前全血乳酸含量（mmol/L）"；其余默认。

　　第二个变量定义：名称为"运动后"；类型用默认的数值型；宽度为 4；小数位数为 0；在标签栏输入"运动 5min 后全血乳酸含量（mmol/L）"；其余默认。

　　2）输入数据：如图 2-8-4-10 所示。注意：配对 t 检验与成组 t 检验的数据输入方法是不一样的。

　　（2）统计分析：单击主菜单[分析]（Analyze）→[比较平均值]（Compare Means）→[成对样本 T 检验]（Paired-Samples T Test…），即选择了配对设计的两个独立样本 t 检验的统计方法，出现"成对样本 T 检验"对话框。把对话框的左侧显示的"运动前全血乳酸含量（mmol/L）[运动前]""运动 5min 后全血乳酸含量（mmol/L）[运动后]"这两个变量，依次导

图 2-8-4-10 配对 t 检验数据输入方法

入右边的"配对变量"框下的"变量1"和"变量2"框内(图2-8-4-11)。对话框中的[选项]
(Options)是设置可信区间,一般不用修改。最后单击[确定],运行统计分析。

图 2-8-4-11 成对样本 T 检验对话框

注意:"成对样本 T 检验"对话框的左侧显示目前已录入的各组变量,右侧的"配对变量"框是用于导入需要成对样本 t 检验的变量。每两个变量作为一对依次导入,可以导入多个配对资料,实现两两样本成对资料的比较。如果要移除配对的变量,则操作方法与导入配对变量的方法相反。

(3)结果及说明:统计结果如表2-8-4-9~表2-8-4-11所示。高版本 IBM SPSS 软件的配对 t 检验统计结果,还提供"配对样本效应大小"的统计分析,这里没有列出。

表2-8-4-9 配对样本统计

序号	项目	平均值	个案数(n)	标准差	标准误差平均值
配对 1	运动前全血乳酸含量(mmol/L)	4.8230	10	2.39194	0.75640
	运动 5min 后全血乳酸含量(mmol/L)	5.7090	10	2.07369	0.65576

表 2 - 8 - 4 - 10 配对样本相关性

序号	项目	个案数 (n, 即配对数)	相关性 (即相关系数)	显著性 (相关性显著性检验值)
配对 1	运动前全血乳酸含量(mmol/L) & 运动 5min 后全血乳酸含量(mmol/L)	10	0.979	0.000

表 2 - 8 - 4 - 11 配对样本检验

序号			配对 1
项目			运动前全血乳酸含量(mmol/L) — 运动 5min 后全血乳酸含量 (mmol/L)
配对差值	平均值(即配对差值均数)		−0.88600
	标准差(即配对差值标准差)		0.55680
	标准误差平均值(即配对差值标准误)		0.17608
	差值 95% 置信区间	下限	−1.28431
		上限	−0.48769
t(即配对样本 t 检验的 t 值)			−5.032
自由度(df)			9
显著性(双尾)(Sig 2 - tailed,配对样本 T 检验的显著性检验 P 值,双侧)			0.001

[注] 在"成对样本 T 检验"对话框中,配对变量 2 是运动 5min 后全血乳酸含量,其平均值高于运动前,故在表格"配对差值均数""t 值"中出现负值,表示减数的均数大于被减数的均数,取统计分析结果不用写负值符号(即直接取数字)。

从表 2 - 8 - 4 - 10 统计结果看出,配对 t 检验还可对两个配对样本进行皮尔逊相关性分析(相关性分析),相当于进行[分析](Analyze)→[相关](Correlate)→[双变量](Bivariate)的相关性统计分析。本例中相关系数 $R = 0.979$,相关性显著检验 $P = 0.000$($P < 0.01$),说明两个配对样本的相关性不明显。对两个配对样本进行相关分析,可以及时发现两样本的相关性,以便进行下一步分析,对 t 检验结果确定没有影响。

由表 2 - 8 - 4 - 11(注意此表已进行了行和列转置)看出,本例 t 检验结果是:$t = 5.032$,$df = 9$,$P = 0.001$($P < 0.01$),说明运动前、运动 5min 后全血乳酸含量差异有高度显著性。

(三) 单因素多样本均数的方差分析

1. 完全随机设计资料的方差分析 完全随机设计资料具有独立性、正态性、方差齐性的特点,因此通常采用单因素方差分析[One - Factor ANOVA,也称 One - Way ANOVA(单向方差分析)],它用于研究单个因素下多个变量的两组及多组样本均数的比较,即成组设计的多个样本均数的比较。在统计分析中还可进行各组均数间的两两比较,即多重比较(multiple comparison)。

例1　研究某中药降血脂的效果。将40只大鼠随机分正常组、模型组、对照组和中药组，每组10只。正常组喂食普通饲料，其余三组喂食高脂饲料。各组实验安排服用相应的药物，连续饲养6周。最后取大鼠的静脉血，检测血清甘油三酯含量（mmol/L），结果如表2-8-4-12所示。请问：四组大鼠血清甘油三酯含量是否有差异？

表2-8-4-12　某中药对血清甘油三酯含量的影响（mmol/L）

分组	动物编号									
	1	2	3	4	5	6	7	8	9	10
正常组（1）	0.62	0.63	0.60	0.65	0.63	0.60	0.64	0.62	0.63	0.65
模型组（2）	0.65	0.68	0.70	0.69	0.64	0.63	0.65	0.68	0.69	0.67
对照组（3）	0.49	0.50	0.51	0.48	0.49	0.48	0.51	0.48	0.52	0.47
中药组（4）	0.50	0.52	0.51	0.56	0.54	0.53	0.52	0.55	0.54	0.53

统计分析步骤：

（1）输入统计数据：完全随机设计资料的方差分析的数据输入方法与成组设计 t 检验的数据输入方法是一样的。

1）定义变量

第一个变量定义：名称为"分组"；类型用默认的数值型；宽度为1；小数位数为0；值的设置：1为"正常组"，2为"模型组"，3为"对照组"，4为"中药组"；其余为默认。

第二个变量定义：名称为"血清甘油三酯"；类型用默认的数值型；宽度默认为8；小数位数为2；在标签栏输入"血清甘油三酯含量（mmol/L）"；其余为默认。

2）数据录入：如图2-8-4-12所示。

图2-8-4-12　完全随机设计资料方差分析的数据输入方法

（2）统计分析：单击主菜单[分析]（Analyze）→[比较平均值]（Compare Means）→[单因素 ANOVA 检验]（One-Way ANOVA…），即选择了单因素方差分析的统计方法，出现"单因素 ANOVA 检验"对话框。在对话框左侧显示的变量中，把"血清甘油三酯含量（mmol/L）[血清甘油三酯]"变量导入"因变量列表"（Dependent List）框内，"分组"变量导入"因子"（Factor）框内（图2-8-4-13）。

注意：在"单因素 ANOVA 检验"对话框中，"因变量列表"框是导入需要统计分析的变量（即实验研究的观测值），如本例的"血清甘油三酯"变量，可以同时导入多个因变量进行统计分析。"因子"框是导入需要进行比较分析的分组变量（即实验研究的分组情况），只能

图 2 - 8 - 4 - 13 单因素 ANOVA 检验对话框

引入一个因子变量,如本例的"分组"变量。

[对比](Contrast…)按钮,不用设置。

[事后比较](Post Hoc…,是两两比较统计分析方法的选项)按钮,主要作用是用于选择各组之间需进行两两比较的统计方法,以及显著性检验水平的确定。单击此按钮后出现一个"单因素 ANOVA 检验:事后多重比较"(One - Way ANOVA:Post Hoc Multiple Comparisons)对话框。在此对话框内可根据两种不同的情况来选择统计分析方法:①假定等方差(Equal Variances Assumed,即假设方差是齐的):通常选择 LSD 法(Least - Significant Difference,即最小显著差异法)。②不假定等方差(Equal Variances not Assumed,即假设方差是不齐的):通常选择邓尼特 C(Dunnett's C)法。两两比较时,选择何种比较分析方法,需根据统计资料的需要来选择,请参阅统计学相关资料。"原假设检验水准"(Null Hypothesis Test)是用于确定两两比较的显著性检验水平[这部分是 IBM SPSS Statistics Subscription 新增加的选项,单机版仅是一个"显著性水平"(Significance Level)框]。默认勾选"使用与选项中设置相同的显著性水平"[Use the same significance level(alpha)as the setting in options],也就是默认假设检验的显著性水平为 0.05。如果需修改显著性检验水平,则勾选"指定用于事后检验的显著性水平"[Specify the significance level(alpha)for the post hoc test],并在"级别"[Level,即显著性水平(Significance Level)]框内输入设定值,如假设显著性水平为 0.01,则输入 0.01。本例两两比较只选择两种统计分析方法:LSD 法和邓尼特 C 法,显著性检验水平默认为 0.05(图 2 - 8 - 4 - 14)。

返回"单因素 ANOVA 检验"对话框后,还需要再单击[选项](Options)按钮,用于选择方差分析的附加统计量。提供以下 3 个选项:①"统计"(Statistics,即一般统计量):提供 5 个选项。本例勾选"描述"(Descriptive,一般描述性统计资料,如均数、标准差等)和"方差齐性检验"(Homogeneity of Variance Test)两个选项。②"平均值图"(Means Plot):对各组均

图 2 - 8 - 4 - 14　单因素 ANOVA 检验:事后多重比较对话框

数做直线图设置,以直观地了解它们的差异。本例不选。③"缺失值"(Missing Values):用于缺失值的设置,默认勾选"按具体分析排除个案"(Exclude cases analysis by analysis)。

最后单击[确定](OK),运行统计分析。

(3) 结果及说明:见表 2 - 8 - 4 - 13～表 2 - 8 - 4 - 16 所示。

表 2 - 8 - 4 - 13　描述(即描述性统计量)

分组	个案数(n)	平均值	标准差	标准误差
正常组	10	0.6270	0.01767	0.00559
模型组	10	0.6680	0.02394	0.00757
对照组	10	0.4930	0.01636	0.00517
中药组	10	0.5300	0.01826	0.00577
总计	40	0.5795	0.07400	0.01170

[注]　因变量是血清甘油三酯含量(mmol/L)。表中已把平均值的 95% 置信区间项去掉。

表 2 - 8 - 4 - 14　方差齐性检验

内容	项目	莱文统计	自由度 1	自由度 2	显著性
血清甘油三酯含量(mmol/L)	基于平均值	1.127	3	36	0.351
	基于中位数	0.866	3	36	0.467
	基于中位数并具有调整后自由度	0.866	3	33.701	0.468
	基于剪除后平均值	1.099	3	36	0.362

表 2-8-4-15 方差分析结果

项目	平方和 （即离均差平方和）	自由度 (df)	均方	F	显著性（P 值）
组间	0.200	3	0.067	179.561	0.000
组内	0.013	36	0.000	—	—
总计	0.214	39	0.067	—	—

［注］ 因变量是血清甘油三酯含量（mmol/L）。

表 2-8-4-16 多重比较

（I）分组	（J）分组		平均值差值（I－J）	标准误差	显著性（P 值）
LSD （LSD统计 分析法）	正常组	模型组	−0.04100*	0.00862	＜0.001
		对照组	0.13400*	0.00862	＜0.001
		中药组	0.09700*	0.00862	＜0.001
	模型组	正常组	0.04100*	0.00862	＜0.001
		对照组	0.17500*	0.00862	＜0.001
		中药组	0.13800*	0.00862	＜0.001
	对照组	正常组	−0.13400*	0.00862	＜0.001
		模型组	−0.17500*	0.00862	＜0.001
		中药组	−0.03700*	0.00862	＜0.001
	中药组	正常组	−0.09700*	0.00862	＜0.001
		模型组	−0.13800*	0.00862	＜0.001
		对照组	0.03700*	0.00862	＜0.001
邓尼特 C （Dunnett's C 统计分析法）	正常组	模型组	−0.04100*	0.00941	＜0.001
		对照组	0.13400*	0.00762	＜0.001
		中药组	0.09700*	0.00803	＜0.001
	模型组	正常组	0.04100*	0.00941	＜0.001
		对照组	0.17500*	0.00917	＜0.001
		中药组	0.13800*	0.00952	＜0.001
	对照组	正常组	−0.13400*	0.00762	＜0.001
		模型组	−0.17500*	0.00917	＜0.001
		中药组	−0.03700*	0.00775	＜0.001
	中药组	正常组	−0.09700*	0.00803	＜0.001
		模型组	−0.13800*	0.00952	＜0.001
		对照组	0.03700*	0.00775	＜0.001

［注］ 因变量是血清甘油三酯含量（mmol/L）。*.平均值差值的显著性水平为 0.05。

表 2-8-4-13 为各组的一般性统计量,如平均值、标准偏差等。

表 2-8-4-14 为各组样本的方差齐性检验,由此决定选用后面多重比较的统计方法。如果方差齐性检验的显著性大于 0.05,则认为样本的方差是齐的。

表 2-8-4-16 为多重比较结果。如果表 2-8-4-14 的方差齐性检验结果的样本方差是齐的,则只显示"假定等方差"统计方法(如 LSD 法)的统计结果。否则,显示"不假定等方差"统计方法(如邓尼特 C 法)的统计结果。

从表 2-8-4-15 的单因素方差分析的结果可知,$F=179.561$,$P=0.000$(即 $P<0.01$)。因此认为,四组大鼠血清甘油三酯含量的差异有显著性。本案例是样本均数的比较,因此从表 2-8-4-14 可知,基于平均值(Based on Mean)的方差齐性检验结果,$P=0.351$($P>0.05$),说明四组大鼠血清甘油三酯含量的样本方差是齐的,故在表 2-8-4-16 的多重比较中,只显示假定等方差的统计方法——LSD 法。从表 2-8-4-16 中看出,各组均数的两两比较结果,P均等于 0.000(即 $P<0.001$),说明各组大鼠血清甘油三酯含量的平均数差异均有显著性。

2. 随机区组设计资料的方差分析　随机区组设计是配对设计的扩展,又称配伍组设计。随机区组设计资料的方差分析采用双向方差分析(Two-Way ANOVA)方法,主要用于统计分析配伍组设计的多个样本均数的比较。在实验研究中经常把种类、年龄、性别、饲养条件相同的动物随机配伍到各个处理组中,研究多个非处理因素(配伍设计)和某一个处理因素对观察指标的影响情况。

例 2　研究不同剂量己烯雌酚对大鼠子宫重量的影响。取 8 窝不同种系的未孕雌性大鼠,每窝取体重相近的大鼠 3 只,随机皮下注射 $0.25\mu g/100g$、$0.5\mu g/100g$、$0.75\mu g/100g$ 三种不同剂量的己烯雌酚,饲养一段时间后,处死动物,取子宫称其重量。结果如表 2-8-4-17 所示。请问:注射不同剂量的己烯雌酚对大鼠子宫重量是否有影响?

表 2-8-4-17　注射不同剂量的己烯雌酚对大鼠子宫重量的影响(g)

己烯雌酚用量(处理组)	大鼠种系编号(配伍组)							
	1	2	3	4	5	6	7	8
$0.25\mu g/100g$ 组(1)	76	52	68	45	74	48	75	55
$0.50\mu g/100g$ 组(2)	84	70	94	68	85	66	121	78
$0.75\mu g/100g$ 组(3)	118	120	130	102	110	112	136	100

[注]　本案例中,由来自不同种系的大鼠来分组,即配伍设计(即非处理因素),而不同剂量己烯雌酚的影响是处理因素。

统计分析步骤:

(1) 输入统计数据

1) 定义变量

第一个变量定义:名称为"处理组";类型用默认的数值型;宽度为 2;小数位数为 0;值的设置:1 为"$0.25\mu g/100g$ 组",2 为"$0.50\mu g/100g$ 组",3 为"$0.75\mu g/100g$ 组";其余为默认。

第二个变量定义:名称为"配伍组";类型用默认的数值型;宽度为 2;小数位数为 0;其余为默认。

第三个变量定义:名称为"子宫重量";类型用默认的数值型;宽度用默认为 8;小数位数为 0;在标签栏输入"大鼠子宫重量(g)";其余默认。

2）输入数据：如图2-8-4-15所示。

	处理组	配伍组	子宫重量
1	1	1	76
2	1	2	52
3	1	3	68
4	1	4	45
5	1	5	74
6	1	6	48
7	1	7	75
8	1	8	55
9	2	1	84
10	2	2	70
11	2	3	94
12	2	4	68
13	2	5	85
14	2	6	66
15	2	7	121
16	2	8	78
17	3	1	118
18	3	2	120
19	3	3	130
20	3	4	102
21	3	5	110
22	3	6	112
23	3	7	136
24	3	8	100

图2-8-4-15 随机区组设计资料的方差分析的数据输入方法

（2）统计分析：单击主菜单［分析］（Analyze）→［一般线性模型］（General Linear Model）→［单变量］（Univariate…），即选择了单变量方差分析（即双向方差分析）的统计方法，出现一个"单变量"（Univariate）对话框。把左侧显示变量框中"大鼠子宫重量（g）［子宫重量］"导入右侧的"因变量"（Dependent Variable）框内；把左侧显示变量框中"处理组"和"配伍组"导入右侧的"固定因子"（Fixed Factors）框内（图2-8-4-16）。

图2-8-4-16 单变量方差分析对话框

注意："因变量"（Dependent Variable）框为导入需要分析的定量变量（因变量），只能导入一个。本例需分析的因变量是子宫重量，故导入"因变量"框内的变量是"大鼠子宫重量（g）［子宫重量］"。

"固定因子"（Fixed Factors，修正因子，即分类变量）框用于导入分组的各个因素（即处理因素和配伍设计因素）。例如，本例导入"处理组"和"配伍组"。

［模型］（Model…）选项卡用于设置统计模型。单击［模型］后出现一个"单变量：模型"（Univariate：Model）对话框，用于设置在模型中包含哪些主效应（Main Effects）、交互效应（Interaction）等。先在此对话框中勾选"构建项"（Build Terms），然后在"构建项类型"（Build Term Type）下拉列表框中选择"主效应"（Main Effects），再把左侧"因子与协变量"（Factors & Covariates）框中显示的"处理组"和"配伍组"变量导入"模型"框内；其余各项取默认值（图2-8-4-17）。

图 2 - 8 - 4 - 17 单变量模型构建对话框

返回"单变量"对话框,单击[事后比较](Post Hoc…,即多重比较统计分析)选项,出现一个"单变量:实测平均值的事后多重比较"(Univariate:Post Hoc Multiple Comparisons for Observed Means)对话框,此对话框的作用与单因素方差分析的事后多重比较对话框具有相似的作用。先把"因子"(Factors)框内的"处理组"变量导入"下列各项的事后检验"(Post Hoc Tests for)框内,这样灰色的各种多重统计方法就变成可以选择的了。多重比较统计方法的选择请参考单因素方差分析的多重比较统计方法的选择。通常在"假定等方差"(Equal Variances Assumed,即假设方差是齐的)中选择最常用的 LSD 法,因为配对设计资料的样本方差一般都是齐的,故在对话框中"不假定等方差"(Equal Variances Not Assumed,即假设方差是不齐的)显示为灰色(图 2 - 8 - 4 - 18)。

图 2 - 8 - 4 - 18 单变量:实测平均值的事后多重比较对话框

最后返回"单变量"对话框,单击[确定],运行统计分析。

(3) 结果及说明:统计结果的第一个表是"主体间因子"(Between – Subjects Factors),一般用处不大,这里不列出。本案例方差分析模型选择了"主效应"(Main Effects),故在表2-8-4-18 中显示主体间效应的方差分析检验结果。样本的多重比较见表 2-8-4-19。

表 2-8-4-18 主体间效应检验(Tests of Between – Subjects Effects)

源(Source,即变异来源)	III类平方和 (Type III Sum of Squares)	自由度(df)	均方 (Mean Square)	F(F 值)	显著性(P 值)
修正模型(Corrected Model)	15605.208[a]	9	1733.912	25.240	0.000
截距(Intercept)	181482.042	1	181482.042	2641.797	0.000
处理组	11991.583	2	5995.792	87.280	0.000
配伍组	3613.625	7	516.232	7.515	0.001
误差(Error)	961.750	14	68.696	—	—
总计	198049.000	24	—	—	—
修正后总计(Corrected Total)	16566.958	23	—	—	—

[注] 因变量是大鼠子宫重量(g)。

a. R 方(R Squared,即决定系数)=0.942[调整后 R 方(Adjusted R Squared)=0.905]。

表 2-8-4-19 多重比较

(I) 处理组	(J) 处理组	平均值差值 (I−J)	标准误差	显著性 (P 值)	95% 置信区间 下限	95% 置信区间 上限
0.25μg/100g 组	0.50μg/100g 组	−21.63*	4.144	0.000	−30.51	−12.74
	0.75μg/100g 组	−54.37*	4.144	0.000	−63.26	−45.49
0.50μg/100g 组	0.25μg/100g 组	21.63*	4.144	0.000	12.74	30.51
	0.75μg/100g 组	−32.75*	4.144	0.000	−41.64	−23.86
0.75μg/100g 组	0.25μg/100g 组	54.38*	4.144	0.000	45.49	63.26
	0.50μg/100g 组	32.75*	4.144	0.000	23.86	41.64

[注] 因变量是大鼠子宫重量(g)。多重比较的统计方法是 LSD 法。

基于实测平均值。误差项是均方(误差)=68.696。

*. 平均值差值的显著性水平为 0.05。

表 2-8-4-18 为方差分析的结果。处理组的 $F=87.280$,$P=0.000(P<0.01)$,故认为各处理组间的差异有显著性,即大鼠皮下注射 0.25μg/100g、0.5μg/100g、0.75μg/100g三种不同剂量的己烯雌酚引起子宫重量变化的差异有显著性。配伍组的 $F=7.515$,$P=0.001(P<0.01)$,则认为配伍组间的差异有显著性,这 8 窝大鼠的子宫重量也存在差异。

表 2-8-4-19 为多重比较结果。本例的两两比较结果是:己烯雌酚皮下注射 0.25μg/100g 与 0.50μg/100g、0.25μg/100g 与 0.75μg/100g、0.50μg/100g 与 0.75μg/100g 进行比较,P 均等于 0.000($P<0.01$),说明注射己烯雌酚的量与大鼠子宫重量变化存在一定的量效关系。

（四）直线回归分析及其方程

例 已知某药物的浓度与其对应的吸光度如表 2-8-4-20 所示。试求某药浓度与吸光度的直线回归方程。

表 2-8-4-20 某药物浓度与其吸光度检测数据

项目	试管编号									
	1	2	3	4	5	6	7	8	9	10
某药浓度（$\mu g/ml$）	10	20	30	40	50	60	70	80	90	100
吸光度	0.1166	0.2343	0.3499	0.4716	0.5862	0.7029	0.8258	0.9399	1.0589	1.1805

统计分析步骤：

（1）建立数据文件

1）定义变量

第一个变量定义：名称为"药物浓度"；类型用默认的数值型；宽度为 8；小数位数为 0；在标签栏输入"某药浓度（$\mu g/ml$）"；其余默认。

第二个变量定义：名称为"吸光度"；类型用默认的数值型；宽度为 10；小数位数为 4；其余默认。

2）输入数据：如图 2-8-4-19 所示。

图 2-8-4-19 直线回归方程数据输入法

（2）统计分析：单击主菜单［分析］（Analyze）→［回归］（Regression）→［线性］（Linear …），即打开线性回归统计分析方法，并出现"线性回归"（Linear Regression）对话框，对话框的左侧显示已有的变量。在此对话框中，需要修改的选项并不多。把"某药浓度（$\mu g/ml$）［药物浓度］"变量导入"因变量"（Dependent Variable）框内，把"吸光度"导入"自变量"（Independent Variable）框内。回归分析"方法"（Method）选择默认的设置"Enter"（即强迫引入法，所有自变量全部引入）（图 2-8-4-20）。

注意：假设有 X、Y 两个变量，Y 变量会因 X 变量的改变而发生变化，则 X 变量被称为自变量，Y 变量被称为因变量（应变量）。直线回归分析是试图构建一个 $Y = a + bX$ 的公式（其中 a、b 中常数）。因此，在线性回归分析中，必须明确哪个变量作为自变量，哪个变量作为因变量。本例中，某药浓度（$\mu g/ml$）为 Y 变量（因变量），而吸光度为 X 变量（自变量），通

图 2 - 8 - 4 - 20 线性回归分析对话框

过检测吸光度,计算某药浓度(μg/ml),因此需构建一个计算公式。

在线性回归对话框中,"因变量"框只能导入 1 个变量,用于导入需进行线性回归分析的因变量(应变量),如本例的"药物浓度"变量。"自变量"框内可导入多个自变量,用于导入回归分析的自变量,如本例的"吸光度"变量。

在线性回归对话框中,[统计](Statistics)选项卡用于选择线性回归分析的各种统计量。单击[统计](Statistics)选项卡,会出现一个"线性回归:统计"(Linear Regression:Statistics)对话框,系统默认勾选回归系数(Regression Coefficients)下的估算值(Estimates)和模型拟合(Model Fit),可根据统计分析需要来选择。本例只勾选估算值、模型拟合和描述(Descriptives)3 个选项(图 2 - 8 - 4 - 21)。

图 2 - 8 - 4 - 21 线性回归:统计对话框

返回"线性回归"对话框,其余各选项卡不用修改(使用默认设置)。单击[确定](OK),进行统计分析。

(3) 结果及说明:如表 2-8-4-21～表 2-8-4-26 所示。

表 2-8-4-21　描述统计

项目	平均值	标准偏差	个案数(n)
某药浓度(μg/ml)	55.00	30.277	10
吸光度	0.646660	0.3573891	10

表 2-8-4-22　相关性

项目	内容	某药浓度(μg/ml)	吸光度
皮尔逊相关性 (Pearson Correlation)	某药浓度(μg/ml)	1.000	1.000
	吸光度	1.000	1.000
显著性(单尾)	某药浓度(μg/ml)		0.000
	吸光度	0.000	
个案数(n)	某药浓度(μg/ml)	10	10
	吸光度	10	10

表 2-8-4-23　输入/除去的变量[a]

模型	输入的变量 (即引入变量)	除去的变量 (即剔除变量)	方法 (即回归分析方法)
1	吸光度[b]		输入(Enter,即强迫引入法)

[注]　a. 已输入所请求的所有变量。
　　　b. 因变量:某药浓度(μg/ml)。

表 2-8-4-24　模型摘要

模型	R(相关系数)	R 方 (即决定系数)	调整后 R 方 (即校正后的决定系数)	标准估算的错误 (即估计值(剩余)标准差)
1	1.000[a]	0.9999703	0.9999666	0.1748822

[注]　a. 预测变量:(常量),吸光度。

表 2-8-4-25　方差分析[a]

模型	项目	平方和 (即离均差平方和)	自由度 (df)	均方	F (F 值)	显著性 (P 值)
1	回归	8249.755	1	8249.755	269742.798	0.000[b]
	残差	0.245	8	0.031		
	总计	8250.000	9			

[注]　a. 因变量:某药浓度(μg/ml)。
　　　b. 预测变量:常量,吸光度。

表 2-8-4-26 系数[a]

| 模型 | 项目 | 未标准化系数 | | 标准化系数 | t(回归系数 t 检验的 t 值) | 显著性 (P 值) |
		B（即系数 B 值）	标准错误（即回归系数标准误）	Beta（总体回归系数 β 值）		
1	常量（即截距）	0.219	0.119		1.835	0.104
	吸光度	84.715	0.163	1.000	519.368	0.000

[注] a. 因变量：某药浓度（$\mu g/ml$）。

B 值统计输出时有时因数字太小，小数点位数限制而显示为 0，观察时请单击该单元格，以显示更多位数的数字。

表 2-8-4-21 反映各变量的一般统计量，如个案数、平均数和标准差等。

表 2-8-4-22 和表 2-8-4-24 采用皮尔逊相关性分析法来统计分析各变量之间的相关性大小，反映因变量与自变量的线性相关密切程度的有关指标。各指标的意义请参阅统计学相关资料。

表 2-8-4-23 反映自变量引入回归分析法的方法是 Enter（强迫引入法，即引入所有变量）。

表 2-8-4-25 通过回归变量的方差分析法，反映检验因变量与自变量之间是否有直线相关。如果显著性小于 0.05（即 $P<0.05$），说明因变量与自变量之间线性相关有显著性，否则线性相关不显著。

表 2-8-4-26 反映直线相关的有关回归系数及其检验结果。

从表 2-8-4-25 的方差分析结果看出，$F=269742.798$，$P=0.000$（$P<0.01$），说明回归分析模型有显著性意义，故认为某药浓度与吸光度之间确实存在线性关系。由表 2-8-4-26 得出，某药浓度与吸光度的线性关系结果是：常量（即截距，a）$=0.219$；回归系数（b）$=84.715$。线性回归方程是：$Y=0.219+84.715X$ [其中 Y 为某药浓度（$\mu g/ml$），X 为吸光度]。相关系数（r）$=1.000$（在多元线性回归分析中为复相关系数），说明两者关系比较密切，总体回归系数（β）$=1.000$，决定系数（R^2）$=0.9999703$，剩余标准差（$S_{Y\cdot x}$）$=0.1748822$，样本回归系数标准误（S_b）$=0.163$ 等。

（何显教 黄丽娟）

第九章　医学科研论文的撰写

医学科研论文包括基础医学和临床医学科研论文,属于自然科学论文范畴,是医学科学研究工作的书面总结。医学科研论文和其他自然科学的研究论文一样,应具备以下 3 条标准:①首次公布,即论文所阐明的内容必须是新的;②内容科学,即论文内容不受时间和地域限制,必须是客观真理;③资料详实,即论文内容客观准确,且有一定量的数据。

第一节　基 本 要 求

(一) 创新性(innovation)

创新性是对科学论文最基本的要求。创新性或独创性表现在"前所未有"或"与众不同"上,它是科学论文的精髓,也是推动科学认识或技术进步的动力。创新性的内含应表现在其先进性或前沿性。先进性可体现在理论水平(如学说的创立、疗效机制的阐明)或实践水平(如医疗、手术及技术)方面的先进,也可在简、便、廉、效、安全方面体现其先进,如经皮冠状血管成形术比冠状动脉搭桥手术要便、廉、效和安全。

要使科学论文具有创新性,首先要从科研课题设计及技术路线和方法上把好关。进行科研课题设计时,首先要充分了解你设计的课题是否是"前所未有"? 这取决于你的课题是否能攻克公认的理论难关或解决至今尚未解决的技术难关? 课题是否是他人研究工作的缺漏部分或薄弱环节? 课题是否可以填补某种理论缺陷或他人研究工作中的空白? 那么如何来把握上述创新原则呢? ①先要充分阅读国内外有关文献资料,了解自己课题要解决的问题前人是否已经解决了,免犯简单重复、劳民伤财的错误。如 20 世纪 60 年代初国外已经报道胃肠手术后废除"两管一禁"232 例,可是在 20 世纪 70 年代中期国内却有同样论文还说是自己首创。另外从文献阅读中可获悉他人研究工作的空白和薄弱环节,以此来修改或补充自己课题。②根据我国传统医学的特色和优势,结合现代化技术方法及手段,努力、大胆探索是作出有创新性成果的一条重要的,切实可行的途径。笔者曾用先进的放射配体受体结合法及高压液相色谱(HPLC)方法对传统植物药内脑内活性化合物的提取,就取得了一些创新性成果。

(二) 科学性(scientific reliability)

科学性是科学论文的灵魂和生命,医学科研论文也必须具备科学性。科学性即真理性或真实性。科学性含义包括:①科学论文的内容可继续为尔后科学实践所证明,即具有可重复性;②科学论文所述符合客观实际情况或变化,按其方法重复实践,可取得预期结果或解决相关问题。对论文科学性的把握有时是比较困难的,因为你不可能事必躬亲地对论文涉及的内容、方法进行重复实践验证。事实上我们可以从科研课题设计的合理性、所用技术方法的精确性、所取样本的代表性、数据资料的可靠性,以及分析综合的逻辑性等方面去评价和判断论文的科学性。

1. 课题设计的合理性　客观上说合理性应包括：①课题设计是根据主、客观条件，从实际出发的，是可行的；②设计技术方法先进；③课题对医学实践有重要的作用和意义。具体地说，课题设计的合理性应考虑：①专业设计的合理性：即运用专业理论知识来保证课题设计先进性，研究结果的创造性及实际意义；②统计学设计的合理性：即科学地解决研究结果的可重复性，保证样本对其总体的代表性、相互比较样本组间的可比性。只有合理的课题设计才能确保研究结果的精确性和可靠性。

2. 研究方法的精确性　精确性是用来评价实验方法可信赖程度的指标，包括准确度和精密度。多次重复测定值与平均值的接近程度称为精密度，常用标准差或变异系数来表示。标准差或变异系数越大，表示精密度越小，即可重复性越差。增加实验观察次数，可减少随机误差，提高精密度。观察值与实际值的符合程度称为准确度，常用样本观察值与总体参数（真值）的差数或回收率来表示。差数越小或回收率越高，则准确度越高。可用样本分配的随机化、设立对照及分组设计等来减少系统误差，提高方法的准确度。临床上很多疾病可自行缓解，因此要可靠评价某药或某疗法的疗效，一定要设安慰剂、常用药及常规疗法对照，并进行比较。

3. 资料处理科学性　资料处理的科学性主要指对研究资料必须进行必要的统计学处理，其中包括：①资料的系统、条理化，用均数或百分率来表示某种倾向或规律；②根据 P 值来判断不同组间结果差异是否显著；③揭示各因素之间相互关系，用相关与回归系统或多元分析来显示。注意统计学上的显著性检验只有对可比较的、随机分组的数据资料处理才有意义，也就是说如果实验设计无对照，也不是随机分组，那么计算出来的 P 值毫无意义。

4. 实验结论的客观性　科研论文中得出的结论是否可靠、科学，首先看推理判断是否合乎逻辑，最终还是要靠后人重复实验和工作实践的验证。结论不能脱离论文中的实验结果，绝对不能随意推理搞"举一反三"。有时重复实验会得到不同的或有差别的结果，这不一定是原结论出错，因为如果重复实验的条件或实验对象不同，就有可能得出不同或有差异的结果。

（三）逻辑性（logicality）

医学科研论文是实验研究或临床医疗观察得到的材料，经过分析、综合、抽象、概括及推理等逻辑思维过程后的总结。逻辑性主要是指严格、充分的论据和科学的理论思维。医学论文必须具有严密的逻辑性，即将观察到的现象或变化及获得的实验数据进行由此及彼、由表及里的分析，概括出其本质和规律性东西。

第二节　格式和内容

科学论文不同于文学作品，其要求严肃、精炼、规范，并且医学科研论文有其固定的，特有的书写格式。医学科研论文的书写格式一般由以下几个项目组成：论文题目，论文作者与单位，城市名和邮编，论文摘要（中文和英文），关键词（中文和英文），正文，致谢及参考文献。正文包括前言，材料与方法，结果，讨论及结论。目前一般将讨论与结论合并，在篇幅较小论文或短篇报道或科研简报中，往往把前言和材料方法合并，另外将摘要和关键词项目省略。

（一）题目（title）

论文题目要求简洁、鲜明、确切、具体，并有特点。题目字数不宜太长，一般不超过 20 个字。题目既不能抽象，又不能笼统，也不能模棱两可，例如"中西医结合治疗肿瘤"这个题目就太抽象、笼统，既不确切，又无特点，读者从题目中无法得知用哪一种中西医结合治疗方法，治什么肿瘤。题目一般由研究对象、目的和意义 3 个要素构成，以便使读者见题后对论文的大致内容就有比较深刻的印象。论文题目不仅要题文相符，而且要突出其独创性或有特色的内容。例如"阴茎癌切除后的即时阴茎再造术"题目中"即时再造"显示了论文内容及其独创性。题目中不宜用无信息意义词或词组，也不宜用标点符号。英文题目应尽量简炼，在能明确表达的前提下，尽量使用名词性短语而不用句子。

（二）作者（author）

论文作者署名要反映论文设计、完成的实际情况，即作者姓名排序应遵循实际参与程度和贡献大小来定，而不是根据学术威望高低或上下级关系。论文第一作者通常是完成科研主要工作及解决关键性问题，对论文写作负主要责任者；或是提出科研设想并指导科研工作，审核资料、执笔定稿者。有资格署名者应具备 3 个条件：①提出并进行过实验设计或具体操作实验并收集数据，并对结果作出分析与解释者。②起草文稿或对其重要内容作了严格认真的修改者。③参与审核、定稿并同意发表。仅仅参与基金申请或参加收集数据或负责监管或协调、后勤保障的人士都不应该署名成为论文作者。署名还应注意不背离科研道德准则，不搞人情署名或不征得本人同意将有名望学者或领导姓名署上，而此人对该项工作根本不了解或根本未参加。论文署名作者一般不宜超过 6 人。英文署名时用汉语拼音写出，按照中国人习惯，将姓放在前，名字放在后，之间空格不用连字符。书写时姓和名的第一个字母应分别大写，如李安 Li An，张小平 Zhang Xiaoping，上官云珠 Shangguan Yunzhu。

（三）摘要（abstract）

医学科研论文的摘要是论文主要内容简洁、连贯的叙述，是读者在浏览文献时为迅速了解文章内容的主要阅读部分。通过摘要，读者可以确定有无阅读全文的必要。摘要内容一般包括研究目的、方法、结果（具体的数据及统计学处理）和导出的结论。论文摘要应具有与论文等值的阅读、评价及使用价值。论文摘要还必须是论文中最具特色的东西，如新的发现、新的实验方法、新的结论等，这些都要在摘要中表达出来。不能"摘"其不"要"。同时使用英文摘要有助于扩大论文的交流范围，提高其知名度和影响力。一般说摘要拟在论文完成后再写，因为摘要的撰写是论文的进一步精炼浓缩。摘要常规是用第三人称，不分段落连续写成，一般以 150～300 字为宜，不能插入图表等内容。英文摘要应以规范的文法，准确、简洁的措词，对论文的主要内容进行归纳，不加主观评论和补充说明，做到层次分明，言简意明。英文摘要一般要控制在 300 个单词（1500 个印刷符号）以内。

（四）关键词（key words）

关键词重点在"关键"，是论文中最能表达其主要内容的词或短语。一般采用论文题目中的重要专业名词、术语、病名，文章内主要观察指标的名称及内容中的其他重要词或短语。一般以 3～8 个为宜。关键词主要作用是便于读者检索和图书情报人员编写索引。西医和中医论文的关键词应分别采用"美国医学索引"中的最新主题词表，"医学主题词注释字顺表"和中医药主题词表。关键词不能选用未被公认的缩略词、化学分子式如"$CaCl_2$"及调查、研究、探索等无意义词。

（五）前言或引言（introduction）

前言是写在论文正文部分最前面的一段文字，起纲领性作用。前言内容常常是论文产生的背景和研究目的,包括问题的提出、性质,研究的理论依据、价值和意义。前言应简洁明了、开门见山。关于对国内外相关研究的动态介绍时,可用参考文献中的一、二句话说明,并注明文献出处即可。在一篇 4000 字左右的科研论文中,前言在 200～300 字为宜。前言不用列出栏目标题。

(六) 材料与方法(material and method)

材料部分是指具体的实验对象,方法部分应说明实验采用的具体操作方法、步骤以及获得实验数据或资料方法,这部分内容应使读者明白论文结果是如何获得的。实验方法(包括指标的观察和记录方法)的介绍要区别对待。作者开创的新方法要详细介绍,便于他人学习;文献已有报道的方法用角码注明文献出处即可;对常规方法有所改进的,则详细描述改进部分,余就从略。

1. 对实验研究论文 此部分要交代具体实验对象(如动物种系、性别、体重、饲养条件及营养状况等)和实验方法(包括仪器设备、试剂规格、来源,药物批号等);还要交代是否真正经过随机抽样分组以及对照组、实验组的确定和实验例数;还要交代观察的指标和记录方法;最后要说明统计学处理方法。

2. 对临床疾病研究论文 此部分要交代患者年龄、性别、病种、病期、病情及病程等;还要交代病例选择标准(包括诊断标准和分型标准),病例一般情况及随机分组情况,治疗措施、给药途径方法,观察项目以及疗效标准。最后要交代有无采用盲法。

(七) 实验结果(results)

结果是论文最关键部分,也是最能体现研究价值和意义的部分。结果要求客观具体,实验数据要经核实且经过统计处理。数据资料最好用统计图表形式列出,使读者一目了然。统计表应简明扼要,图表中所用的数据不要在正文中重现。对临床疗效研究来说,此部要交代和临床有关的全部结果,不能报喜不报忧。还应交代是否所有被研究的病例资料全都被用来做出结论。还要把组间差异的统计学意义和临床意义区别开来。使用照片作治疗前后对比时,要使先后拍摄照片环境和技术条件尽可能一致。总之,结果部分写作要层次分明,内容较多时可列小标题,分项撰写。图表制作要规范,带小数点数据有效位数要相同。

(八) 讨论和结论(discussion and conclusion)

讨论是论文说理和论证部分,主要对实验或观察结果(各种数据资料、各种现象和事实)展开讨论,并加以理论分析和提高,再做出客观结论。具体可包括能否证明有关学说或假设的正确性,和公认理论是否一致;实验结果中有无内在规律;发现的预料之外现象的自己假设;与国内外相关研究比较有无异同,进一步分析异同的可能原因,这里可实事求是地与其他作者进行商榷;所得实验结果有何理论和实践意义等。对于药物及方法学的研究论文要与其他有关药物及方法进行比较,以说明新药和新方法的优越性。注意引用别人观点时要在引用处的右上角加方括号注明,不可混为己有。另外,要实事求是地分析自己研究工作中可能存在的错误和教训,并提出今后改进设想或研究方向。讨论必须突出主题,紧紧围绕论文结果中创新的、有特色部分,即重点讨论新的发现或新论点;不能脱离自己的实验结果,也不能引举大量文献写成了综述;也不要重复结论中的内容。讨论部分列不列小标题都可,但段落层次必须清晰,每段应围绕一个中心内容展开讨论。讨论部分不宜用图表。结论要实事求是,既不扩大又不缩小。结论措词要正确、具体、精炼,尽量不要用模棱两可的词,如"或许""大约""可能"等,也不要用任何修饰词,更不要轻率做出"填补空白""国内首创"的结论。

（九）致谢（acknowlegment）**和注明基金来源**（foundation）

有些人对论文有一定贡献，但又未署名，应该得到感谢。致谢一般置于正文之后，参考文献前。此外，还应该注明基金来源（基金名称及基金号），一般放在论文第一页注脚处。

（十）参考文献（references）

论文最后部分，是科学研究过程中所参考过的主要文献目录。不应该也无必要罗列一大堆没读过或与本研究关系不大的文献。所列参考文献必须准确、清晰、完整，特别是刊名、年份、卷数、期数和页码都不能搞错。注意只著录公开发表的文献，"未发表资料""个人通讯""内部交流""会议交流"及无书号论文集上文章均不宜引用。一般论著参考文献以 10 条左右为宜，最多不要超过 20 条，且最好引用近 5 年来文献。参考文献一般用顺序编码制，正文引用文献处标注一个带阿拉伯数字的方括号，并在论文末尾"参考文献"处按序码逐条列出。注意只著录自己亲自阅读过的文献，不应从他人的论著或综述中转引著录，以免造成著录有误。

参考文献的格式：

（1）期刊文献　序号.作者名.题名［J］.期刊名，年，卷（期）：起页-止页.

（2）书籍文献　序号.主编名.书名［M］.版次.出版地：出版社，年，起页-止页.

如果引用章节的作者与主编不同，格式应该是：序号.作者名.章节题名.见：主编名.书名［M］.版次.出版地：出版社，年，起页-止页.

注：①注意格式中的标点符号。②作者超过 3 名时，如果是中文期刊，列出前三者名字加"等"；如果是英文期刊，列出前三者名字加"et al"。③如果书籍是第一版，就不用写版次。

（沈行良）

第三篇　动　物　实　验

第一章　可兴奋组织细胞的电生理实验

实验一　坐骨神经腓肠肌标本制备

【实验原理与目的】

两栖类动物的一些基本生命活动和生理功能与温血动物相似,而其离体组织所需的存活条件比较简单,易于控制和掌握。因此在实验中常用蛙的坐骨神经腓肠肌标本来观察兴奋和兴奋性、刺激与肌肉收缩等基本生理现象和过程。所制备坐骨神经腓肠肌标本是生理学实验中必须掌握的一项基本技能。

本实验目的在于学习破坏蛙类脑和脊髓的方法,掌握坐骨神经腓肠肌标本的制备技术,获得兴奋性良好的坐骨神经腓肠肌标本,为以后有关实验打下基础。

【实验对象】

蛙。

【实验器材和药品】

1. 器械　手术器械 1 套,包括普通粗剪、直手术剪、眼科剪、镊子、探针、锌铜弓、玻璃分针、蛙板、玻璃板、固定针等。

2. 药品　任氏液。

3. 其他　瓷盘,培养皿,小烧杯,棉球,棉线,纱布,滴管等。

【实验步骤和观察指标】

1. 破坏脑和脊髓　取蛙 1 只,用布包裹蛙四肢躯干露出头部,用左手握住蛙,并用示指按压头部前端,拇指按压背部,使头部前俯;右手持金属探针由头前端沿中线向尾方划触,触及凹陷处即枕骨大孔的所在。将探针由凹陷处垂直刺入,刺破皮肤即入枕骨大孔,这时将探针尖端转向头方,向前探入颅腔内,然后向各方搅动探针,以捣毁脑组织。如探针确在颅腔内,术者可感觉出针在四面皆壁的腔内。脑组织捣毁后,将探针退出;再由枕骨大孔刺入,并转向尾方,与脊髓平行刺入脊管,以破坏脊髓(视频 10)。脑和脊髓是否完全破坏,可检查动物四肢肌肉的紧张性是否完全消失。拔出探针后,用一干棉球压迫针孔以止血(图 3 - 1 - 1 - 1)。另一方法是去脑后再捣毁脊髓。

视频 10　青蛙脑脊髓双毁术

2. 剪除躯干上部及内脏　在骶髂关节水平以上0.5～1 cm处剪断脊柱。左手握住蛙后肢,用拇指压住骶骨,使蛙头与内脏自然下垂,右手持粗剪刀,沿脊柱两侧剪除一切内脏及头胸部,留下后肢、骶骨、脊柱以及紧贴于脊柱两侧的坐骨神经(图3-1-1-2a)。剪除过程中注意勿损伤坐骨神经。

3. 剥皮　左手握紧脊柱断端(注意不要握住或压迫神经),右手捏住其上的皮肤边缘,用力向下剥掉全部后肢的皮肤(图3-1-1-2b)。把标本放在盛有任氏液的培养皿中。将手及用过的剪刀、镊子等全部手术器械洗净,再继续下面步骤。

图3-1-1-1　蛙类捉拿和捣毁脑髓的方法

4. 分离两腿　用镊子夹住脊柱将标本提起,背面朝上,剪去向上突起的尾骨(注意勿损伤坐骨神经)。然后沿正中线用剪刀将脊柱和耻骨联合中央劈开两侧大腿,并完全分离。将两条腿浸入盛有任氏液的培养皿中(图3-1-1-2c)。

视频17　青蛙坐骨神经-腓肠肌标本的制备

图3-1-1-2　蛙类坐骨神经腓肠肌标本的初步制作过程
(a) 剪除躯干上部和内脏;(b) 剥掉后背及下肢皮肤;(c) 分离两腿

5. 制作坐骨神经-腓肠肌标本(视频17)

(1) 分离坐骨神经:取一条腿放置在蛙板上的玻璃片上,用一固定针将粗制标本的脊柱固定在蛙板上(腹面朝上),将下肢拉直并向外旋转,趾蹼朝上,用固定针将跗骨部固定在蛙板上(图3-1-1-3a),用玻璃分针沿脊柱旁游离坐骨神经至尾骨处,再循坐骨神经沟(股二头肌和半膜肌之间的裂缝处),找出坐骨神经的大腿段,用玻璃分针仔细剥离,剪断坐骨神经的所有分支,并将神经分离直至膝关节处(图3-1-1-3b)。

(2) 分离腓肠肌:用玻璃分针或镊子将腓肠肌跟腱分离,并穿线结扎。在结扎远端用粗剪刀剪断跟腱,左手执线提起腓肠肌,以手术剪刀剪去其周围联系的组织,但保留腓肠肌起始点与骨的联系,惟须注意勿损伤支配该肌的神经分支(图3-1-1-3c)。

(3) 游离坐骨神经腓肠肌标本:将该后肢股部所有肌肉从膝关节起沿股骨剥离并剪去,以粗剪刀在股骨上中1/3处剪断股骨,剪下一小段与神经相连的脊柱(1～2个脊椎骨),在膝关节下将小腿剪掉,留下的即为坐骨神经腓肠肌标本(图3-1-1-3d)。

丝线
跟腱
腓肠肌
坐骨神经
脊柱小块
股骨
膝关节

图 3-1-1-3 坐骨神经腓肠肌标本的精细制作过程

其各部连接关系如下:

脊柱小块→坐骨神经→膝关节→腓肠肌→跟腱→线(连接张力换能器)

↓

股骨小段(固定于肌肉槽内的侧孔)

6. 检查标本的兴奋性 用经任氏溶液润湿的锌铜弓轻轻接触一下坐骨神经,如腓肠肌发生迅速而明显的收缩,则表明标本的兴奋性良好,即可将标本放在盛有任氏液的培养皿中,以备实验用。若无锌铜弓,亦可用中等强度单个电刺激作上述试验。

【注意事项】

1. 沿脊柱中央把下半身剪为左右两半时,位置要正中,否则会损伤坐骨神经。

2. 分离神经需用玻璃分针,分离过程中操作必须精细,避免强力牵拉、手捏或用金属器械碰夹神经,以免损伤。同时要注意持针分离方向应由中心向外周,以免将神经上段撕伤。坐骨神经周围的组织和神经的小分支,可用玻璃分针钝性分离或用剪刀逐步剪掉。

3. 所用的器械要洁净,接触蛙皮肤,特别是蟾蜍皮肤的用具必须洗净后使用。

4. 应经常用任氏液湿润标本,防止干燥。

【思考题】

1. 你制备的坐骨神经腓肠肌标本的兴奋性如何?

2. 请总结制备新鲜完整的坐骨神经标本过程中的注意事项和体会。

3. 为什么用锌铜弓能检验神经肌肉的兴奋性?

(张彩彩 翟晓飞)

实验二　阈刺激、阈上刺激与最大刺激

【实验原理与目的】

活的神经肌肉组织具有兴奋性，能接受刺激发生兴奋反应。但刺激要引起组织兴奋，其强度、持续时间和强度—时间变化率都必须达到阈值。一般来说，兴奋性高的组织其阈值低，相反，兴奋性低的组织则阈值高，因此，阈值常作为衡量组织兴奋性高低的客观指标。

不同种类组织的兴奋性高低不同，同一组织的不同单位其兴奋性高低也可不同。例如腓肠肌是由许多肌纤维组成的，各条肌纤维的兴奋性高低并不相同。实验中，采用单一方波电刺激直接（或通过神经间接）刺激腓肠肌时，如刺激强度太弱，则不能引起肌肉收缩，只有达到一定强度时，才能引起肌肉发生最微弱的收缩。这种刚能引起最小反应的最小刺激强度称阈强度（或称强度阈值，简称阈值）。刚达到阈强度的刺激称阈刺激。这时引起的肌肉收缩称阈收缩。以后随着刺激强度的增加，肌肉收缩也相应地逐步增大，这时刺激的强度超过阈值故称为阈上刺激。当刺激强度增大至某一数值时，肌肉出现最大收缩反应。此时如再继续增加刺激强度，肌肉收缩却不再增大。这种能使肌肉发生最大收缩反应的最小刺激强度称为最适强度。具有这种强度的刺激称为最大刺激。最大刺激引起的肌肉收缩称最大收缩。可见在一定范围内，骨骼肌收缩的大小决定于刺激的强度，这是刺激与组织反应之间的一个普遍规律。

本实验的目的是通过实验使学生掌握阈刺激、阈上刺激和最大刺激的概念，了解刺激强度与反应大小的一般关系，并获得一份完整的曲线结果。

【实验对象】

蛙。

【实验器材和药品】

1. 仪器　生物信号采集与分析系统，张力换能器。
2. 器械　手术器械1套，肌动器，支架，双凹夹等。
3. 药品　任氏液。

【实验步骤和观察指标】

1. 仪器装置　准备好生物信号采集与分析系统及张力换能器的记录装置（参见第二篇第一章《常用生理科学实验仪器》）。根据实验情况调节适当的显示速度，以利于观察。

2. 手术操作　按本章实验一制备坐骨神经腓肠肌标本，并置于任氏液中浸泡10～15 min。将标本的股骨残端固定于肌动器的螺旋孔内，将跟腱与张力换能器悬臂的着力点用丝线连接，通过调节丝线紧张度，使腓肠肌处于自然拉长的长度。

3. 观察与记录　①启动电脑中的生物信号采集与分析系统，在菜单"输入信号"中选择相应观察通道的"张力"指标，点击开始按钮。②设置刺激器参数，在电刺激设置属性页中，刺激方式为"单刺激"，首先将"刺激强度1"的值调至最低，然后逐渐增加刺激强度值，在每一次改变刺激强度的时候，均点击刺激按钮，观察肌肉收缩曲线的变化。其他刺激参数为默认值。③当刺激强度达到某一值时，肌肉开始微弱收缩，此时在电脑上将观察到记录曲线有一次弱小的收缩曲线，即为阈收缩，此时所用的刺激为阈刺激。记录下此时的刺激强度。待肌肉恢复（即曲线回到原位置）后，再继续增强刺激，观察并记录收缩反应。随着刺激强度的增加,肌肉收缩也相应增大,记录纸上描记出的曲线也相应增高。但当肌肉收缩达到一定高度时再增强刺激,肌肉收缩曲线不能继续升高,即为最大收缩,所用刺激称为最大刺激。

另外,实验也可选择生物信号采集与分析系统中的实验模块来完成,具体步骤为:选择"实验项目",在"肌肉神经实验"组中选择"刺激强度与反应的关系"模块,在弹出的对话框中设置各参数即可完成实验(详见 BL-420 介绍)。观察指标与上述相同。

【注意事项】

每两次刺激之间要让肌肉休息半分钟,并用任氏液湿润标本,以保持良好的兴奋性。

【思考题】

1. 骨骼肌的收缩与刺激强度之间的关系如何?
2. 为什么在阈刺激和最大刺激之间,骨骼肌收缩会随刺激强度的增强而增强?

(吉丽敏)

实验三　骨骼肌的单收缩、复合收缩和强直收缩

【实验原理与目的】

收缩是肌肉兴奋的外在表现。肌肉收缩有两种形式,即等长收缩和等张收缩。给活的肌肉一个短暂的有效刺激,肌肉会发生一次等长或等张收缩,此称为单收缩。单收缩的全过程可分为潜伏期、收缩期和舒张期,其具体时间和收缩幅度可因不同动物和肌肉以及肌肉当时的机能状态的不同而有所不同。如蛙腓肠肌的单收缩共历时约 0.12 s,其中潜伏期约 0.01 s,收缩期约 0.05 s,舒张期约 0.06 s。若给肌肉相继两个有效刺激,且使两个刺激的间隔时间小于该肌肉单收缩的总时程,则引起肌肉的收缩可以总和起来,出现一连续的收缩,称之为复合收缩。当给肌肉一串有效刺激时,可因刺激频率不同,肌肉呈现不同的收缩形式。如果刺激频率很低,即相继两个刺激的间隔时间大于单收缩的总时程,肌肉出现一连串的在收缩波形上彼此分开的单收缩。若逐渐增大刺激频率,使后一个刺激总是落在前一个刺激引起的肌肉收缩的舒张期,肌肉则呈现锯齿状的收缩波形,称之为不完全强直收缩。再增大刺激频率使后一个刺激总是落在前一次肌肉收缩的收缩期,肌肉将处于完全的持续的收缩状态,看不出舒张的痕迹,称之为完全强直收缩。强直收缩的幅度大于单收缩的幅度,并且在一定范围内,当保持刺激的强度和作用时间不变时,肌肉的收缩幅度随着刺激频率的增大而增大(图 3-1-3-1)。

单收缩　　不完全　　　完全
　　　　强直收缩　　强直收缩

图 3-1-3-1 蛙腓肠肌单收缩、不完全强直收缩和完全强直收缩曲线

本实验的目的在于观察刺激频率和肌肉收缩形式之间的关系,从而认识机体在自然状态下肌肉的收缩形式、产生机制及其生理意义。

【实验对象】

青蛙。

【实验器材和药品】

1. 仪器　生物信号采集与分析系统,张力换能器,肌动器。

2. 器械　手术器械 1 套,培养皿,支架,双凹夹。

3. 药品　任氏液。

【实验步骤和观察指标】

1. 仪器装置　准备好生物信号采集与分析系统及张力换能器（参见第二篇第一章《常用生理科学实验仪器》）。

2. 手术操作　按本章实验一制作坐骨神经腓肠肌标本，将其浸泡在任氏液中数分钟，待其兴奋性稳定。然后，将已制备好的蛙腓肠肌标本用丝线系于张力换能器上，通过调节丝线紧张度，使腓肠肌处于自然拉长的长度。同时将刺激输出线的两个接头夹在肌动器的刺激电极上。

3. 观察与记录

（1）观察骨骼肌单收缩：启动单次刺激，可见肌肉出现一次单收缩。

（2）观察复合收缩：启动双刺激，观察双刺激引起的复合收缩。

（3）观察不完全与完全强直收缩：启动连续刺激，并逐渐增大刺激频率，观察不完全收缩和完全强直收缩。

【注意事项】

1. 每次刺激之后必须让标本有一定的休息时间，并给标本滴加任氏液。

2. 注意应将坐骨神经与刺激电极紧密接触。

【思考题】

1. 不同的骨骼肌，引起完全强直收缩的刺激频率是否相同？为什么？

2. 同一块肌肉，其单收缩、复合收缩和强直收缩的幅度是否相同？为什么？

3. 请解释离体肌肉疲劳的原因。

（许闽广　翟晓飞）

实验四　神经干动作电位、传导速度和不应期测定

【实验原理与目的】

可兴奋组织如神经纤维在受刺激而兴奋时，细胞膜电位将发生一系列短暂的变化。由安静状态下的膜外正膜内负的静息电位变为兴奋状态下的膜外负膜内正的去极化状态。因此，在膜外兴奋区相对于未兴奋区来说电位为负。这种电位差所产生的局部电流又引起邻近未兴奋区的去极化，使兴奋沿细胞膜传向整个细胞，而原来的兴奋区的膜电位又恢复到膜外正膜内负的静息水平。这种可传播的、短暂的膜电位变化称之为动作电位。可兴奋组织在一次兴奋之后，其兴奋性要经历一个规律的时相变化，依次是绝对不应期、相对不应期、超常期和低常期，然后才恢复到正常的兴奋性水平。本实验目的在于观察神经干动作电位的基本波形、潜伏期、幅值及时程，观察不同刺激强度对神经干动作电位波形的影响。了解神经纤维兴奋传导速度测定的基本原理和方法，以及神经纤维兴奋后兴奋性变化的规律。

【实验对象】

青蛙。

【实验器材和药品】

1. 仪器　生物信号采集与分析系统。

2. 器械　手术器械 1 套，神经标本屏蔽盒。

3. 药品 任氏液。

4. 其他 滴管,滤纸片,棉球。

【实验步骤和观察指标】

1. 仪器装置 准备好生物信号采集与分析系统及相关电极(参见第二篇第一章《常用生理科学实验仪器》)。

2. 手术操作 先按本实验一制作坐骨神经-腓肠肌标本,再制备坐骨神经-腓神经标本(视频 18),将其浸泡在任氏液中数分钟,待其兴奋性稳定。然后,将神经标本屏蔽盒内所有的电极用任氏液棉球擦拭,用镊子夹住神经标本两端扎线,将标本横搭在神经标本屏蔽盒的电极上,盖好标本盒盖,并将刺激电极、引导电极及地线等接线连好(神经干粗端置于刺激电极处,细端置于记录电极)。

视频 18 青蛙坐骨神经–腓神经标本的制备

3. 观察与记录

(1) 寻找阈刺激和最大刺激:先将刺激强度设为零,再逐渐增大,直至出现动作电位(此时的刺激强度即为阈强度);逐渐增大至动作电位幅度达到最大值为止,该强度的刺激为最大刺激(记下该强度值)。

(2) 测定传导速度:测量两记录电极之间的距离 s(mm)和传导所用时间 t(ms),然后,根据公式 $v=s/t$,计算出传导速度。

(3) 观察不应期:给神经干最大刺激强度使之出现两个大小相等的动作电位,如果出现则用改变刺激间隔的时间,逐渐缩短两刺激间隔时间至第 2 个动作电位刚好变小,此时的刺激间隔时间即为动作电位的恢复周期。如再逐渐缩短刺激间隔时间,第 2 个动作电位刚好消失,则该不应期为绝对不应期。记下绝对不应期,动作电位恢复周期减去绝对不应期就等于相对不应期。

(4) 观察双相动作电位及单相动作电位:以上观察到的都是双相动作电位,用小镊子将两根引导电极(Υ_1 至 Υ_2)间的神经干夹伤,可见动作电位的第二相消失,变为单相动作电位。

【注意事项】

1. 神经干标本分离要足够长,要剥离干净但又不损伤神经主干。分离时应用眼科剪小心剪去神经分支及周围结缔组织,切忌撕拉。

2. 神经干标本应与记录电极紧密接触,特别要注意与中间接地电极的接触。神经干不能打折,既要经常保持湿润,又要注意防止电极间短路。

3. 刺激强度应从最小的强度开始,逐步增加刺激强度,且持续刺激时间不宜过长,防止损伤神经干。

【思考题】

1. 为什么记录到的双相动作电位的第一相和第二相的波形、幅值不对称?

2. 简述双相动作电位和单相动作电位的产生原理。两者在时程和幅度上有何不同?

3. 为什么在一定范围内,神经干动作电位的幅度随着刺激强度增大而增大?这与动作电位产生的"全或无"现象有无矛盾?

(许闽广)

第二章　循环系统实验

实验一　蛙 心 起 搏

【实验原理与目的】

哺乳动物心脏的特殊传导系统具有自动节律性,但各部分的自律性高低不同。以窦房结的自律性最高,正常的心脏搏动每次都由窦房结发出,传到心房、心室引起收缩,所以窦房结被称为哺乳动物心脏正常的起搏点。两栖类动物的起搏点是静脉窦。

本实验的目的是通过改变局部温度和结扎方法来观察蛙心起搏点和蛙心脏不同部位的自律性高低。

【实验对象】

蛙。

【实验器材和药品】

1. 器械　手术器械 1 套。

2. 药品　任氏液。

3. 其他　蛙心夹,小试管,滴管,棉线。

【实验步骤和观察指标】(视频 19)

1. 手术操作

(1) 取蛙 1 只,用探针破坏脑和脊髓后,将蛙仰卧保定在蛙板上,用粗剪刀于胸骨下方 2 cm 处剪开胸骨表面皮肤,以镊子提起胸骨剑突,并用剪刀向胸骨作一"V"形切口,注意勿伤及心脏,剪去胸骨时即可见心脏包在心包中,用眼科镊夹起心包膜,并用眼科剪沿纵轴方向剪开心包膜,暴露心脏。

视频 19　蛙心起搏

(2) 以钝头玻璃分针提举起蛙心,参阅图 3 - 2 - 1 - 1 识别静脉窦、心房、心室等组织。可见静脉窦,接受两前腔静脉及一后腔静脉。静脉窦与心房相连接处有一半月形白线(窦房沟)。左心房接受肺静脉,两心房汇合于一心室。在前面可见主动脉圆锥(动脉球)离开心室,然后分为二主干即左及右主动脉,每一主干不久又分为三支即颈总动脉、主动脉和肺动脉。

图 3 - 2 - 1 - 1　蛙心示意图

2. 观察与记录

（1）观察静脉窦、心房、心室的跳动次序，并计算它们在同单位时间内的跳动次数。注意每次心脏收缩时都是静脉窦最先开始收缩，随后为两心房同时收缩，再后为心室收缩。

（2）用盛有 35～40℃ 热水的小试管（或用加热的刺针柄）或用小冰块先后分别接触心室、心房和静脉窦以改变它们的温度，并分别肉眼观察和记录心脏跳动频率的改变。

（3）斯氏第一结扎。记录正常心脏跳动后用细镊子在主动脉干下穿一线备用，再用玻璃分针将心尖翻向头端，暴露心脏背面，找到静脉窦和心房交界的半月形白线（窦房沟），然后将预先穿入的线沿着半月形白线处进行结扎，以阻断静脉窦和心房间的传导，观察此时静脉窦是否照常跳动，而心房、心室是否停止跳动？以单个机械刺激心室，解释是否有单个收缩？为什么？

（4）经若干时间（5～30 min，或更长时间）后，心房、心室如已恢复跳动，则分别计数单位时间内静脉窦和心房、心室跳动次数，并观察它们的跳动节律是否一致。

在等候心房及心室恢复跳动期间，学生可做其他项目实验。

（5）斯氏第二结扎。心房、心室恢复跳动后，在心房、心室交界处（房室沟）作一结扎（也可用另一个心脏），观察心房、心室及静脉窦各自跳动频率，并与结扎前比较是否相同。当心室停止跳动经若干时间后又恢复跳动，比较心室跳动频率与心房跳动频率的变化特点，分析其原因。

（6）将观察记录的蛙心搏动情况填入表 3-2-1-1。

表 3-2-1-1　温度与结扎对蛙心起搏的影响

实验条件	静脉窦（次/min）	心房（次/min）	心室（次/min）
正常状态			
心室　加温 35～40℃			
冰块降温			
心房　加温 35～40℃			
冰块降温			
静脉窦　加温 35～40℃			
冰块降温			
斯氏第一结扎			
斯氏第二结扎			

【注意事项】

1. 剪胸骨和胸壁时，剪刀要紧贴胸壁，以免损伤心脏和血管。

2. 剪开心包膜时要小心，切勿损伤心脏。

3. 在改变心脏局部温度的操作中，接触部位要准确，尽量减少波及其他部位而影响效果。

4. 结扎部位要准确，每次结扎不宜扎得过紧过死，以能刚阻断兴奋性传导为合适。

5. 要经常滴加任氏液。

【思考题】

1. 如何解释在结扎后心房没有立即恢复跳动？但如刺激（机械或点刺激）即可发生跳动，为什么？

2. 在实验中能不能先做斯氏第二结扎,后做斯氏第一结扎? 为什么?

(张彩彩　王　映)

实验二　心脏期前收缩和代偿间歇

【实验原理与目的】

在每次心动周期中,心肌每发生一次兴奋—收缩后,其兴奋性将发生一系列周期性变化。心肌兴奋后其兴奋性变化的特点是有效不应期特别长,在此期间给予任何强大刺激均不能引起心肌兴奋收缩。随后为相对不应期,在此期给予心肌强的刺激可引起心肌兴奋收缩,最后为超常期。后两期均处于心肌舒张期内,因此,在舒张期如果在窦房结(两栖类为静脉窦)按正常节律性兴奋下达以前,给予心室肌一次适当的阈上刺激可引起一个提前出现的扩布性兴奋和收缩,称为期前收缩或额外收缩,也称早搏。期前收缩也有自己的有效不应期,而随后窦房结传来的正常的节律性兴奋,常常落在这个期前收缩的有效不应期中,因而不能引起心室的兴奋和收缩,这样心室较长时间地停留在舒张状态,直至下一次窦房结正常的节律性兴奋到达时才恢复原来的正常的节律性兴奋和收缩。因此,期前收缩后就会出现一个较长时间的舒张间歇期,称为代偿间歇。

本次实验的目的是学习在体蛙心跳曲线的记录方法,观察期前收缩和代偿间歇,了解心肌兴奋性变化的特点。

【实验对象】

蛙。

【实验器材】

1. 仪器　生物信号采集与分析系统,张力换能器,刺激电极。
2. 器械　手术器械 1 套,铁支架,双凹活动夹。
3. 药品　任氏液。
4. 其他　棉线,蛙板,蛙心夹,玻璃小烧杯,吸管。

【实验步骤和观察指标】

1. 仪器装置　用生物信号采集与分析系统的"期前收缩与代偿间歇"实验模块,记录蛙心收缩曲线(参见第二篇第一章《常用生理科学实验仪器》)。

2. 手术操作　取蛙 1 只,用蛙探针破坏其脑和脊髓,暴露蛙心,用连线的蛙心夹在心舒张期夹住心尖约 1 mm。

3. 观察与记录

(1) 记录正常的心跳曲线,并观察心房和心室波段。

(2) 分别在心室舒张期的早、中、晚期刺激心室(注意每刺激一次后,要待恢复正常几个心跳曲线之后再行第二次刺激)。观察心跳曲线有何变化? 注意能否引起期前收缩,它的后面是否出现代偿间歇?

(3) 以上述同等刺激强度的电刺激,在心室收缩期给予心室一次刺激,观察心跳曲线有否改变,如增加刺激强度,在心缩期再给予一次刺激,心跳曲线有否发生改变? 为什么?

【注意事项】

1. 记录曲线时应及时加以说明注释。

2. 实验过程中,应经常用任氏液湿润心脏。

3. 装在心室上的刺激电极应避免短路。

4. 心跳曲线的上升支应代表心室收缩,下降支代表心室舒张,如相反则应将换能器倒向。

5. 选择适当的阈上刺激强度时,可先用刺激电极刺激蟾蜍的腹壁肌肉,以检测强度是否适宜。

【思考题】

1. 讨论期前收缩和代偿间歇产生的原因。

2. 心肌有效不应期长有何生理意义?

3. 当心率过速或过缓时,期前收缩后是否一定会出现代偿间歇?为什么?

4. 本实验如果实验结果不理想,甚至失败,原因何在?

(卢利方　梁祚仁)

实验三　某些理化因素和递质对离体蛙心的影响

【实验原理与目的】

心脏的正常节律性活动必须在适宜的理化环境里才能维持,一旦适宜的理化环境被干扰或破坏,心脏活动就会受到影响。在体心脏受自主神经的双重支配,交感神经兴奋时,其末梢释放去甲肾上腺素,使心肌收缩力加强,传导增快,心率加快;而迷走神经兴奋时,其末梢释放乙酰胆碱,使心肌收缩力减弱,心率减慢。

离体心脏灌流,是在有控制的条件下研究体液因素以及药物对心肌作用机制的重要实验方法。两栖类动物的心脏无冠状循环,心肌的血液供应直接来自心室腔,故灌流时套管插入心室腔内,但灌流哺乳动物心脏时则须通过冠状血管。

本实验是将蛙心离体后,用人工配制理化特性近似蛙血浆的任氏溶液灌流,在一定时间内,离体蛙心可保持节律性收缩和舒张,如改变任氏液的组成成分或浓度,心脏活动的强度和频率将受到影响。

本实验的目的是学习离心蛙心灌流的方法和观察内环境变化对离体蛙心功能的影响。

【实验对象】

蛙。

【实验器材和药品】

1. 仪器　生物信号采集与分析系统,张力换能器,温度计,恒温水浴器。

2. 器械　手术器械 1 套,铁支架,双凹夹,离体蛙心灌流装置。

3. 药品　任氏液,0.65% NaCl,2% $CaCl_2$、1% KCl,3% 乳酸,2.5% $NaHCO_3$,1∶10 000 去甲肾上腺素,1∶10 000 乙酰胆碱。

4. 其他　棉线,试管夹,蛙心插管,滴管,烧杯。

【实验步骤和观察指标】

1. 仪器装置

(1) 准备好生物信号采集与分析系统及张力换能器记录装置(见第二篇第一章《常用生理科学实验仪器》)。

（2）准备好离体蛙心灌流装置，并与记录仪器相联接。

2．手术操作

（1）取一青蛙，破坏脑、脊髓，暴露心脏。

（2）用小镊子夹起心包膜，仔细识别心房、心室、动脉圆锥、主动脉、静脉窦、前后腔静脉等。

（3）在右主动脉下穿一根线并结扎，再在左、右主动脉下穿一根线。将心脏用玻璃分针向上翻至背面，将前后腔静脉和左右肺静脉一起结扎（注意勿扎住静脉窦）。将心脏回复至原位，在左主动脉下穿两根线，用一根线结扎左主动脉远心端，另一线置主动脉备用。提起左主动脉远心端线，用眼科剪刀在左主动脉上靠近动脉圆锥处剪一斜口，将盛有少量任氏液的蛙心插管由此口插入主动脉，插至动脉圆锥时略向后退，在心室收缩时，向心室后壁方向下插，经主动脉瓣插入心室腔（不可插入过深，以免心室壁堵住插管下口）。插管若成功进入心室，管内液面会随着心室跳动而上下波动。用左主动脉上近心端的备用线结扎插管，并将结扎线固定于插管侧面的小突起上。

（4）提起插管，在结扎线远端分别剪断左主动脉和右主动脉。轻轻提起插管，剪断左、右肺静脉和前后腔静脉，将心脏离体，用滴管吸净插管内余血，加入新鲜任氏液。反复换洗数次，直至液体完全澄清。保持灌流液面高度恒定（1～2 cm），即可进行实验。

3．观察与记录

（1）描记正常蛙心收缩曲线

曲线幅度：代表心脏收缩的强度。

曲线疏密：代表心跳频率。

曲线的规律性：代表心室的节律性。

曲线的顶点水平：代表心室收缩的程度。

曲线的基线：代表心室舒张的程度。

（2）离子的影响

1）吸出插管内全部灌流液，换入 0.65% NaCl 观察心缩曲线变化，待效应明显后，吸出灌流液，用新鲜任氏液换洗 3 次，直至心缩曲线恢复正常。

2）加入 1～2 滴 2% $CaCl_2$ 于新换入的任氏液中，观察心缩曲线的变化。待出现效应后，用新鲜任氏液换洗 3 次至曲线恢复正常。

3）加 1～2 滴 1% KCl 于新换入的任氏液中，待出现效应后，再用任氏液换洗至曲线恢复正常。

（3）递质的作用

1）加入 1～2 滴 1：10 000 去甲肾上腺素于灌流液中，待效应出现后，用任氏液换洗至曲线恢复正常。

2）加入 1 滴 1：10 000 乙酰胆碱于灌流液中，待效应出现后，用任氏液换洗至曲线恢复正常。

（4）温度的影响：将插管内的任氏液吸出，换入 4℃ 的任氏液，观察曲线变化，待效应明显后，吸出灌流液，换入室温的任氏液，直至曲线恢复正常。

（5）酸碱度的影响

1）加入 2.5% $NaHCO_3$ 溶液 1～2 滴于灌流液中，观察曲线变化，待效应明显后，换用任氏液换洗,直至曲线恢复正常。

2）加3％乳酸1～2滴于灌流液中,观察曲线变化。待效应明显后,再加1～2滴2.5％ NaHCO₃,观察曲线变化。

【注意事项】

1. 每次换液时,插管内的液面均应保持恒定高度。

2. 在加化学药物与调换溶液时,须及时做好标记,不要凭记忆而弄错。

3. 本实验所用药品种类较多,吸任氏液的吸管、吸心插管内溶液的吸管和各种药物的吸管要分开,不可混淆,互相污染,以免影响结果。

4. 药物作用不明显时,可加量。

5. 随时滴加任氏液于心脏表面,使之湿润。

【思考题】

1. 离体心脏的活动受哪些因素影响? 其作用机制如何? 在体心脏的活动主要受哪些因素调节?

2. 要使本实验成功,实验过程中要注意哪些问题?

（卢利方）

实验四　减压神经放电

【实验原理与目的】

家兔主动脉区的主动脉弓压力感受器的传入神经在颈部单独成一束,称为减压神经或主动脉弓神经。减压神经具有稳定动脉血压的作用。当动脉血压升高或降低时,压力感受器的传入冲动也随之增多或减少,使减压反射相应地增加或减弱,以保持动脉血压相对稳定。

本实验的目的在于观察家兔在体减压神经传入冲动的发放,借以加深对减压反射的理解和认识。

【实验对象】

家兔（雌雄不拘）。

【实验器材和药品】

1. 仪器　生物信号采集与分析系统,监听器,双极引导电极及其固定支架。

2. 器械　手术器械1套,气管插管,注射器（20 ml、5 ml各1支,1 ml 2支）,针头,玻璃分针。

3. 药品　生理盐水,医用液体石蜡,3％戊巴比妥钠,10^{-4} mol/L去甲肾上腺素溶液,10^{-4} mol/L乙酰胆碱溶液。

4. 其他　兔手术台,纱布。

【实验步骤和观察指标】

1. 仪器装置　按操作规程准备好生物信号采集与分析系统（参见第二篇第一章《常用生理科学实验仪器》）,用"减压神经放电模块"。

2. 手术操作　动物常规麻醉后,分离家兔一侧颈部减压神经（参见第二篇第五章第八节《急性动物实验常用手术方法》）。用皮钳夹住颈部一侧切口边缘的皮肤,使皮肤向外翻做成一小皮兜,用玻璃分针轻轻地把减压神经放到引导电极上,神经不可牵拉过紧,电极不可触及周围组织,并注意动物接地(用接于引导电极外壳的导线夹夹在动物颈部切口处皮肤,使动物接地),将液体石蜡注入皮兜防止神经干燥。

3. 观察与记录

(1) 记录正常的减压神经放电:减压神经的群集放电波形,呈三角形,幅度先大后小,群集放电节律与心率同步,同时能听到监听器发出类似火车开动的声音(图 3 - 2 - 4 - 1)。

图 3 - 2 - 4 - 1　减压神经放电(1 通道)及减压神经放电直方图(2 通道)

(2) 静脉注射去甲肾上腺素:从耳缘静脉注射 1:10 000 去甲肾上腺 0.5 ml 并做好标记,开始注药的同时,观察减压神经放电的变化。

(3) 静脉注射乙酰胆碱:从耳缘静脉注射 1:10 000 乙酰胆碱 0.5 ml 并作好标记,开始注药的同时,观察减压神经放电的变化。

【注意事项】

1. 分离神经要干净,且不能过度牵拉神经,并要注意防止神经干燥。

2. 电极首先放在近中枢端,如果描记不出神经放电,再把引导电极往外周端移动。

【思考题】

1. 减压神经有什么作用?

2. 减压神经的放电活动与动脉血压之间有何关系?

(许闽广)

实验五　大鼠心电图的测定

【实验原理与目的】

心电图是重要的生理指标。动物心电图的测量方法与技术是生理科学实验教学所要求的基本技能之一。

本实验主要介绍大鼠心电图的测量方法与技术。

【实验对象】

大鼠,雌雄不拘,体重 200～300 g 左右。

【实验器材与药品】

1. 仪器　BL－420N 生物信号采集与分析系统,或心电图机(热笔式直接描记型)。

2. 器械　手术器械 1 套,大鼠固定板,针灸针 9 根,1 ml 注射器。

3. 药品 3%戊巴比妥钠溶液,2%碘酒。

4. 其他 棉签,棉布带,棉绳。

【实验步骤和观察指标】

1. 麻醉及保定大鼠 取大鼠 1 只,称重,腹腔注射 3%戊巴比妥钠溶液 1 ml/kg。待动物麻醉后,用粗棉线将其仰卧位保定在大鼠固定板上。

图 3-2-5-1 大鼠心电图标准肢体Ⅱ导联

2. BL-420N 生物信号采集与分析系统测定方法 将针灸针(作电极针用)插入相应肢体的皮下(插入前用碘酒消毒肢体踝部内侧皮肤),按照右上肢白色,左下肢红色,右下肢黑色的连接方式,连接好导联线,启动 BL-420N 生物信号采集与分析系统即可进行心电图模拟标准肢体Ⅱ导联的记录(图 3-2-5-1)。模拟标准肢体Ⅰ导联为右上肢白色,左上肢红色,右下肢黑色。模拟标准肢体Ⅲ导联为左上肢白色,左下肢红色,右下肢黑色。其中白色为负输入极导联线,红色为正输入极导联线,黑色为接地线。胸导联的放置以胸骨体的下缘为平面,紧邻胸骨左右为 V_1、V_2 导联,锁骨中线、腋前线、腋中线分别为 V_4、V_5、V_6 导联,V_2 与 V_4 的中点为 V_3 导联。

3. 心电图机测定方法 若用心电图机测大鼠心电图,胸导联连接方法与上述胸导联电极安置部位相同。标准肢体导联为右上肢红色,左上肢黄色,左下肢绿色,右下肢黑色。纸速 5 mm/s,标准电压 10 mV/mm,调整基线居中,启动[STAR]键,并切换各导联即可测定心电图。

4. 观察指标 从心电图上获得的指标主要有:P 波的幅度,QRS 波的时间,P-R 间期的时间,R-R 间期的时间,S-T 段的变化,T 波的变化等。P 波代表心房的电活动,QRS 波代表心室的电活动,P-R 间期反映兴奋从心房到心室传导的情况,R-R 间期反映心率的变化和节律是否整齐,S-T 段的变化多反映心肌供血的情况,T 波反映心室复极化的情况,见图 3-2-5-2。

心率:370次/min
最大值:0.67mV
最小值:-0.20mV
峰峰值:0.87mV

图 3-2-5-2 大鼠心电图标准肢体Ⅱ导联波形

利用系统提供的区间测量工具,测量相邻心电图之间 R－R 波的时间,根据公式:HR(心率)＝60/R－R 间期(次/min),计算大鼠心率。

与人的心电图比较:大鼠心率很快,达 350 次/min 左右,而人的心率一般为 75 次/min 左右,另外人的心电图 S－T 段明显,而大鼠 S－T 段无或不明显。

【注意事项】

1. 大鼠心电图的采集、记录,四肢电极的放置是十分重要的。一定要将电极针插到四肢的皮下,因为如果插入肌肉,就会有肌电的干扰,影响心电图的记录。

2. 记录心电图时,心电图机或者记录仪器都要有较好的地线连接,否则会有其他电信号的干扰。

【思考题】

1. 大鼠标准肢体 Ⅱ 导联心电图波形与正常人体波形有何异同? 为何大鼠 S－T 段缺失或不明显?

2. 用 BL－420N 生物信号采集与分析系统测心电图时,先按右上肢白色,左下肢红色,右下肢黑色的连接方式安放引导电极记录标准肢体 Ⅱ 心电图,然后对调引导电极(即右上肢红色,左下肢白色)再次记录标准肢体 Ⅱ 导联心电图,比较两者有何不同? 并解释其原因。

3. 除了利用 R－R 间期计算心率的方法外,还有其他什么方法可以计算心率?

(许闽广)

实验六　家兔血压和心率的神经-体液调节

【实验原理与目的】

血压和心率主要受神经-体液的调节。神经调节是指中枢神经系统通过各种心血管反射,如压力感受性反射或化学感受性反射对血压和心率进行调节。体液调节是指血液和组织液中所含有的一些化学物质如肾上腺素等通过对相应受体的作用,对心肌和血管平滑肌活动进行调节,从而引起血压和心率的变化。肾上腺素与乙酰胆碱的拟似药与阻断药也可对心血管活动进行调节,引起心血管的功能(包括血压、心率)发生相应改变。

本实验的目的是以动脉血压和心率为指标,观察整体情况下一些神经、体液因素对心血管活动的调节。观察与分析各外源性传出神经系统药物对受体选择性的差异与所产生效应的关系;分析各受体的激动剂与拮抗剂的相互作用,从而了解各药的作用原理。

【实验对象】

兔,体重 2～2.5 kg。

【实验器材和药品】

1. **仪器**　生物信号采集与分析系统,血压换能器,刺激电极。

2. **器械**　手术台,手术器械 1 套,动脉插管,铁支柱,三通管,静脉输液装置,注射器(1 ml 3 支,5 ml、20 ml 各 1 支)。

3. **药品**　10%苯巴比妥钠,0.5%肝素生理盐水,0.5%盐酸麻黄碱,10^{-4} mol/L 肾上腺素,10^{-5} mol/L 肾上腺素,10^{-4} mol/L 去甲肾上腺素,10^{-5} mol/L 异丙肾上腺素,1%酚妥拉明,10^{-3} mol/L 普萘洛尔,10^{-5} mol/L 乙酰胆碱(ACh),10^{-3} mol/L ACh,10^{-3} mol/L 毛果芸香碱,1%阿托品,生理盐水。

4. 其他 有色丝线,纱布,脱脂棉花。

【实验步骤和观察指标】

1. 仪器装置 按操作规程准备好生物信号采集与分析系统的血压记录装置及电刺激装置(参见第二篇第一章《常用生理科学实验仪器》)。

2. 手术操作

(1) 动物麻醉与保定:动物称重后,以 10% 苯巴比妥钠 1 ml/kg(100 mg/kg)静脉注射麻醉。将麻醉好的动物仰卧位保定于动物手术台上。

(2) 备皮:剪去颈部及左右双侧腹股沟(手术部位)的被毛。

(3) 分离一侧迷走神经:在颈部正中切开 6~8 cm 皮肤,分离出一侧迷走神经以备电刺激用。

(4) 分离颈部血管:分离出两侧颈总动脉,分别穿线备用。

(5) 分离股部血管并插管:于右侧腹股沟动脉搏动明显处沿动脉走向切开皮肤约5 cm,分离出右侧股动脉;用同样方法在左侧腹股沟处分离出左股静脉。行右股动脉插管,与压力换能器连接,记录血压。行左股静脉插管,与充满生理盐水的输液装置相连接,维持每分钟10~15 滴,保持管道通畅,以备静脉注射药物用。

3. 观察与记录

(1) 正常血压曲线:动脉血压随心室的收缩和舒张而变化。心室收缩时血压上升,心室舒张时血压下降,这种血压随心动周期波动称为"一级波"(心搏波),其频率与心率一致。此外可见动脉血压亦随呼吸而变化,吸气时血压先是下降,继则上升,呼气时血压先是上升,继则下降。这种波动叫"二级波"(呼吸波),其频率与呼吸频率一致。有时还可见到一种低频率(几次到几十次呼吸波为一周期)的缓慢波动,称为"三级波",可能与心血管中枢的紧张性周期有关。

(2) 神经反射对血压及心率的调节

1) 牵拉颈总动脉:手持预先穿好的丝线,向心脏方向轻轻拉紧右侧颈总动脉,持续10~15 s,观察血压变化。

2) 夹闭颈总动脉:用动脉夹夹闭左侧颈总动脉 5~10 s,观察血压变化。再夹闭两侧颈总动脉 5~10 s,观察血压变化。

3) 电刺激迷走神经外周端,观察血压及心率的变化。

(3) 外源性体液因子(药物)对血压及心率的调节:待血压平稳后,描记一段正常血压曲线,即按下列顺序由静脉插管注入药物,每次给药后输入生理盐水(NS)2.0 ml。实验前可先输入 NS 3.0 ml,连续 3 次,观察每次输入 NS 是否引起血压、心率的变化。前一种药物作用消失后,再给下一种药物。

A 组:拟肾上腺素药实验。①生理盐水 3 ml。②$10^{-4}$ mol/L 肾上腺素液(adrenaline) 0.1 ml/kg(10 ug/kg)。③$10^{-4}$ mol/L 去甲肾上腺素液(norepinephrine) 0.1 ml/kg(10 ug/kg)。④$10^{-5}$ mol/L 异丙肾上腺素液(isoprenaline) 0.1 ml/kg(1 ug/kg)。⑤0.5% 盐酸麻黄碱(ephedrine) 0.1 ml/kg(0.5 mg/kg)。

B 组:α 受体阻断药实验。①$10^{-5}$ mol/L 肾上腺素液 0.1 ml/kg(1 ug/kg)。②1% 酚妥拉明(phentolamine) 0.3 ml/kg(3 mg/kg),3 min 后再给下药。③重复本组①。④重复 A 组③、④项。

C 组：β受体阻断药实验。①$10^{-3}$ mol/L 普萘洛尔液（propranolol）0.3 ml/kg（0.3 mg/kg）（注意缓注，以防血压过度降低）。②重复 A 组④。③重复 A 组②、③两项。

D 组：拟胆碱及抗胆碱药实验。①将 10^{-5} mol/L ACh 用 4 支试管依 10 倍稀释为 10^{-6} mol/L，10^{-7} mol/L，10^{-8} mol/L，10^{-9} mol/L。然后从低浓度至高浓度依次注射 0.1 ml/kg，测定 ACh 引起血压下降的最小有效量。②$10^{-3}$ mol/L 毛果芸香碱液（pilocarpine）0.1 ml/kg（0.1 mg/kg）。③1％阿托品液（atropine）0.1 ml/kg（1 mg/kg）。④最小有效量的 ACh。⑤重复本组②。⑥$10^{-3}$ mol/L ACh，5 ml（不计体重）。

【注意事项】

1. 每项实验后，应等血压基本恢复并稳定后再进行下一项。

2. 每次注射药物后应立即用注射器注射 2 ml 左右生理盐水，以防止药液残留在针头、插管内及局部静脉中，影响下一种药物的效应。

【思考题】

1. 动脉血压是如何保持相对稳定的？

2. 夹闭一侧及两侧颈总动脉，血压的变化及其发生机制有何不同？

3. 拟肾上腺素药和抗肾上腺素药的代表药物有哪些？各（主要）作用于哪些受体？对血压影响的作用如何？

4. 拟胆碱药的代表药物有哪些？其主要临床适应证是什么？

5. 作用于 α 和 β 受体的药物中，哪些药物（列出具体药名）之间存在着拮抗作用（属于受体的竞争性、非竞争性拮抗或药物效应的生理性拮抗）？这些拮抗作用有何临床意义？

（陈世民　郑奕迎　丁　利）

实验七　犬失血性休克

【实验原理与目的】

休克是一种全身性病理过程，失血、创伤、感染、过敏等多种原因都可以引起休克。血容量急剧降低、血管容量扩大和急性心功能衰竭可以作为休克的始动环节。休克发生发展的关键是微循环灌注障碍。犬失血性休克模型很稳定，动物耐受性较强，操作方便，缺点是费用较大。

本实验通过对犬大量放血，使其血容量急剧降低，复制出犬失血性休克模型，观察失血性休克时血流动力学改变及微循环变化，探讨其发生机制。

【实验对象】

犬，体重 8.0～12.0 kg。

【实验器材和药品】

1. 仪器　生物信号采集与分析系统，血压换能器，张力换能器，光学显微镜，超级恒温水浴器。

2. 器械　手术器械 1 套，中心静脉压测量及输液装置，微循环观察装置（恒温灌流盒），动脉导管，静脉导管，输尿管插管，记滴器，500 ml 烧杯，5 ml、10 ml 及 50 ml 注射器，体温计，三通管。

3. 药物　生理盐水，0.5％肝素生理盐水（5 mg/ml），10％苯巴比妥钠溶液，微循环灌流液（1%明胶台氏液）。

4. 其他 丝线，纱布，吸管，连接大号针头的胶管，硅胶管，擦镜纸。

【实验步骤和观察指标】

1. 仪器装置 按操作规程准备好生物信号采集与分析系统的血压、呼吸、尿滴记录装置（见第二篇第一章《常用生理科学实验仪器》），准备好微循环观察装置。

2. 手术操作

（1）动物麻醉与保定：动物称重后，以 10% 苯巴比妥钠 1 ml/kg（100 mg/kg）静脉注射麻醉。将麻醉好的动物仰卧位保定于动物手术台上。

（2）备皮：剪去颈部、腹部及右侧腹股沟等手术部位的犬毛。

（3）颈部手术：在颈部正中切开皮肤 6～8 cm，分离气管、左颈总动脉和右颈外静脉。①行气管插管并连接马利氏鼓，通过鼓膜运动牵拉张力换能器的弹性敏感梁活动，张力换能器与仪器连接，记录呼吸。②行左颈总动脉插管并经三通管-压力换能器与仪器连接，记录动脉血压。③将静脉导管从右颈外静脉插入到上腔静脉入右心房口处（锁骨下 1～2 cm）并与中心静脉压（CVP）测量输液装置连接，行测量中心静脉压和输液用。未测 CVP 时，维持每分钟 10～15 滴输液速度，以保持管道通畅。

记录呼吸方法也可在剑突处皮肤上缝 1 针，用线连接张力换能器，但当动物清醒挣扎时，这种方法容易损坏张力换能器。也可以用呼吸换能器记录呼吸，免马利氏鼓。

（4）股部手术：于右侧腹股沟动脉搏动明显处沿动脉走向切开皮肤 4～5 cm，分离出股动脉。用连接大号针头胶管行股动脉插管，暂不松开动脉夹，备放血用。

（5）腹部手术

1）在耻骨联合上作下腹部正中切口，长约 5 cm，找到膀胱，在其背面膀胱三角区找到并分离双侧输尿管，插入输尿管导管，用记滴器记录每分钟尿滴数或尿量。

2）在右侧腹直肌旁作 6～8 cm 的腹部旁正中切口，钝性分离肌肉，打开腹腔后推开大网膜，找出一段游离度较大的小肠肠襻，轻轻拉出，置于微循环恒温灌流盒内，用显微镜观察肠系膜微循环。

3. 观察与记录 实验过程中动态观察记录的指标包括：动物一般情况、皮肤黏膜颜色、肛温、动脉血压、CVP、尿量和肠系膜微循环（血管口径、血流速和肠系膜毛细血管数及血液流变学参数）。

（1）放血前：手术完毕，待动物血压平稳后，观察与记录上述各项指标作实验对照值。

（2）放血造成休克

1）松开股动脉上的动脉夹，预先在 500 ml 烧杯中加入肝素 2 mg/kg 体重，用于收集所放血液。快速放血，在 15 min 内使平均动脉血压（MAP）降至 40 mmHg（5.33 kPa），通过调节放血量，维持 MAP 于 40 mmHg，30 min。

2）测量放血量。

3）记录失血期间动物各项观察指标的改变，每 5～10 min 记录 1 次，特殊变化随时记录。

（3）抢救：将所放出的血液用 50 ml 注射器从静脉缓缓回输，输血完毕后观察 30 min，每 10 min 记录 1 次各项观察指标变化。也可设计输入高渗盐水、胶体溶液等其他抢救方案。

【注意事项】

1. 麻醉深浅要适度,麻醉过浅,动物疼痛可致神经源性休克。麻醉过深会出现呼吸暂停,此时应及时做人工呼吸(可用手有节奏地压迫和放松胸廓)。

2. 尽量减少手术创伤引起出血。

3. 牵拉肠襻要轻巧,以免引起创伤性休克。

4. 血压换能器和动脉导管要排除气泡和加入一定量肝素抗凝。静脉导管一经插入后除非测量 CVP,宜缓慢滴入生理盐水(10~15 滴/min),以保持管道通畅。

【思考题】

1. 放血使 MAP 降至 40 mmHg 后即停止放血,MAP 有什么变化? 为什么?

2. 急性大量失血是如何引起休克发生的?

3. 为什么输回所失的全部血液后犬血压仍未能恢复至原来的水平?

(陈世民　郑奕迎)

实验八　家兔失血性休克及抢救

【实验原理与目的】

本实验与“犬失血性休克”的原理是一样的,但家兔价格较低,可供实验者选择。

本实验通过复制家兔失血性休克模型观察失血性休克时家兔的血流动力学变化及肠系膜微循环变化,探讨休克的发生机制及比较不同抢救治疗方案的效果。

【实验对象】

家兔,雄性,体重 2.0~2.5 kg。

【实验器材和药品】

1. 器材　BL-420N 生物信号采集与分析系统,BI-2000 图像分析系统,恒温灌流盒,输液装置,中心静脉压装置,压力换能器,手术器械,家兔手术台,动静脉插管,导尿管,听诊器,三通阀,1 ml、10 ml、50 ml 注射器。

2. 药品　0.5%肝素生理盐水,生理盐水,蒸馏水,液状石蜡。

【实验步骤和观察指标】

1. 动物麻醉与保定　家兔称重后,通过耳缘静脉注射 10%苯巴比妥钠 1.2 ml/kg(120 mg/kg)麻醉。将麻醉好的家兔仰卧位保定于动物手术台上。

2. 备皮　剪去手术部位(颈部、股部、腹部)被毛。

3. 手术操作

(1) 在甲状软骨下切开颈正中皮肤约 6 cm,分离左侧颈总动脉和右侧颈外静脉,穿双线备用。

(2) 选一侧股三角区,在该侧后肢沿血管神经走行作方向一致长约 4 cm 切口,小心分离股动脉,穿双线备用。

(3) 从耳缘静脉缓慢注入 0.5%肝素溶液 2 ml/kg,使动物全身肝素化。

(4) 向股动脉插入充满肝素带有三通接头的细塑料管 1 根,结扎固定,备放血用。

(5) 行左颈总动脉插管并经三通管-压力换能器与仪器连接,记录动脉血压。

(6) 将静脉导管从右颈外静脉插入到上腔静脉入右心房口处(长 4~5 cm,看见水柱随着呼吸上下波动)并与中心静脉压(CVP)测量输液装置连接,行测量中心静脉压和输液用。连接于中心静脉压装置上的带三通管(测中心静脉压和输液用)的颈外静脉插管。未测CVP时,维持每分钟 10～15 滴输液速度,以保持管道通畅。

4. 肠系膜微循环标本的制备 沿腹直肌旁做一条长约 6 cm 的纵行切口,钝性分离,在腹腔内可见淡粉红色、肠壁较饱满的盲肠,紧贴前腹壁在左下腹侧用卵圆钳钳住游离端阑尾后,将阑尾末端上 8～12 cm 处的回肠襻轻轻拉出腹外,用止血钳夹住腹部切口,以防肠管外溢。用温生理盐水纱布保护平铺固定,将肠系膜放置在恒温灌流盒内以 38℃ 恒温灌流,并将兔灌流盒固定于显微镜镜台上,在显微镜下观察肠系膜微循环。

5. 将导尿管插入尿道(插管前其起始部用液体石蜡润滑)。

6. 测量家兔肛温。

7. 放血前观察动物的各项生理指标,包括皮肤黏膜颜色及温度、血压、心率、中心静脉压、尿量、肛温,肠系膜血流速度、血流量、血管内径等,并作记录。

8. 复制失血性休克动物模型 从股动脉快速放血,直至收缩压下降至为 40～45 mmHg(5.33～5.99 kPa)时,记录此时的出血量,以后根据血压的波动调节放出的血量,使血压维持在此水平。在维持阶段密切观察上述各项指标的变化,每隔 10 min 记录 1 次。

9. 维持血压在 40～45 mmHg(5.33～5.99 kPa)30 min 后,再观察各项指标并记录。

10. 然后可根据休克的病理生理学改变按下列方案或自行设计抢救方案(每组选择其中一种方案),再比较观察抢救效果。

(1) 将放出的血液由静脉快速输回(失血量以最初到 40 mmHg 时的失血量为准)。

(2) 将放出的血液由静脉输回后,再输入与失血量等量的生理盐水。

(3) 将放出的血液由静脉输回后,再输入与失血量等量的生理盐水＋扩血管药物(如654-2 1 mg/kg)。

(4) 将放出的血液由静脉输回后,再输入与失血量等量的生理盐水＋缩血管药物(如去甲肾上腺素 0.75 mg/kg)。

(5) 单纯输入失血量 2 倍的生理盐水。

11. 抢救后,观察 10 min,再记录各项指标 1 次,然后处死动物,结束实验。

【注意事项】

1. 本实验要尽量减少手术性出血和创伤。

2. 麻醉深浅要适度,麻醉过浅,动物疼痛,可致神经源性休克。

3. 血管插管、压力换能器内及放血的器皿内,事先应加一定量的肝素。

4. 维持过程中血压低于 40～45 mmHg,尽快输入放出的血直到血压升至 40～45 mmHg,如高于 40～45 mmHg,可再抽出一点血直到降至 40～45 mmHg。

【思考题】

1. 动脉血压降低可否认为是判定休克的唯一指标?

2. 休克前后,中心静脉压、尿量有何变化? 机制是什么?

3. 休克前后,肛温、皮肤黏膜颜色及温度有何变化? 为什么?

4. 救治原则及依据是什么?

5. 对于失血性休克,应选用哪种血管活性药物效果比较好,为什么?

(龙儒桃 高 畅)

实验九　大鼠失血性休克

【实验原理与目的】

本实验与"犬失血性休克"及"家兔失血性休克"的原理是一样的,但大鼠价格较低,供实验者选择。

本实验的目的是复制大鼠失血性休克的动物模型,观察失血性休克时动脉血压、中心静脉压及微循环的变化,探讨失血性休克的发病机制。

【实验对象】

大鼠 1 只,体重 250～350 g,雌雄不拘。

【实验器材和药品】

1. 仪器　生物信号采集与分析系统,压力换能器、高级恒温水浴器、光学显微镜。

2. 器械　手术器械 1 套,三通管,8 号、24 号针头若干,1 ml、5 ml 注射器各 1 副,小动脉夹,微循环灌流盒。

3. 药品　1％普鲁卡因,5％葡萄糖溶液,20％氨基甲酸乙酯溶液,0.9％生理盐水,台氏液,肝素溶液(1000 U/ml)。

4. 其他　外径 1.5 mm 塑料管,丝线,纱布,擦镜纸等。

【实验步骤和观察指标】

1. 仪器装置

(1) 准备好生物信号采集与分析系统的血压记录装置。

(2) 实验前保持高级恒温水浴器水槽内水温在 37～38℃,用装有台氏液的输液瓶置于恒温水浴锅中。准备好微循环观察装置。

2. 手术操作

(1) 动物麻醉与保定:给大鼠腹腔注射 20％氨基甲酸乙酯 0.5 ml/100g,将其仰卧保定于鼠固定台上。

(2) 备皮:剪去颈前区及腹部被毛。

(3) 行右颈外静脉插管:将外径约为 1.5 mm 的塑料管(或硅胶管)经右颈静脉切口小心插入至右心房(可通过心房压力波形来判断导管是否插入心房),连接压力换能器或水检压计。分离左颈外静脉,备回输血用。

(4) 肝素化:经导管按 0.2 ml/100 g 体重的剂量注射肝素溶液(1000 U/ml),作全身肝素化。

(5) 行颈总动脉插管:分离一侧颈总动脉,行动脉插管,接压力换能器,记录血压用。

(6) 观察肠系膜微循环:向恒温灌流盒内注入 37℃左右的台氏液,选择一段游离度较大的小肠襻,轻轻从腹腔中拉出,放置微循环恒温灌流盒内,用光学显微镜观察肠系膜微循环。

3. 观察与记录　在实验过程中动态观察的各项指标包括:动脉血压、中心静脉压、微循环变化(微血管、血液流速、流态)等变化。

(1) 放血前:手术完毕,待动物稳定 15 min 左右,观察与记录上述各指标作实验对照值。

（2）放血：打开颈总动脉插管上的三通管放血，在 15 min 内使动脉血压缓慢降至 60 mmHg，记录各项指标。20 min 后，再次放血至动脉血压降至 40 mmHg，记录各项指标。维持血压在 40 mmHg，30 min，每 5～10 min 记录 1 次，特殊变化随时记录。

（3）回输血：通过左颈外静脉回输所放出的全部血液，每 10 min 记录指标 1 次，共记录 30 min（如果时间允许，可观察记录 1 小时或更长）。

【注意事项】

1. 麻醉要适度，麻醉过浅，动物疼痛可致神经源性休克；麻醉过深，容易导致呼吸抑制，动物死亡。

2. 牵拉肠襻动作要轻柔，以免造成创伤性休克。

3. 尽量减少因手术而引起的出血。

【思考题】

1. 何谓休克？休克的原因和始动环节？

2. 结合本实验讨论休克各期微循环变化。

（蒙　山　王　密　王居平　赵　爽）

实验十　毛花苷丙中毒及利多卡因抢救

【实验原理与目的】

毛花苷丙（西地兰）等强心苷类药物能抑制房室传导，提高浦肯野纤维自律性，缩短心肌的有效不应期（effective refractory period，ERP），导致异位自律性提高等，其中毒可引起各种心律失常。利多卡因能降低浦肯野纤维自律性，相对延长 ERP，消除折返激动，能治疗毛花苷丙等强心苷类药物引起的快速型室性心律失常。

本实验的目的是观察强心苷类药物中毒时的心电图变化及利多卡因的抗心律失常作用。了解心电图描记法检查药物对心脏影响的方法。

【实验对象】

猫 1 只，体重 1.5～2.5 kg，雌雄不拘。

【实验器材和药品】

1. 仪器　心电图机，针形记录电极。

2. 器械　手术台，手术器械，股静脉插管，铁支架，滴定管，注射器。

3. 药品　0.025％毛花苷丙溶液，0.25％利多卡因溶液，3％戊巴比妥钠溶液。

4. 其他　棉线等。

【实验步骤和观察指标】

1. 仪器装置　心电图机的使用，参见第二篇第一章第三节中心电图机的详细介绍。

2. 手术操作

（1）动物麻醉与保定：动物称体重后，腹腔注射 3％戊巴比妥钠 1.3 ml/kg（39 mg/kg）麻醉。将麻醉好的动物仰卧保定于手术台上。

（2）分离股静脉并插管：切开一侧腹股沟处皮肤 3～5 cm，分离出股静脉，安插与滴定管相连的静脉插管，用线结扎固定，以备注药。

3. 观察与记录

（1）记录正常心电图：在动物四肢安插针形电极，选用标准肢体Ⅱ导联，振幅 1 mV ＝ 10 mm,纸速 25 mm/min,作描记心电图准备，先描记一段正常心电图。

（2）给药并观察与记录心电图：按 7～10 滴/min 左右的速度连续向股静脉内输入含量为 0.025 ％毛花苷丙溶液，每隔 2 min 记录心电图 1 次，出现明显心律失常时（给药后约半小时），每隔 1 min 记录 1 次，观察并分析所出现的各种心律失常。出现室颤时，经三通管缓慢给0.25％利多卡因 0.3 ml/kg,观察并分析利多卡因能否对抗此时的心律失常。

【注意事项】

1. 本实验最好用猫，因猫对强心苷类药物比较敏感，且心率较慢，心电图波形易辨认。
2. 给药速度要恒定，确保能观察到典型的心律失常。

【思考题】

1. 强心苷类药引起的快速型心律失常，为何能用利多卡因解救？
2. 临床使用强心苷类药治疗时，要注意什么？

（王小蒙 赖 术）

实验十一　强心苷类药物的作用、中毒与解救

【实验原理与目的】

强心苷类药物通过抑制心肌细胞膜上 $Na^+ - K^+ - ATP$ 酶，使肌浆中游离钙增多，具有直接加强心肌收缩力的作用。

本实验的目的是观察强心苷类药物对离体豚鼠心脏的直接作用、中毒表现以及利多卡因抗强心苷中毒所致快速型心律失常的作用。了解离体豚鼠心脏的灌流方法。

【实验对象】

豚鼠，体重 250～300 g。

【实验器材和药品】

1. 仪器　生物信号采集与分析系统，张力换能器，超级恒温水浴器。
2. 器械　离体心脏灌流装置，蛙心夹，培养皿，滑车，1 ml 和 2 ml 注射器各 1 个，棉线，小动物手术器械 1 套，烧杯。
3. 药品　乐氏液，低钙乐氏液（含钙量为常用乐氏液的 1/4），0.5％肝素生理盐水溶液，0.02％毛花苷丙（Deslanoside,西地兰）溶液，0.1％利多卡因溶液，1％氯化钙溶液。

【实验步骤和观察指标】

1. 仪器装置　按操作规程准备好生物信号采集与分析系统（参见第二篇第一章《常用生理科学实验仪器》）。预先安装好离体心脏灌流装置并连接恒温水浴器（图 2－6－3－1）。

2. 手术操作

（1）给豚鼠腹腔注射 0.5％肝素溶液 2 ml,5～10 min 后击昏并仰卧保定于软木板上。

（2）沿肋缘下横向剪开腹前壁，再依次纵向剪开两侧胸壁和横膈前缘，将胸壁翻至头侧。暴露心脏和各大血管，用手指轻轻提取心脏，迅速剪断各大血管。主动脉应以距其起始部 4 mm 处（即第一支头臂动脉发出处）剪断最适当，取出心脏并立即放入盛灌流液的培养皿中（冷灌流液）。剪开并分离心包膜，并剪除心脏以外的组织，在液面下找出主动脉断端，

将其迅速固定于灌流装置上。

（3）缓慢打开灌流液开关,冲出残存的血液。待心跳规则后,在肺动脉起始部与右室圆锥部之间剪一小口,以利冠状血管回流液的排出。

（4）将蛙心夹夹住心尖,并与换能器相连,调整好记录仪器(见《常用实验仪器》)。

3. 观察与记录 待心脏活动稳定后,描记一段正常收缩曲线,然后按下列步骤进行实验。

（1）换用低钙乐氏液灌流,制作心功能不全模型。

（2）待心肌收缩明显减弱时,给予 0.02% 毛花苷丙溶液 0.1 ml,观察心脏收缩曲线(振幅、频率、节律)的变化,待 3～5 min 后重复给药(每次以 0.1 ml 递增),直至出现心律失常。

（3）当出现心律失常时,立即给予 0.1% 利多卡因溶液 0.1 ml。若心律无明显好转,3 min 后重复给药(每次 0.1 ml),直至心律恢复正常。

（4）给予 0.02% 毛花苷丙溶液 0.1 ml,然后每隔 3 min 加入氯化钙溶液 1～2 滴,观察心脏收缩曲线变化,直至心脏收缩呈一条直线,然后按(3)法用 0.1% 利多卡因抢救,观察并记录。

【注意事项】

1. 灌流液使用前应通入含 5% CO_2 和 95% O_2 的混合气体 10 min。灌流液温度恒定于 37℃。

2. 整个灌流系统在灌注前应排出气泡,否则可能引起冠脉气栓。

3. 灌流液和药物通过主动脉进入冠脉分布于心肌,故插管不宜过深,插管开口应在冠状血管开口以上。

4. 灌流速度不宜过快,否则会引起心房膨胀而影响心室收缩力 。

5. 用利多卡因解救时应缓慢注入,否则易导致利多卡因中毒。

【思考题】

1. 根据实验结果分析治疗量和中毒量强心苷的作用机制?

2. 利多卡因为什么能解救强心苷引起的心律失常? 还可选择哪些药物?

3. 应用强心苷期间能否静脉注射钙剂?

(李佩琼 赖 术)

实验十二 普萘洛尔对抗氯化钡引起的心律失常实验

【实验原理与目的】

高浓度 Ba^{2+} 可能具类似 Ca^{2+} 所致的心律失常作用。普萘洛尔(propranolol ,心得安)通过阻断心肌 β_1 受体,抑制 Ca^{2+} 或 Ba^{2+} 内流,从而可抑制心律失常。

本实验的目的是观察普萘洛尔抗心律失常的作用。

【实验对象】

大鼠 6 只,体重 150～200 g,雌雄不拘。

【实验器材和药品】

1. 仪器 心电图机,针形记录电极。

2. 器械　1 ml 注射器,大鼠固定板。

3. 药品　10%水合氯醛,4%氯化钡,0.025%普萘洛尔。

【实验步骤和观察指标】

1. 仪器装置　心电图机的使用方法参见第二篇第一章《常用生理科学实验仪器》第三节心电图机的详细介绍。

2. 动物麻醉与保定　每间实验室分为 6 个实验小组,每组取大鼠 1 只,称重,腹腔注射10%水合氯醛 0.3 ml/100 g（300 mg/kg)麻醉后,仰卧保定在大鼠板上。

3. 观察与记录

（1）记录正常心电图:在动物四肢安插针形电极,选用标准肢体 Ⅱ 导联,振幅 1 mV＝10 mm,纸速 25 mm/min,记录正常心电图。

（2）给予氯化钡并观察与记录:动物由舌下静脉缓慢注射 0.4%氯化钡 0.1 ml/100 g（4 mg/kg),立即出现心律失常(多为室性双向性心动过速或室性早搏,约连续 30 min 左右恢复窦性心律),注射后即刻及以后每隔 2 min 记录心电图,直到心律恢复正常,记录心律失常维持时间。

（3）观察普萘洛尔抗心律失常作用:待心律恢复正常后,再过 10 min 舌下静脉注射0.025%普萘洛尔 0.1 ml/100 g(0.25 mg/kg),5 min 后再舌下静脉注射同样剂量的氯化钡,并用同样方法记录心电图及心律失常维持时间。将结果记录于表 3-2-12-1。

4. 统计全室各组结果,比较前后两次氯化钡引起心律失常维持时间并做 t 检验。

表 3-2-12-1　静脉注射普萘洛尔前后氯化钡引起大鼠心律失常持续时间

	不同大鼠心律失常持续时间（min）					
	1 组	2 组	3 组	4 组	5 组	6 组	平均
注射氯化钡前							
第一次注射氯化钡							
第二次注射氯化钡							

【注意事项】

1. 氯化钡需要新鲜配制。第一次注射氯化钡后 30 min,如果心律失常尚未恢复可以接着注射普萘洛尔,心律能很快恢复。

2. 腹腔注射水合氯醛麻醉时,速度不宜过快,否则易致动物呼吸抑制死亡。

3. 舌下静脉给氯化钡或普萘洛尔时,必须缓慢注射。

【思考题】

1. 氯化钡引起心律失常的原因是什么?

2. 普萘洛尔抗心律失常的机制是什么? 临床上主要用于何种心律失常的治疗?

（王小蒙　赖　术）

第三章　泌尿系统实验

实验一　利尿药实验

【实验原理与目的】

利尿药能作用于肾脏,通过抑制各段肾小管对水和 Na^+ 或 Cl^- 等电解质的重吸收而发挥利尿作用。

本实验的目的是通过观察利尿药和脱水药的利尿作用及其对水和电解质的影响,以了解利尿药、脱水药的利尿异同点。

【实验对象】

家兔,体重 $2.0 \sim 3.0$ kg(雄性为好,雌性应未孕)。

【实验器材和药品】

1. 仪器　722 分光光度计,比色杯,记滴器;或用自动生化分析仪。

2. 器械　兔手术台,手术器械 1 套,开口器,试管架,试管。

3. 药品和试剂　3%戊巴比妥钠,20%氨基甲酸乙酯 0.5%肝素生理盐水溶液,钠、钾和氯混合标准液,0.5%焦锑酸钾液(potassium pyroantimonate),1%四苯硼钠液(sodium tetraphenylboron),单一显色剂,无水乙醇,30%乙醇,生理盐水,1%呋塞米(速尿),50%葡萄糖,班氏试剂。

【实验步骤和观察指标】

1. 仪器装置　准备好 722 分光光度计、比色杯、记滴器。

2. 手术操作　①取家兔 1 只,称重,以 3%戊巴比妥钠 1 ml/kg(30 mg/kg)或 20%氨基甲酸乙酯 150ml/kg 耳缘静脉注射麻醉。②麻醉后将家兔仰卧保定于兔台上,剪去下腹部正中兔毛。③行双侧输尿管插管或膀胱插管,连接记尿滴装置,记录尿量(可用仪器记录或肉眼观察记录尿量)。

3. 观察与记录

(1) 观察记录给药前 10min 正常尿量(ml/min)及每分钟尿滴数(正常对照)。

(2) 从耳缘静脉注射下列各药并收集尿液。①注射生理盐水 20 ml,收集 10 min 尿量并记录尿滴数。②注射 1%呋塞米 1 ml/kg(10 mg/kg),收集每 10 min 尿量并记录尿滴数,至尿量明显减少(30~40 min)。③注射 50%葡萄糖 2 ml/kg(1 g/kg),同②收集尿量。

(3) 测尿糖(班氏尿糖定性检查)

1) 原理:在热碱性溶液中,葡萄糖的醛基(—CHO)被氧化,可将试剂中的 Cu^{2+} 还原成 Cu_2O 而出现砖红色沉淀,反应式:

$$C_6H_{12}O_6 + 2Cu^{2+} + NaOH \xrightarrow{\triangle} C_6H_9O_7Na + Cu_2O \downarrow + H_2O$$

（班氏试剂）　　　　　　　　　　　　　（砖红色）

2）操作步骤：取试管 1 支,加入班氏试剂 2 ml,加热至沸,再加尿液 0.2 ml,再煮沸 2 min,观察结果：蓝色不变（一）（无葡萄糖）,绿色（＋）,绿黄色（＋＋）,土黄色（＋＋＋）,砖红色（＋＋＋＋）,从绿色到砖红色,尿中葡萄糖逐渐增加。

（4）尿中钠、钾和氯离子浓度测定：取试管 16 支,每 4 支 1 组,分别标上 N、G、F 和 S。然后把生理盐水、50％葡萄糖和 1％呋塞米作用后收集的各样品尿取出 0.1 ml 依次加入 N、G、F 管中,S 管内加入钠、钾和氯离子的混合标准溶液 0.1 ml。再按下列各表（表 3 - 3 - 1 - 1 ～表 3 - 3 - 1 - 3）各离子测定程序加入试剂。

表 3 - 3 - 1 - 1 钠离子浓度的测定

加样（ml）	试管号			
	N	G	F	S
样品尿	0.1	0.1	0.1	—
标准溶液	—	—	—	0.1
蒸馏水	4.9	4.9	4.9	4.9
混匀后,各管吸取 1 ml 置相应编号的试管内,依次加入下列试剂				
0.5％焦锑酸钾液	1.0	1.0	1.0	1.0
无水乙醇	1.0	1.0	1.0	1.0
30％乙醇	2.0	2.0	2.0	2.0

表 3 - 3 - 1 - 2 氯离子浓度的测定

加样（ml）	试管号			
	N	G	F	S
样品尿	0.1	0.1	0.1	—
标准溶液	—	—	—	0.1
单一显色剂	4.9	4.9	4.9	4.9

表 3 - 3 - 1 - 3 钾离子浓度的测定

加样（ml）	试管号			
	N	G	F	S
样品尿	0.1	0.1	0.1	—
标准溶液	—	—	—	0.1
1％四苯硼钠液	1.0	1.0	1.0	1.0
蒸馏水	3.9	3.9	3.9	3.9

混匀后,选波长 460 nm,以蒸馏水调零,测定各样品钠和氯离子的光密度（OD）。各管钾离子的光密度测定,选波长 560 nm。

$$样品尿中钠和氯离子浓度 = 150 \text{ mmol/L} \times \frac{样品尿的光密度（OD）}{标准溶液的光密度（OD）} \quad （公式 3 - 3 - 1 - 1）$$

$$样品尿中钾离子浓度 = 5 \text{ mmol/L} \times \frac{样品尿的光密度（OD）}{标准溶液的光密度（OD）} \quad （公式 3 - 3 - 1 - 2）$$

（5）生理盐水、高渗葡萄糖和呋塞米的利尿作用比较：见表 3 - 3 - 1 - 4。

表 3-3-1-4 生理盐水、高渗葡萄糖和呋塞米的利尿作用比较

药物	尿量 ml/10 min	作用持续时间 (min)	Na+			K+			Cl−		
			OD	mmol/L	总排量 (mmol/L)	OD	mmol/L	总排量 (mmol/L)	OD	mmol/L	总排量 (mmol/L)
NS											
50%GS											
1%呋塞米											

4. 可以选择用自动生化分析仪检测尿糖及钠、钾、氯离子浓度。

附：试剂配制方法

1. 钠、钾和氯离子的混合标准溶液

(1) NaCl（AR）：8.766 g，120℃烘烤干 2 h 后置于干燥器内冷却。

(2) K_2SO_4（AR）：0.436 g，置于 100 ml 的容量瓶内，用蒸馏水溶解并定容摇匀。溶液中钠和氯离子浓度为 150 mmol/L，钾离子为 5 mmol/L。

2. 0.5%焦锑酸钾（AR） 2 g，加蒸馏水至 400 ml，置沸水中溶解，冷却后加入 10% KOH 6 ml，混匀。试剂用塑料瓶或涂蜡瓶保存。

3. 1%四苯硼钠溶液

(1) 液：称取 $Na_2HPO_4 \cdot 12H_2O_7 \cdot 16$ g，加蒸馏水至 100 ml 溶解摇匀。

(2) 液：称取枸橼酸 2.19 g，加蒸馏水至 100 ml 溶解摇匀。

4. 取(1)液 19.45 ml＋(2)液 0.55 ml 即成缓冲液 取 1 g 四苯硼钠加缓冲液 20 ml，再加蒸馏水 100 ml 摇匀溶解即是 1%四苯硼钠溶液。此溶液 pH 为 8.0～8.05，置冰箱内保存备用。

5. 单一显色剂 黄氧化汞 150.2 mg 加 HNO_3 30 ml，煮沸 5 min，然后加蒸馏水至 100 ml，再加硫氰酸氨 88 mg，煮沸 30 min，冷却，溶液加蒸馏水至 1000 ml，放置于室温，次日加硝酸铁 1 g 即成。

【注意事项】

1. 静脉注射麻醉药时要缓慢，否则会导致呼吸抑制。

2. 输尿管或膀胱插管完毕后，轻轻将腹腔内容物回纳入腹腔，盖上生理盐水纱布。

【思考题】

1. 利尿药与脱水药(渗透性利尿药)的药理作用和临床应用有哪些异同点？

2. 各类利尿药、脱水药的代表药有哪些？对水和电解质有何影响？

（曾祥周 王金妮）

实验二 急性肾功能衰竭

【实验原理与目的】

急性肾功能衰竭是指各种原因在短时间内引起双侧肾脏泌尿功能急剧障碍，以致机体内环境出现严重紊乱的病理过程，临床表现为尿量和尿成分改变、氮质血症、高钾血症和代谢性酸中毒等。

氯化汞（$HgCl_2$）为无机汞类化合物，可引起肾小管上皮细胞变性坏死，坏死脱落的上皮细胞可在小管内形成各种管型，阻塞肾小管管腔，使原尿流出受阻，同时由于管腔内压升高，引起有效滤过压降低，从而使肾小球滤过率降低，导致肾泌尿功能障碍，形成少尿。

本实验通过注射 $HgCl_2$ 造成重金属汞中毒，复制急性中毒性肾功能不全的动物模型，观察动物的血气、酸碱、血清尿素氮、血清钾、尿的变化以及肾脏的形态改变，学习急性肾功能不全时内环境的变化。

【实验对象】

家兔 2 只，体重 1.5～2.5 kg。

【实验器材和药品】

1. 仪器　分光光度计，血气分析仪，离心机，恒温水浴锅。

2. 器械　手术器械，1 ml 和 5 ml 注射器，滴管，漏斗，吸管，试管，试管夹，试管架，酒精灯，颈动脉插管。

3. 试剂及药品　1％氯化汞溶液，3％戊巴比妥钠溶液，1％普鲁卡因溶液，生理盐水，1％肝素生理盐水溶液，0.5％酚红溶液，10％NaOH 溶液，5％醋酸溶液，酸性混合试剂，2％二乙酰-肟试剂，尿素氮标准液（0.02 mg/ml）。

【实验步骤和观察指标】

1. 观察指标

（1）全血：血气分析仪测定 pH、$PaCO_2$、$[HCO_3^-]$、$[K^+]$、$[Na^+]$和$[Cl^-]$。

（2）血清：生化分析仪测定 BUN。

（3）尿：尿量、尿蛋白定性和镜检。

（4）肾：大体、剖面及组织学检查。

2. 实验步骤

（1）家兔急性肾功能不全模型的制备：将实验动物分为两组，一组为正常对照组，另一组为肾中毒实验组。家兔于实验前一日称重后，实验组按 1.2 ml/kg 体重剂量皮下或肌内注射 1％$HgCl_2$，造成急性中毒性肾功能不全模型，对照组则在相同部位注射同量的生理盐水。将兔均置于大漏斗上，收集 24 h 尿量。必要时，给两组动物从耳缘静脉缓慢输注 5％葡萄糖液（20 ml/kg 体重，5 min 内注完），以保证有足够尿量。

（2）尿液样品的制备：实验开始，家兔称重后，20％氨基甲酸乙酯溶液（0.5～1 g/kg 体重）或 3％戊巴比妥钠（30 mg/kg 体重）耳缘静脉注入麻醉后，将兔仰卧保定于兔台。按《急性动物实验常用手术方法》行双侧输尿管插管或膀胱插管，收集尿液。也可暴露膀胱，用注射器吸出膀胱内全部尿液置于试管（10 ml 的尖底离心管）中，供尿蛋白定性和尿液镜检。

（3）血液样品的制备

1）剪去颈部兔毛，在甲状软骨水平下作长约 6 cm 颈部正中切口，钝性分离出一侧颈总动脉，长度为 2.5～3 cm，结扎颈总动脉远心端，用动脉夹夹住近心端，颈动脉插管内预先注入肝素生理盐水溶液，进行颈总动脉插管，采血用。

2）抽取 0.5 ml 动脉血作血气分析，取 3 ml 动脉血离心（1500 r/min，5～10 min），取血清供尿素氮测定用。

（4）记录尿量及做尿常规检查

1）收集 1 h 尿液，记录尿量。

2）尿常规检查

a. 尿蛋白定性试验（加热醋酸法）

原理：加热可使蛋白质变性凝固，加稀醋酸使 pH 下降，约达到蛋白质等电点（pH5.0 左右），也有利于变性凝固的蛋白质沉淀。加酸还可以溶解因尿液受热而出现的尿酸盐或磷酸盐结晶等。

方法：取正常及中毒兔尿液各 5 ml 分别放入试管中，以试管夹夹住试管，倾斜试管在乙醇灯上加热至沸腾（试管口应对着窗外，并不断转动试管以免受热不匀而爆炸伤人），若有混浊，加入 5％醋酸溶液 3～5 滴，再加热至沸。若尿变清，是尿酸盐或磷酸盐结晶所致，若混浊不退为蛋白阳性。按表 3－3－2－1 判断检查结果。

表 3－3－2－1　加热醋酸法检查尿蛋白定性试验的结果判断标准

浑浊度	清晰	轻度混浊	稀薄乳样混浊	乳浊或少量碎片	絮状凝固程度
蛋白质定性	−	+	++	+++	++++
蛋白质定量(g％)	<0.01	0.01～0.05	0.05～0.20	0.2～0.50	>0.50

［注］　若尿液混浊，则建议先离心后取上清液做蛋白定性试验。

b. 尿液镜检

方法一：取收集的尿液 1 滴置于玻片上，镜检时应用较弱光线，以低倍镜将涂片全貌观察一遍，寻找有无细胞、管型和结晶等，以免遗漏量少而有意义的物体。若有阳性，则应计数 20 个低倍镜视野内所见的管型，并分别记录视野所见数目。再用高倍镜仔细辨认和计数各类细胞在每视野中的数量，仅见 10 个视野。用最低和最高数报告或报告平均数。如：

透明管型 0～1/低倍

红细胞 0～3/高倍或均值 0.6

白细胞 0～5/高倍或均值 2

如数量过多时，可报告大于××个或满视野；如数极少，可报告极少或偶见。

方法二：可取一定量的尿液分别置于离心管中离心沉淀 5 min（1500 r/min），取沉渣涂片，先低倍镜后高倍镜观察，计算 10 个不同视野的管型和细胞的近似平均值，其中管型以低倍镜视野计算。

（5）血清尿素氮（BNU）的测定

原理：血清尿素氮在强酸条件下与二乙酰-肟和氨硫脲煮沸后缩合生成的红色化合物（二嗪衍生物），其颜色的深浅与 BUN 的含量成正比。取 3 只试管分别标号后按表 3－3－2－2 操作。

表 3－3－2－2　二乙酰-肟法测定血清尿素氮含量

试剂(ml)	1（空白管）	2（标准管）	3（样品管）
尿素氮试剂	5.0	5.0	5.0
二乙酰-肟试剂	0.5	0.5	0.5
蒸馏水	0.1	—	—
尿素标准液	—	0.1	—
1：5 稀释的血清	—	—	0.1

　　将上述各管充分摇匀,置沸水中加热 15 min,用自来水冷却 3 min,在 540 nm 波长下比色,记录标准管的光密度读数(D 标)及样品管的光密度读数(D 样)。计算每 100 ml 血清中尿素氮的含量(mg)＝(D 样/D 标)×0.002×(5×100/0.1)＝(D 样/D 标)×10＝血清尿素氮(mg％)

　　(6) 肾脏的形态学观察

　　1) 对对照组及中毒家兔注射麻醉药实施安死术,取出肾脏,称重,计算肾重与体重之比。

　　2) 观察并比较两组家兔肾脏的大体形态、颜色、光泽、条纹等。

　　3) 组织切片示教:于显微镜下观察皮质肾小管上皮有无明显的变性、坏死、脱落;管腔有无蛋白、红细胞、管型等。

【注意事项】

　　1. 作血气分析的血样要注意密闭。

　　2. 尿蛋白定性实验时注意试管口不要对着人,小心加热,切勿让试管内尿液溢出。

　　3. 取血清、标准液等试剂的剂量要准确。加热及冷却时间也要准确。

【思考题】

　　1. 根据实验结果,分析氯化汞引起急性肾功能衰竭的机制。

　　2. 依据血气分析结果,讨论功能代谢发生了哪些变化? 为什么?

　　3. 结合本实验结果,分析产生尿蛋白、管型的机制。

　　4. 急性肾功能衰竭发生的常见原因有哪些? 如何分类?

　　5. 急性肾功能衰竭患者进入多尿期,尽管尿量已有明显增多,但还可存在氮质血症,其机制是为什么?

　　　附：血清尿素氮测定试剂的配制

　　1. 2％二乙酰-肟试剂　称取二乙酰-肟 2 g,蒸馏水溶解并加至 100 ml。

　　2. 尿素氮试剂　取浓 H_2SO_4 44 ml,85％H_3PO_4 66 ml,溶于 100 ml 蒸馏水中,冷至室温依次加硫氨脲 50 mg,溶解后再加硫酸镉 1.62 g($3CdSO_4 \cdot 8H_2O$)或 2.0 g($3CdSO_4 \cdot 6H_2O$),溶解后加蒸馏水至 1000 ml,可冷藏保存 6 个月。

　　3. 尿素氮标准储备液(0.2 mg 氮/ml)　精确称取尿素 42.8 mg,溶于 50 ml 蒸馏水中加氯仿 6 滴,再用蒸馏水稀释至 100 ml,可冷藏储存 6 个月。

　　4. 尿素氮标准液(0.02 mg 氮/ml)　取上述尿素氮标准储备液 100 ml,加蒸馏水至 1000 ml。

(郑奕迎　王丹妹)

第四章　神经系统实验

实验一　去大脑僵直

【实验原理与目的】

中枢神经系统对伸肌的紧张度具有易化作用和抑制作用,通过两者的作用使骨骼肌保持适当的紧张度,以维持机体的正常姿势。若在中脑上、下丘之间离断动物的脑干,则抑制伸肌紧张的作用减弱而易化伸肌紧张的作用相对加强,动物将出现四肢伸直,头尾昂起,脊柱后挺的角弓反张现象,这就是去大脑僵直。

本实验的目的是让学生熟悉大脑实验的一般方法,掌握中枢神经系统对伸肌的紧张度具有易化作用和抑制作用的相关知识。

【实验对象】

健康家兔,体重 2.0～3.0 kg,雌雄不拘。

【实验器材和药品】

1. 器械　手术器械 1 套,骨钻,咬骨钳,竹刀。
2. 药品　3%戊巴比妥钠或 20%氨基甲酸乙酯,生理盐水。
3. 其他　骨蜡或止血海绵,纱布,脱脂棉。

【实验步骤和观察指标】

1. 手术操作

(1) 从兔耳缘静脉按 1 ml/kg 体重的量缓慢注入 3%戊巴比妥钠。

(2) 动物麻醉后,将兔仰卧保定于手术台上,减去颈部及头顶的被毛,于颈部正中线切开皮肤,分离肌肉,暴露气管后做气管插管;找出气管左、右两侧的颈总动脉,均穿线以备结扎。

(3) 将兔转为俯卧位,四肢固定。用手托住头部,由两眉连线中点上方至枕部将头皮纵行切开,用刀柄向两侧剥离肌肉与骨膜;兔头水平放置,在旁开矢状缝 0.5 mm 左右的颅顶处用骨钻开孔,再以咬骨钳将创口扩大,暴露整个大脑上表面。手术过程中,若颅骨出血可用骨蜡止血,特别是向对侧扩展时,要注意勿伤及颅骨内壁的矢状窦,以免大出血。剪开硬脑膜。结扎两侧颈总动脉。将动物的头托起,用切脑刀柄从大脑半球后缘轻轻翻开枕叶,即可见到四叠体(上丘较大,下丘较小),在上、下丘之间切脑刀片与水平呈 60°角果断向颅底横切,将脑干完全切断。兔去大脑僵直脑剖面示意图见图 3-4-1-1。

图 3-4-1-1　兔去大脑僵直脑剖面示意图

胼胝体　海马　前连合　小脑

嗅球　视交叉　后连体　脑桥　四叠体

2. 观察与记录　松绑四肢,几分钟后可见兔的四肢伸直,头仰,尾上翘,呈角弓反张状态(图3-4-1-2)。

【注意事项】

1. 麻醉不能过深。

2. 切断脑干处的定位要准确,若切割部位太低,可损伤延髓呼吸中枢,引起呼吸停止;反之,横切部位过高,则可能不出现去大脑僵直现象。

图3-4-1-2　兔去
大脑僵直状

【思考题】

1. 家兔产生去大脑僵直的机制是什么?

2. 去大脑僵直实验对临床神经反射检查有何启示?

3. α僵直和γ僵直有何不同?

(吉丽敏　许闽广)

实验二　大脑皮质运动功能定位

【实验原理与目的】

大脑皮质运动区是调节躯体运动功能的高级中枢。它通过锥体系和锥体外系下行通路,控制脑干和脊髓运动神经元的活动,从而控制肌肉运动。电刺激皮质后发生的效应在人和高等动物的中央前回最为明显,称为皮质运动区功能定位或运动的躯体定位结构。在较低等的哺乳动物,如兔和大鼠,大脑皮质运动功能定位已具一定雏形。

本实验的目的是通过电刺激大脑皮质运动区引起躯体运动效应,观察皮质运动区功能定位现象,进一步领会皮质运动区对躯体运动的调节作用。

【实验对象】

大鼠或家兔,雌雄不拘。

【实验器材和药品】

1. 仪器装置　电刺激器,刺激电极。

2. 器械　手术器械1套,小骨钻、小咬骨钳。

3. 药品　3%戊巴比妥钠(或者20%氨基甲酸乙酯),生理盐水,液体石蜡。

4. 其他　骨腊(或止血海绵),纱布。

【实验步骤和观察指标】

1. 仪器装置　按操作规程连接BL-420N生物信号采集与分析系统和刺激电极(参见第二篇第一章第一节)。

2. 手术操作

(1) 麻醉:大鼠以3%戊巴比妥钠0.7~1 ml/kg体重或20%氨基甲酸乙酯5ml/kg进行肌内注射,兔则用3%戊巴比妥钠以0.7~1 ml/kg体重从耳缘静脉注射,轻度麻醉(参见前面介绍的动物麻醉方法)。

(2) 开颅法:将动物俯卧位保定,并将头部固定,剪去头部的毛,从眉间至枕部矢状缝切开皮肤及骨膜,用刀柄向两侧剥离肌肉并刮去颅顶骨膜。用小骨钻小心钻开颅骨,勿伤硬脑膜。用小咬骨钳扩大创口,暴露一侧大脑表面,勿伤及矢状窦。需要时用骨蜡(或明胶海绵)止血。小镊子夹起硬脑膜并仔细剪掉,暴露出大脑皮质,滴上少量温热液体石蜡,以防皮质干燥。手术完毕放松动物的头及四肢,以便观察躯体运动效应。

观察刺激皮质的效应:逐点依次刺激大脑皮质不同区域,观察躯体运动反应,并将结果标记在大脑半球侧面观的示意图上(图3-4-2-1)。刺激参数:波宽0.1~0.2 ms,电压10~20 V,频率20~100 Hz。每次刺激时间持续1~5 s;每次刺激后休息约1 min。

图 3 - 4 - 2 - 1 大鼠(左)和兔(右)右侧大脑半球示意图
虚线区域表示受电刺激可引起躯体运动的皮质区域

(3) 不开颅法

1) 切开头顶皮肤,暴露颅骨。

2) 先根据骨标志线(图3-4-2-2)定位。

a. 矢状线——与矢状缝重合的直线。

b. 旁矢状线——沿眶后切迹内侧缘与矢状线相平行的直线。

c. 切迹连线——两侧眶后切迹前缘连线。

d. 冠状线——冠状缝的平行线。

e. 顶冠间线——顶间前线与冠状线之间的平行线。

f. 顶间前线——沿顶间骨前端(即人字缝顶点)与冠状缝的平行线。

3) 参照图3-4-2-3的数字位置将大头针去帽制成的针形电极以小锤自颅顶外部垂直钉入2~3 mm深。

4) 刺激电极采用单极输出连接到大头针,无关电极置腹部正中皮下。移动大头针,找到最佳代表区,并绘图。

图 3 - 4 - 2 - 2 兔的颅顶标志线示意图
a. 矢状线;b. 旁矢状线;c. 切迹直线
d. 冠状线;e. 顶冠间线;f. 顶间前线

图 3 - 4 - 2 - 3 大脑半球运动区以及电刺激所致的躯体运动效应的示意图
1. 头动;2. 咀嚼;3. 前肢;4. 竖耳;5. 举尾

（4）实验要求：必须先了解大鼠和兔大脑皮质运动区的位置，并画好依仗大脑半球侧面或顶表面观的示意图，将观察到的反应标记在图上。分析讨论实验结果，写出实验报告。

【注意事项】

1. 麻醉不宜过深，过深则影响刺激效应。

2. 术中仔细止血，并注意勿损伤大脑皮质。保持皮质应有的兴奋性、表面光滑、血管清晰。

3. 选定恰当的刺激参数。

4. 刺激电极间距宜小，但勿短路。

【思考题】

1. 为什么刺激大脑皮质引起的肌体运动往往有左右交叉现象？

2. 人与家兔大脑皮质运动区定位有何不同？为什么？

（许闽广）

实验三　毁损小鼠小脑的观察

【实验原理与目的】

小脑对于维持姿势、调节肌紧张、协调和形成随意运动均有重要作用。这些作用均可以从小脑在进化过程中的发展，小脑与其他脑区的神经连接以及损毁或刺激实验的结果中得到证实。根据小脑的传入、传出纤维联系可以把小脑分成三部分，即前庭小脑、脊髓小脑和皮质小脑。脊髓小脑的主要功能是参与对骨骼肌张力的调节，皮质小脑的主要功能是协调随意运动，而前庭小脑在维持机体平衡中起重要作用。小脑对肌紧张的调节既有易化作用，也有抑制作用，刺激前叶蚓部可抑制同侧伸肌紧张，而刺激前叶两侧部则加强同侧肌紧张。因此，当毁坏动物一侧小脑后，可引起肌紧张失调和平衡功能的障碍。

本实验的目的是观察破坏一侧小脑后引起肌紧张力、随意运动的变化以及平衡的失调，从而了解小脑对躯体运动的调节作用。

【实验对象】

小鼠。

【实验器材和药品】

剪刀，镊子，6 号注射针头，200 ml 烧杯 1 只，棉球，乙醚。

【实验步骤和观察指标】

1. 先观察小鼠的正常活动情况，然后将小鼠罩于烧杯内，并放入一团浸透乙醚的棉球进行麻醉，直至小鼠停止活动，呼吸变得深慢为止。

2. 沿头部正中线剪开头皮直达耳后水平，暴露顶骨及顶间骨。以右手拇指和食指捏住头部两侧（不能捏得太紧，以防把眼球挤出），用手术刀轻轻把顶间骨上的一肌肉往后分离，通过透明的颅骨即可见到小脑的位置。

3. 对照图 3-4-3-1 中所指的穿刺点（穿刺点距离

图 3-4-3-1　小鼠一侧小脑破坏定位

人字缝、正中线垂直距离各约 3 mm),用 6 号针头垂直穿入一侧顶间骨(进针 2~3 mm),捣毁一侧小脑,取出针头,用棉球止血。

4. 待小鼠清醒后观察其活动,注意其姿势的不平衡现象和肢体肌肉紧张度。

【注意事项】

1. 麻醉时应密切观察动物呼吸(烧杯不能完全密闭,与桌面间留一小缝,以免动物因缺氧窒息而死亡)。

2. 针刺破坏小脑时,不可刺入太深,以免损伤中脑。

3. 实验后,应先将小鼠处死后再弃之。

(黎　昀　黄彦峰　黄俊杰)

实验四　小鼠脊髓半横切

【实验原理与目的】

脊髓不仅是机体的低级反射中枢,也是躯干和四肢的感受器、效应器和上下传导通路的低级与高级中枢的联络通路。皮肤的痛、温觉的纤维走行于脊髓丘脑侧束,而轻触觉的纤维走行于脊髓丘脑前束,它们的传导纤维是先交叉后上行。肌肉本体感觉、深部压觉和辨别觉的纤维走行于脊髓丘脑后束,其传导纤维是先上行后交叉。一旦脊髓的一侧被切断,会发生对侧的痛、温觉障碍,同侧深感觉和辨别觉障碍。又由于脊髓半横切,从神经系统高级部位传来的冲动不能传到横切面水平以下的脊髓运动中枢,因此受损伤侧后肢的复杂运动反应消失。

本实验的目的是学习哺乳类动物脊髓半横切的方法,了解脊髓感觉传导功能的交叉现象。

【实验对象】

小鼠,雌雄不拘。

【实验器材和药品】

1. 器械　手术器械 1 套,蛙板,200 ml 烧杯,大头针或 5~6 号注射针头数个。

2. 药品　乙醚,冰水。

3. 其他　棉球,缝针,缝线。

【实验步骤和观察指标】

1. 将小鼠放在桌面上,观察其正常活动与四肢运动情况。

2. 用烧杯罩住小鼠,烧杯内放入一浸有乙醚的棉球,使其麻醉。

3. 将已麻醉的小鼠俯卧位保定于蛙板上,以拇、示两指摸到小鼠浮肋为标志处,剪去其背中部的毛。沿背部中线切开皮肤约 1.5 cm,在浮肋以下紧贴第 1~3 腰椎的棘突,用手术刀切开棘突两侧和椎骨间的肌腱,用镊子分离肌肉,暴露椎骨,然后轻轻夹住第 2 腰椎,用小骨剪剪去其棘突和一侧椎弓,暴露出白色的脊髓约 2 mm。

4. 以脊髓背面正中的脊髓后动脉为标志,用 6 号注射针头插入脊髓中央旁约 1 mm,并向外侧面划断,使该侧脊髓完全横断,用间断缝合法缝合皮肤。

也可以用简便的手术法:将小鼠以乙醚轻度麻醉。从背部中线剪开皮肤,看清脊柱和棘突,在脊柱正中央有一清晰小血管(动脉)作为左右的分界线(图 3 - 4 - 4 - 1),从肩胛间脂肪块的下缘(相当于第7～8胸椎)用大头针或6号注射针头从正中小血管的侧旁刺入骨髓腔,注入脊髓深2～3mm为宜,勿超过中线,否则会出现全离断。若第一次离断不完全,可再补充破坏。但破坏范围过大,则无法挽救。半横切完成后,待鼠清醒,即可进行观察。

5. 骨髓半横切后,松开动物四肢,可见损伤侧后肢瘫痪,拖着后肢行走。用镊子夹住损伤侧后肢,动物有鸣叫反应,说明该侧仍有感觉,但不能运动。夹住对侧后肢,动物后肢屈曲,不鸣叫,说明健侧能运动,有触觉,但无痛觉。

6. 将两后肢分别浸入冰水中,损伤侧的后肢受到冷刺激后,动物会挣扎。而健侧受冷刺激后没有反应。

【注意事项】

1. 剪开椎骨时注意千万不得损伤脊髓。

2. 暴露脊髓后,必须在看清脊髓后再进行半横切。横切时切勿损伤脊髓背面正中的脊髓后动脉,以免失血过多。

3. 用冰水刺激健侧脚趾时,如果只是轻轻触及水面,因触觉可引起腿的屈曲,所以一定要将后肢浸入冰水中,才能检验它对冷刺激的反应。

4. 半横切术后,创口可用生理盐水棉球覆盖,也有人主张用间断缝合法缝合创口皮肤。

【思考题】

1. 脊髓半横切部位为何选在第1～3腰椎处?

2. 对半横切出现的结果进行分析和讨论。

(何显教　梁祚仁　黄俊杰)

图3-4-4-1　小鼠脊柱中央小血管

实验五　局麻药实验

一、普鲁卡因蛛网膜下隙麻醉(腰麻)

【实验原理与目的】

局部麻醉药局部应用于神经末梢或神经干周围时,能暂时、完全和可逆性地阻断神经冲动的产生和传导,在意识清醒的条件下,使局部痛觉暂时消失。较高浓度时也能抑制平滑肌和骨骼肌的活动。局部麻醉药在给药部位可被吸收,若大量局部麻醉药进入血管,可引起全身毒性反应,主要表现是:中枢神经系统先兴奋后抑制,初期表现为眩晕、烦躁不安、肌肉震颤,进一步发展为神志错乱及全身性强直-阵挛性惊厥,最后转入昏迷、呼吸麻痹。中枢神经抑制性神经元对局麻药比较敏感,首先被局麻药所抑制,因此引起脱抑制而出现兴奋现象。局麻药引起的惊厥是边缘系统兴奋灶扩散所致。丁卡因(tetracaine)的毒性比普鲁卡因强(procaine)10倍。

本实验的目的是观察普鲁卡因蛛网膜下隙的麻醉作用。

【实验对象】

家兔1只,体重1.5～2.5kg,雌雄不限。用针刺其后肢有痛反射。

【实验器材和药品】

1. 器械　磅秤,2 ml注射器,7号针头,棉球。

2. 药品　5％普鲁卡因溶液,2％碘酒,75％乙醇。

【实验步骤和观察指标】

1. 取成年家兔1只,称体重,将其腰骶部5 cm×5 cm范围内的毛剪去或剃去,标记注射位置(第7腰椎与第1骶椎之间,即背部髂骨脊连线之中点稍下处)。

2. 先观察兔正常活动情况,然后一人固定家兔:使兔自然俯卧,将兔头挟于腋下,用左手托住臀部,固定兔身于操作者的左手臂与胸前之间,尽量使兔背部屈曲;另一人给药:消毒注射部位,左手固定注射处皮肤,右手持注射器,针头沿第7腰椎间隙刺入(针筒偏向兔头,针与脊椎成45°角),当动物后肢出现跳动时即可注入5％普鲁卡因0.2 ml/kg。

3. 观察兔后肢活动及对针刺痛反应情况的变化。

二、普鲁卡因与丁卡因的毒性比较

【实验原理与目的】

本实验原理与"普鲁卡因蛛网膜下隙麻醉(腰麻)"的原理相同。本实验的目的在于观察局麻药的毒性及比较普鲁卡因与丁卡因毒性的大小。

【实验对象】

小鼠18只,体重18～22 g,雌雄不限。

【实验器材和药品】

1. 器械　天平,1 ml注射器,鼠罩。

2. 药品　1％盐酸普鲁卡因溶液、1％盐酸丁卡因溶液、生理盐水、3％苦味酸溶液。

【实验步骤和观察指标】

1. 将小鼠随机分成3组,标记称重,观察其正常活动。

2. 每组分别腹腔注射0.1 ml/10 g的1％盐酸普鲁卡因或1％盐酸丁卡因或生理盐水。

3. 观察给药后动物的反应:活动变化、发生惊厥的时间及程度,比较普鲁卡因与丁卡因的毒性。

4. 将结果纪录于表3-4-5-1中。

表3-4-5-1　普鲁卡因与丁卡因对小鼠的毒性比较

组别	n	药物及其剂量(ml/10 g)	惊厥鼠数	惊厥发生率
甲	6	1％盐酸普鲁卡因　0.1		
乙	6	1％盐酸丁卡因　0.1		
丙	6	生理盐水　0.1		

【思考题】

为什么在临床上一般不选用丁卡因作浸润麻醉?

(赖　术　王金妮)

实验六　药物抗惊厥实验

一、苯巴比妥钠抗电惊厥作用

【实验原理与目的】

以一定强度电流刺激小鼠头颅可引起全身强直性惊厥。苯巴比妥钠（sodium phenobarbital）属中枢抑制药，可对抗电刺激等引起的惊厥作用。

本实验的目的是通过电刺激制作成惊厥模型，观察苯巴比妥钠的抗惊厥作用。

【实验对象】

小鼠，18～22 g，雌雄均可，雌性应未孕。

【实验器材和药品】

1. 仪器　BL－420N 生物信号采集与分析系统。

2. 器械　注射器，天平，鼠笼。

3. 药品　1%苯巴比妥钠溶液，生理盐水。

【实验方法和观察指标】

1. 打开电脑，运行 BL－420N 生物信号采集与分析系统，在系统主界面的菜单条上依次选择实验项目—药理学模块—电惊厥实验。在主界面的电刺激器窗口中，可见电刺激的各参数（刺激强度、刺激串数），参数值可依动物个体的反应程度进行调整。例如，先将刺激强度设为 60 V 时，电刺激小鼠无反应，则增加刺激强度至 65 V 进行刺激，至达到小鼠出现后肢强直的刺激强度。

2. 动物筛选　取小鼠数只，用生理盐水擦湿两耳，将 BL－420N 生物信号采集与分析系统刺激输出线末端的两鳄鱼夹分别夹在小鼠的两耳上。点击 BL－420N 生物信号采集与分析系统刺激参数窗口中的"⌐‾⌐"（电刺激启动按钮）1 次。以后肢强直作为电惊厥阳性鼠，选出数只。

3. 取电惊厥阳性鼠 4 只，称重编号。1、2 号鼠腹腔注射苯巴比妥钠溶液 0.1 ml/10 g（0.1 g/kg），3、4 号鼠注射等容量的生理盐水作对照。

4. 给药后 30 min，以与给药前相同的刺激强度刺激小鼠，比较各鼠给药前后对电刺激反应的差异。将结果记录于表 3－4－6－1 中。

表 3－4－6－1　苯巴比妥钠的抗惊厥作用

鼠号	体重(g)	药物及剂量	电刺激反应	
			药前	药后
1				
2				
3				
4				

【注意事项】

1. 引起惊厥的电刺激参数因个体差异而不同，电压不宜过大，以免死亡。

2. 操作时谨防触电，同时避免两鳄鱼夹相碰引起短路而损坏刺激仪。

3. 筛选电惊厥阳性鼠必须是惊厥可恢复的小鼠，以后肢强直为阳性指标。

【思考题】

1. 试述苯巴比妥钠抗惊厥的作用机制。

2. 临床上应用苯巴比妥钠抗惊厥应注意哪些事项?

二、地西泮对抗中枢兴奋药过量引起惊厥的作用

【实验原理与目的】

二甲氟林(demefline)和尼可刹米(nikethamide ,coramine)为主要兴奋延脑呼吸中枢的药物,过量均可引起中枢各部位广泛兴奋而导致惊厥。二甲氟林作用强度比尼可沙米强约100倍。教学实验中选择其中一种中枢兴奋药即可。地西泮为中枢抑制药,对中枢兴奋药过量等原因引起的惊厥有良好的对抗作用。

本实验的目的是观察中枢兴奋药过量的毒性反应和地西泮的对抗作用。

【实验对象】

小鼠,18~22 g,雌雄均可,雌性应未孕。

【实验器材和药品】

1. 器械 鼠笼,天平,注射器。

2. 药品 药物组合一:0.08%二甲氟林,1%地西泮溶液,生理盐水;药物组合二:5%尼可刹米,0.25%地西泮溶液,生理盐水。

【实验方法和观察指标】

1. 取小鼠 4 只,称重,编号。

2. 分别给 1、2 号鼠腹腔注射 1%地西泮溶液 0.1 ml/10g(与二甲氟林配对)或 0.25%地西泮溶液 0.1 ml/10 g(与尼可刹米配对),3、4 号鼠注射等容量的生理盐水作对照。

3. 30 min 后,各鼠分别皮下注射二甲氟林溶液或尼可刹米溶液 0.1 ml/10g,观察并记录各鼠是否出现惊厥,出现快慢和强度(痉挛、强直或死亡)。将结果记录于表 3 - 4 - 6 - 2 中。

表 3-4-6-2 地西泮抗惊厥作用

鼠号	体重(g)	药物及剂量	注射二甲氟林(或尼可刹米)后反应	
			惊厥产生时间	反应情况
1				
2				
3				
4				

【注意事项】

1. 掌握腹腔注射和皮下注射要领,规范操作。

2. 注射二甲氟林或尼可刹米后不宜给小鼠其他刺激(如声音、惊吓等)。

【思考题】

1.地西泮有哪些作用和用途?

2.中枢兴奋药有哪些毒性反应? 应如何防治?

(廖长秀 韦健全)

实验七　药物的镇痛作用

一、热板法

【实验原理与目的】

热刺激体表可产生疼痛反应。通过测定小鼠给药前后热板痛阈的改变,用以判断药物的镇痛作用。

本实验的目的是通过学习热板镇痛的实验方法,掌握吗啡(morphine)或哌替啶(pethidine)的镇痛作用。

【实验对象】

雌性小鼠,体重 18~22 g。

【实验器材和药品】

1. 仪器　热板仪或电热恒温水浴槽,电子秤。
2. 器材　1 ml 注射器,秒表,鼠罩。
3. 药品　0.1%盐酸吗啡溶液或 0.4%盐酸哌替啶溶液,生理盐水。

【实验步骤和观察指标】

1. 动物筛选　将水浴温度调至 55±0.5℃。然后将小鼠置于热板上,测定各小鼠的正常痛阈值,以舔后足出现的时间为疼痛指标。共测 2 次,每次间隔 5 min,以平均值不超过 30 s 的小鼠供实验用。

2. 正式实验　取筛选合格的小鼠 4 只,称重并编号,按上述方法分别测定小鼠给药前的痛阈值,将每只小鼠所测两次痛阈的平均值,作为给药前痛阈值。1、2 号鼠腹腔注射 0.1%盐酸吗啡溶液 0.1 ml/10 g,3、4 号鼠腹腔注射生理盐水 0.1 ml/10 g。用药后第 15、30、45 min 分别测定各鼠的痛阈值,对于痛阈值大的小鼠按 60 s 计。将整个实验室结果,按下列公式计算各药不同时间的痛阈提高率,把结果填入表 3-4-7-1 中。

表 3-4-7-1　药物的镇痛作用

组　别	给药前平均痛阈值	给药后平均痛阈值(s)			镇痛百分率(%)		
		15 min	30 min	45 min	15 min	30 min	45 min
对照组							
实验组							

$$药物痛阈提高率 = \frac{用药后平均痛阈值 - 用药前平均痛阈值}{用药前平均痛阈值} \times 100\%$$

(公式 3-4-7-1)

【注意事项】

1. 小鼠宜用雌性,因雄性小鼠遇热时睾丸易下垂,阴囊皮肤对热刺激敏感。

2. 热板法个体差异较大,实验动物应预先筛选,一般以痛阈值在 30 s 内者为敏感鼠,可供实验用。

3. 用药后小鼠痛阈值超过 60 s 者,应立即取出,防止足部烫伤而影响实验结果,其痛阈值按 60 s 计。

4. 室温以 15℃左右为宜,过低动物反应迟钝,过高则敏感。

二、化学刺激实验方法

【实验原理与目的】

把醋酸等化学刺激物注入腹腔,可使小鼠很快产生疼痛反应,表现为腹部两侧收缩内陷、腹壁下贴、臀部抬高或后肢伸展,即扭体反应。

本实验的目的是学习化学刺激镇痛实验方法,掌握吗啡(morphine)或哌替啶(pethidine)的镇痛作用。

【实验对象】

小鼠,体重 18～22 g,雌雄不拘。

【实验器材和药品】

1. 器械　电子秤,1 ml 注射器,鼠罩。

2. 药品　0.1% 盐酸吗啡溶液或 0.4% 盐酸哌替啶(杜冷丁)溶液,0.6% 醋酸溶液或 1% 酒石酸锑钾溶液,生理盐水。

【实验步骤和观察指标】

1. 小鼠 4 只,分成两组称重标记。观察正常活动后,1、2 号小鼠腹腔注射 0.1% 盐酸吗啡溶液 0.1 ml/10 g,3、4 号小鼠腹腔注射生理盐水 0.1 ml/10 g 作对照。

2. 给药后 20 min,两组小鼠均腹腔注射 0.6% 醋酸溶液 0.1 ml/10 g,观察记录注射醋酸后 15 min 内的两组出现扭体的鼠数和扭体次数。

3. 统计整个实验室结果,将扭体的鼠数及扭体次数平均值记录于表 3-4-7-2 中,并按下列公式计算镇痛百分率。

表 3-4-7-2　两组小鼠的扭体反应

组　别	药物剂量	动物数	扭体鼠数	扭体次数	镇痛百分率(%)
给药组					
对照组					

$$扭体抑制率 = \frac{对照组扭体次数 - 实验组扭体次数}{对照组扭体次数} \times 100\% \qquad (公式\ 3-4-7-2)$$

【注意事项】

1. 用药剂量要准确,剂量过大会造成呼吸抑制,剂量过小效果不明显。

2. 酒石酸锑钾或醋酸溶液应在实验前临时配制,否则致痛效果不佳。

3. 扭体反应指标中有任何一项表现即可认为阳性。

【思考题】

1. 简述吗啡镇痛作用的机制及其临床应用。

2. 盐酸吗啡与哌替啶的镇痛作用有何区别?用药时应注意哪些问题?

(罗　莹　韦健全　刘月丽)

实验八　纳洛酮、尼可刹米对急性吗啡中毒的解救作用

【实验原理与目的】

治疗量吗啡对呼吸中枢有抑制作用,中毒时呼吸频率可减慢至 3～4 次/min,乃至呼吸完全停止。纳洛酮(naloxone)是阿片受体的特异性阻断药;尼可刹米是中枢兴奋药。它们对急性吗啡中毒呼吸抑制有对抗作用。

本实验给家兔静注大剂量吗啡制作成急性吗啡中毒模型,观察纳洛酮、尼可刹米对抗吗啡抑制呼吸作用的特点,并学习检测呼吸的实验方法。

【实验对象】

家兔 2 只,体重约 2 kg。

【实验器材和药品】

1. 仪器　生物信号采集与分析系统,张力换能器。
2. 器材　家兔固定台、铁支架、双凹夹、蛙心夹、5 ml 及 10 ml 注射器、6 号针头。
3. 药物　1%盐酸吗啡溶液、0.02%纳洛酮溶液、25%尼可刹米溶液。
4. 其他　棉线。

【实验步骤和观察指标】

1. 按操作规程准备好生物信号采集与分析系统,并连上张力换能器。
2. 将兔称重,背位保定于家兔保定台上,头部用棉线拉住上牙保定好。在剑突下 2 cm 处皮肤夹上蛙心夹,蛙心夹的丝线连接于张力传感器上,调整好张力,用通道 1、2 分别记录甲、乙两兔的正常呼吸曲线。
3. 在记录呼吸曲线的情况下由耳缘静脉注射 1%吗啡溶液 1～2 ml/kg,观察呼吸频率和幅度,待呼吸抑制明显后,甲兔耳缘静脉注射 0.02%纳洛酮溶液 2ml/kg,乙兔耳缘静脉注射 25%尼可刹米 0.25～0.5 ml/kg。继续观察呼吸变化。
4. 通过剪切等把结果打印出来,将呼吸频率及呼吸幅度记录于表 3-4-8-1 中。

表 3-4-8-1　纳洛酮、尼可刹米对急性吗啡中毒的解救作用

给药状态	甲兔		乙兔	
	呼吸频率(次/min)	呼吸幅度(cm)	呼吸频率(次/min)	呼吸幅度(cm)
给药前				
注射吗啡后				
注射纳洛酮后				
注射尼可刹米后				

【注意事项】

1. 静脉注射吗啡应一次性快注射。
2. 纳洛酮、尼可刹米应事先抽好,以便呼吸抑制明显时可立即静脉注射。
3. 静脉注射尼可刹米的速度不宜过快,否则易引起惊厥。

【思考题】

1. 急性吗啡中毒的特征、致死原因是什么？

2. 哪些药物可以抢救急性吗啡中毒？其机制是什么？

（韦健全　廖长秀）

第五章　呼吸系统实验

实验一　膈神经放电

【实验原理与目的】

呼吸中枢的节律性活动通过传出神经(膈神经和肋间神经)引起膈肌和肋间肌的节律性收缩和舒张活动,从而产生了节律性呼吸运动。因此,用电生理方法记录膈神经放电活动情况可以作为反映呼吸中枢节律性活动的一项指标。某些体内外因素对呼吸运动的反射性影响,也能通过记录膈神经放电改变情况得到反映。

本实验的目的在于观察某些因素引起家兔在体膈神经发放群集性传出冲动情况,加深对呼吸肌收缩节律来源的认识。

【实验对象】

家兔,雌雄不拘。

【实验器材和药品】

1. 仪器　生物信号采集与分析系统,监听器,双极引导电极及其固定支架。

2. 机械　手术器械 1 套,兔手术台,气管插管,注射器(20 ml、5 ml 各 1 只,1 ml 2 只)及针头,玻璃分针,纱布。

3. 药品　生理盐水,医用液体石蜡,3%戊巴比妥钠(或 20%氨基甲酸乙酯)溶液,装有 CO_2 的气囊。

【实验步骤和观察指标】

1. 连接生物信号采集与分析系统有关装置(参见第二篇第一章《常用生理科学实验仪器》),用"膈神经放电"实验模块。

2. 动物手术

(1) 动物常规麻醉与保定后,气管插管(参见第二篇第五章第八节《急性动物实验常用手术方法》)。

(2) 分离膈神经:在颈下部,用止血钳沿胸锁乳突肌与颈外静脉之间向颈椎骨旁分离,可见由内向后外行走的较粗大的臂神经丛,在臂神经丛的内侧可见一条较细的神经横跨臂神经丛,转靠近颈椎旁行走入胸腔,此神经就是膈神经(图 3-5-1-1)。用玻璃分针在臂丛上方分离膈神经 2 cm 左右,穿线置于外周端(近胸部)备用。

(3) 参见减压神经放电的办法给膈神经做小皮兜,并将液体石蜡注入皮兜内以防止神经干燥。

(4) 分离双侧迷走神经,并穿线备用。

图 3-5-1-1　膈神经大体位置示意图

颈椎

臂丛神经

膈神经

3. 观察与记录

（1）记录正常的膈神经放电：用玻璃分针轻轻地将膈神经放在引导电极上。观察膈神经放电：膈神经群集放电呈梭形与吸气同步，从监听器可听到"拉锯样"声音（图 3-5-1-2）。

1
通
道

2
通
道

图 3-5-1-2 膈神经群集放电
1 通道为膈神经放电 2 通道为膈神经放电直方图

（2）吸入气中 CO_2 浓度增加对膈神经放电的影响。将 CO_2 气囊的管口对准气管插管，打开气囊管口夹子，观察膈神经放电的变化。

（3）剪断双侧迷走神经对膈神经放电的影响。剪断一侧迷走神经，观察膈神经放电变化。剪断另一侧迷走神经，观察膈神经放电变化。

【注意事项】

1. 分离神经要干净，且不能过度牵拉神经，并要注意防止神经干燥。
2. 电极首先放在近外周端，如果描记不出神经放电，再把引导电极往中枢端移动。

【思考题】

1. 试比较膈神经放电形式与减压神经放电形式有何异同？
2. 如何通过实验证明膈神经是传入或传出神经？

（许闽广 何显教）

实验二 家兔呼吸运动的调节

【实验原理与目的】

在呼吸中枢的调节下，呼吸运动有节律地进行，并能适应机体代谢的需要。体内、外各种刺激可以作用于呼吸中枢或通过不同的感受器，反射性影响呼吸运动。

本实验的目的在于观察神经和体液因素对呼吸运动的调节作用；观察血压急性升高与呼吸运动的关系并分析其机制。

【实验对象】

家兔。

【实验器材和药品】

1. 仪器 生物信号采集与分析系统，张力换能器，血压换能器。
2. 器械 马利气鼓，手术器械 1 套，兔手术台，刺激器，气管插管，注射器（20 ml、5 ml 各 1 只），婴儿秤，静脉导管及静脉输液装置（带三通开关），听诊器。

3. 药品　生理盐水，20％氨基甲酸乙酯(或3％戊巴比妥钠)溶液，3％乳酸溶液，CO_2气袋，钠石灰瓶，生理盐水，肾上腺素生理盐水(1‰肾上腺素1 ml＋生理盐水9 ml)。

4. 其他　50 cm长的橡皮管1条，纱布、线、球胆2个(分别装入CO_2和空气)。

【实验步骤和观察指标】

1. 仪器装置　按操作规程准备好生物信号采集与分析系统的呼吸及血压记录装置(参见第二篇第一章《常用生理科学实验仪器》)。

2. 手术操作　参见第二篇第五章第八节《急性动物实验常用手术方法》中的颈部手术。

(1) 动物麻醉与保定：家兔一只，称体重后，由耳缘静脉缓慢注入20％氨基甲酸乙酯(5 ml/kg)，待动物麻醉后仰卧保定于手术台上。

(2) 气管插管：沿颈部正中切开皮肤，分离气管，行气管插管，用于描记呼吸曲线。

(3) 分离出颈部两侧迷走神经，穿线备用。

(4) 颈总动脉插管：分离一侧颈总动脉，在颈总动脉插入动脉插管并连接于血压换能器，用于记录动脉血压。

(5) 颈外静脉插管：先准备好静脉输液装置，排除输液管道的气体。分离一侧颈外静脉，结扎颈外静脉远心端，在近心端靠近结扎处剪开一小口并插入静脉导管，结扎固定，调节好适当的输液速度。

3. 观察与记录　先描记一段正常呼吸和血压曲线，然后按以下项目观察记录。

(1) 增加吸入气中CO_2浓度：将装有CO_2的球胆管口对准气管插管侧管(两者有一定距离)并将球胆的夹子逐渐松开，使CO_2气流不宜过急地随吸气进入气管。此时记录高浓度CO_2对呼吸运动的影响。夹闭CO_2球胆，观察呼吸恢复的过程。

(2) 缺氧：将气管插管的侧管通过钠石灰与盛有一定容量空气的球胆相连，家兔呼吸球胆中的空气。动物呼出的CO_2可被钠石灰吸收，故随着呼吸的进行，球胆中的O_2愈来愈少，记录呼吸运动的变化。待呼吸运动恢复正常再进行下项观察。

(3) 增大无效腔：把50 cm长的橡皮管连接在侧管上，家兔通过这根长管进行呼吸，观察呼吸运动有何变化，呼吸发生明显变化后即去掉橡皮管，使其恢复正常。

(4) 血中酸性物质增多时的效应：用5 ml注射器，由耳缘静脉较快地注入3％的乳酸2 ml，观察此时呼吸运动的变化过程。

(5) 迷走神经在呼吸运动中的作用：描记一段对照呼吸曲线，先切断一侧迷走神经，观察呼吸运动有何变化，再切断另一侧迷走神经，观察呼吸运动有何变化。然后以不同刺激强度刺激一侧迷走神经的向中端，再观察呼吸运动的变化。

(6) 血压急性升高对呼吸运动的影响：输入37℃生理盐水(输入总量按100 ml/kg，输液速度为180～200滴/min)待滴注将近完毕立即从输液管中注入稀释肾上腺素生理盐水(按肾上腺素0.45 mg/kg)，记录呼吸和血压。

【注意事项】

1. 气管插管时，剪口后，一定要注意对气管进行止血和气管内清理干净再进行插管。

2. 经耳缘静脉注射乳酸时，要选择静脉远端，注意不要刺破静脉，以免乳酸外漏，引起动物躁动。

3. 用保护电极刺激迷走神经向中端之前一定要先检查刺激器的输出。

4. 气管插管侧管的夹子在实验全过程中不得更动，以做振幅的前后比较。

【思考题】

1. 分析各项实验结果,缺氧、CO_2 及乳酸增多时对呼吸的影响机制有何不同?
2. 迷走神经在节律性呼吸运动中起何作用?
3. 急性血压升高对呼吸有何影响? 机制如何?

(谢协驹　高　畅　丁　利)

实验三　家兔实验性肺水肿

【实验原理与目的】

正常情况下,肺组织间液的回流明显大于滤出,保证了肺泡的相对"干燥"和正常功能。当肺毛细血管流体静压增高、血浆胶体渗透压降低、肺微血管壁通透性增高、肺淋巴回流障碍等因素中的某个或多个同时或相继作用,一般先发生间质性肺水肿,然后,发展为肺泡水肿。肺水肿发生后,可引起气体弥散障碍以及肺泡通气与血流比例失调(如果气道内存在水肿液,还会引起通气障碍),最终导致呼吸功能不全。

大剂量肾上腺素可引起机体血液重新分布、血管内外液体交换失衡及体内外液体交换失衡,导致急性肺水肿,呼吸功能障碍。

本实验的目的是用大剂量肾上腺素复制肺水肿模型,观察急性肺水肿的表现,分析其发生机制。

【实验对象】

家兔 2 只,体重 1.5～3.0 kg,雄雌不拘。

【实验器材和药品】

1. 仪器　生物信号采集与分析系统,张力换能器。
2. 器械　气管插管,马利氏气鼓,手术器械 1 套,听诊器 1 具,静脉导管及静脉输液装置 2 套,10 ml 注射器 2 支,6 号针头 2 个,50 ml 烧杯 2 个,天平与砝码。
3. 药品　1% 普鲁卡因溶液,10^{-4} mol/L 肾上腺素生理盐水,0.9% 氯化钠溶液(生理盐水)。
4. 其他　丝线,棉球,滤纸。

【实验步骤和观察指标】

家兔随机分为实验组和对照组两组,实验过程进行动态、交叉对比观察。

(一) 实验组

1. 仪器装置　按第二篇第一章第一节及第二节的介绍准备好生物信号采集与分析系统及张力换能器纪录装置。
2. 手术操作

(1) 保定动物:准确称重后将家兔仰卧保定于兔台上,剪去颈部手术野被毛。

(2) 局部麻醉:用 1% 普鲁卡因溶液行颈部皮下浸润麻醉,切开颈前部皮肤,分离气管及一侧颈外静脉。

(3) 气管插管:行气管插管,连接马利氏气鼓及张力换能器等呼吸记录装置。

(4) 颈外静脉插管:行一侧颈外静脉插管,连接静脉输液装置,以 10～15 滴/min 速度输入生理盐水溶液以维持管道通畅。

3. 观察与记录

(1) 记录一段正常呼吸曲线,用听诊器听肺呼吸音。然后输入 37℃ 生理盐水,输入总量按 100 ml/kg 体重计算,输液速度为 160～180 滴/min。待滴注完输液总量后,从三通管向静脉缓慢注入 10^{-4} mol/L 肾上腺素生理盐水,肾上腺素剂量按 0.5 mg/kg 体重。注完肾上腺素后,继续以 10～15 滴/min 速度输入生理盐水溶液维持管道通畅。

(2) 在输液及注射肾上腺素前后及过程中,要密切动态观察并记录下列指标变化:①呼吸频率和幅度有无变化? 如何变化? 有否呼吸急促、困难;②肺部听诊有否出现啰音? 属何种性质? ③气管插管有否粉红色泡沫液流出? 如果上述指标有明显改变,表明肺水肿已经发生。

(3) 动物发生肺水肿后,从三通管注入 20% 氨基甲酸乙酯 5ml/kg,使之麻醉安息后用血管钳夹注气管,剖开胸腔,先将心肺一起取出,再小心分离肺脏,用丝线在气管分叉处结扎气管,用天平称肺重量(g),计算肺系数。

$$肺系数 = \frac{肺重量(g)}{体重量(kg)} \qquad (公式 3-5-3-1)$$

正常兔肺系数为 4～5。

(4) 肉眼观察肺解剖变化:肺大体外观(形状和颜色),肺组织切面有否液体溢出(注意其量、颜色、性质)。

(5) 光镜下观察肺组织切片(教师预先准备好)。

(二) 对照组

除了不使用肾上腺素外,其余实验步骤、条件和内容与实验组相同。

【注意事项】

1. 实验组和对照组之间,要严格控制实验条件及操作的同一性,这样才有对照意义。

2. 忌用实验前肺脏已经有异常征象的家兔。

3. 取肺脏时,操作要小心,防止肺表面损伤而导致水肿液流失,影响肺系数的准确性。

4. 重复使用肾上腺素,两次间隔时间为 10～15 min,不宜过频。

【思考题】

1. 肺循环和体循环血管壁的厚度及 α 受体密度有何不同?

2. 实验组家兔发生肺水肿的机制是什么?

3. 实验组家兔为什么会出现粉红色泡沫液?

4. 常见肺水肿有哪几种? 其发生机制有何不同?

5. 本实验导致呼吸功能不全的类型及其机制是什么?

(陈世民 郑奕迎 闫庆峰)

实验四 大鼠实验性肺水肿

【实验原理与目的】

实验原理与目的与"家兔实验性肺水肿"项目相同,但大鼠费用较低。教学时可选择其中之一。

【实验对象】

大鼠,雌雄不拘,体重 180～220 g。

【实验器材和药品】

1. 器械 2 ml 注射器及针头 2 个,小天平 1 台,剪刀、镊子各 1 把,线,滤纸。
2. 药品 0.1%盐酸肾上腺素注射液,生理盐水,20%氨基甲酸乙酯溶液。

【实验步骤和观察指标】

1. 取大鼠 1 只作实验鼠,称重,观察动物的一般情况、呼吸和肤色后按 10 ml/kg(极量 2ml/只)腹腔注射 0.1%盐酸肾上腺素注射液,记录时间,观察动物的变化,注意口鼻有无泡沫液体流出。

2. 待动物死亡后,解剖尸体,结扎气管后取出心肺,然后将心脏分离(注意不要损伤肺组织),将表面血迹用滤纸擦去后准确称重。肉眼观察肺大体的改变,注意有无泡沫样液体流出。如注射药物 15 min 后动物未死亡,可按 20%氨基甲酸乙酯溶液 5 ml/kg 腹腔注射,待发挥麻醉作用后,剪断颈动脉快速放血致动物安死。剥开大鼠胸腔,剪开颈部皮肤并分离出气管。用止血钳夹住气管,将气管连心肺一起取出。分离干净气管—肺脏,在气管分叉处结扎,去除结扎线上方气管。称肺重量,计算肺系数,观察肺形状、大小、颜色及切面有无液体流出。

3. 取体重与实验鼠大致相同的大鼠 1 只,实验步骤与实验鼠不同之处是腹腔注入生理盐水 10 ml/kg(极量 2 ml/只),其他步骤和实验鼠相同。安死术实施方法:按 20%氨基甲酸乙酯溶液 5 ml/kg 腹腔注射,待发挥麻醉作用后,剪断颈动脉快速放血致安死。解剖方法同实验鼠。

4. 计算大鼠肺系数。肺系数公式:肺系数＝肺重量(g)/体重(kg)。正常大鼠肺系数为 4~8。

【注意事项】

1. 解剖动物时,注意不要损伤肺表面和挤压肺组织,以防止水肿液流出,影响肺系数值。

2. 对照鼠处死方法只能用快速放血方法,其他处死方法均可引起肺水肿。

【思考题】

1. 肾上腺素为何会引起肺水肿?
2. 分析各观察指标变化的机制。

(蒙 山 赵 爽 王居平)

实验五 家兔呼吸功能不全

【实验原理与目的】

呼吸功能不全可因肺通气障碍、气体弥散障碍以及肺泡通气与血流比例失调引起。

本实验的目的在于通过复制家兔呼吸功能不全模型,观察家兔呼吸功能不全时血气和呼吸的变化并分析其机制。熟悉动脉采血和了解血气测定方法。观察氧疗对不同原因引起呼吸功能不全的治疗效果。观察胸内压变化。

【实验对象】

家兔 4 只,体重 2~3 kg,性别相同及体重相近,分别进行窒息、气胸、肺水肿和呼吸中枢抑制实验。也可用 2 只家兔,一只作窒息和肺水肿,另一只作气胸和呼吸中枢抑制实验。

【实验器材和药品】

1. 仪器　生物信号采集与分析系统、张力换能器、血气分析仪。

2. 器械　气管插管，马利气鼓，手术器械 1 套，连接三通管活塞的动脉插管，1 ml、2 ml、5 ml、20 ml 注射器，6 号、9 号、16 号针头，天平与砝码，弹簧夹，枕式氧气袋。

3. 药品　20％氨基甲酸乙酯、1％肝素生理盐水溶液、0.9％氯化钠溶液、10％葡萄糖溶液、10％苯巴比妥钠、25％尼可刹米。

4. 其他　小橡皮块若干、棉球、胶布。

【实验步骤和观察指标】

1. 仪器装置　按操作规程准备好生物信号采集与分析系统的呼吸记录装置（参见第二篇第一章《常用生理科学实验仪器》）。准备好血气分析仪，用于测定血气指标。

2. 手术操作

（1）保定动物：将各家兔称重后仰卧保定于兔台上，剪去手术野被毛。

（2）全身麻醉：注射 20％氨基甲酸乙酯麻醉。

（3）气管插管：分离气管，并插入气管插管，用于记录呼吸曲线。

（4）颈总动脉插管：分离一侧颈总动脉，结扎远心端，在近心端插入连接充满生理盐水三通管活塞的动脉插管，以备采血用。

3. 观察与记录　本实验设窒息、气胸、肺水肿、呼吸中枢抑制及氧疗等实验内容，教学中可选择其中部分或全部项目。

（1）共同观察与记录的指标

1）记录呼吸曲线：调节生物信号采集与分析系统的放大倍数及记录速度，使描记的呼吸曲线疏密及振幅均适宜。注意呼吸频率和幅度变化。

2）动脉采血及血气分析：用 2 ml 注射器从三通管的侧管抽出动脉插管内的死腔液。然后，用预先以 1％肝素生理盐水溶液浸润管壁的 2 ml 注射器取血 2 ml，取下注射器迅速套上插有橡皮块的针头，柔和地充分摇均，立即送作血气分析。取血时切忌与空气接触，如针管内有小气泡要立即排除。采血后动脉插管内再补充回生理盐水。血气分析指标：PaO_2、$PaCO_2$、pH 等。

（2）窒息实验

1）记录一段正常呼吸曲线，采正常动脉血测血气指标。

2）用弹簧夹将"Y"形气管插管上端侧管所套的橡皮管完全夹住，使家兔处于完全窒息状态 60 s；或在完全夹住的橡皮管上插两个 9 号针头，造成家兔不完全窒息 8～10 min，取动脉血作血气分析并记录呼吸变化。

3）放开弹簧夹约 10 min，待家兔呼吸恢复正常，取动脉血作血气分析并记录呼吸变化。

小结：分别于窒息前、窒息时（完全窒息状态 60 s，不完全窒息 8～10 min）及窒息解除后 10 min 记录呼吸变化并采动脉血并做血气分析。

（3）气胸实验

1）按第二篇第五章《动物实验常用观察指标及其测定技术》一节内容进行胸内压测定，用压力换能器法记录胸内压。

2）用粗的穿刺针头插入右侧胸腔，造成开放性气胸，然后用胶布将针尾固定在胸部皮肤上，防止针头移位或滑脱。

3）观察不同呼吸状态时胸内压的变化。调节记录仪器适当的扫描速度，记录胸内压变化曲线。比较吸气时和呼气时的胸内压，读出胸内压数值（mmHg 数乘以 1.36 即为 cmH$_2$O 数）。

加强呼吸运动的效应：将气管套管一侧短橡皮管夹闭，另一侧与连接长橡皮管的玻璃管连接，增大无效腔，使呼吸运动加快。观察并记录深呼吸时的胸内压数值，此时的胸内压与平静呼吸时的胸内压有何异同。

憋气的效应：在吸气末或呼气末，分别堵塞或夹闭气管套管的两侧管。此时动物虽用力呼吸，但不能呼出肺内气体或吸入外界气体，处于用力憋气状态。观察此时胸内压变动的最大幅度，胸内压是否可高于大气压？

4）用 50 ml 注射器将胸腔内空气抽尽，拔出针头。最后等 10～20 min，动物呼吸恢复正常。

小结：分别于气胸前、气胸 10 min 时及解除气胸后 10 min 时记录呼吸变化并采动脉血并做血气分析。

（4）高渗葡萄糖液引起的肺水肿

1）抬高兔台头端约成 30°，保持气管位于正中部位。

2）用 2 ml 注射器取 10% 葡萄糖溶液 1～2 ml（依动物大小取量），将针头（带塑料管）插入气管内。5 min 内缓慢匀速地将葡萄糖液滴入气管内以造成肺水肿，注射后 10min，放平兔台。

3）在注射葡萄糖前及注射葡萄糖后 20 min 取动脉血作血气分析并描记呼吸。

4）出现明显血气及呼吸变化后，注射 20% 氨基甲酸乙酯致深度麻醉，在气管分叉处上方夹闭气管，取出肺称重，计算肺系数（公式 3 - 5 - 3 - 1），肉眼观察肺解剖变化。

（5）呼吸中枢抑制实验

1）耳缘静脉快速注射 10% 苯巴比妥钠 1.5 ml/kg，观察并记录呼吸振幅和频率变化。

2）待呼吸明显抑制时（几乎是一条直线），取动脉血作血气分析，描记呼吸变化，立即耳缘静脉缓慢注射 25% 尼可刹米 0.3～0.5 ml/kg，观察并记录呼吸变化。

3）血气分析：分别于注射吗啡前、注射吗啡后呼吸抑制时及注射尼可刹米解救后取动脉血作血气分析，同时描记呼吸运动。

（6）急性呼吸功能不全的氧疗

1）实验 3 气胸未解除前和实验 4 肺水肿动物发生明显的血气变化后，将气管插管的上端连接氧气瓶（袋）使动物吸入纯氧 5 min。

2）取吸氧前后动脉血作血气分析，比较因不同原因所致呼吸功能不全的氧疗效果。

【注意事项】

1. 用穿刺针插入胸腔时，不要插得过猛过深，以免刺破肺组织和血管，形成气胸和出血过多。气胸后胸腔内的空气一定要抽尽。

2. 静脉注射苯巴比妥钠应中速，否则呼吸抑制不明显。

3. 注射苯巴比妥钠时，应备好尼可刹米，呼吸明显抑制时，应按原针头注入尼可刹米，速度应慢，否则，动物会惊厥而死亡。

【思考题】

1. 窒息、气胸、肺水肿、呼吸中枢抑制可引起哪型呼吸衰竭？

2. 氧疗对上述哪种病因所致的呼吸衰竭效果最佳？为什么？

3. 吗啡引起的严重呼吸抑制，为何用尼可刹米解救而不用其他中枢呼吸兴奋药？

（谢协驹　高　畅）

实验六　平喘药实验（豚鼠肺支气管灌流法）

【实验原理与目的】

肺组织的肥大细胞、支气管平滑肌细胞的细胞膜上存在着 β_2 受体、H_1 受体、α 受体及 M 受体。激动 β_2 受体时，可激活细胞膜上的腺苷酸环化酶，后者又催化细胞内 cAMP 的合成。cAMP 水平提高对支气管平滑肌有稳定膜电位、扩张支气管的作用。激动 α 受体时则使细胞内 cAMP 水平降低，使支气管收缩。激动 M 胆碱受体，可激活鸟苷酸环化酶，使细胞内 cGMP 合成加速，cGMP 水平提高，收缩支气管。同时，β_2 受体激动时，可抑制组胺、慢反应物质等过敏介质的释放，α 受体与 M 受体激动时可促进过敏介质的释放。

异丙肾上腺素为 β 受体激动药，乙酰胆碱为胆碱受体激动药，苯海拉明为 H_1 受体阻断药，三药均可使支气管平滑肌舒张。组胺激动 H_1 变体，使支气管平滑肌收缩。

本实验的目的是通过观察药物对豚鼠肺支气管灌流量的影响，分析药物对支气管平滑肌的作用，加深对药物作用机制的理解。了解离体肺支气管灌流方法。

【实验对象】

豚鼠，体重 400~600 g。

【实验器材和药品】

1. 仪器　超级恒温水浴器。

2. 器械　支气管灌流装置，培养皿，组织剪，眼科剪，镊子，血管钳，1 ml 注射器，蛙板，量筒，烧杯。

3. 药品　乐氏液，0.01% 异丙肾上腺素溶液，1.0% 乙酰胆碱（acetylcholine，ACh）溶液，0.2% 苯海拉明（diphenhydramine）溶液，0.5% 组胺（histamine）溶液，10% 苯巴比妥钠溶液。

4. 其他　棉线。

【实验步骤和观察指标】

1. 仪器装置　预先安装好肺支气管灌流装置并连接恒温水浴器（图 2-6-3-1）。贮液瓶内充满含氧的乐氏液，经恒温（37℃）水浴中的蛇形管到达灌液套管。

2. 手术操作

（1）腹腔注射 10% 苯巴比妥钠溶液 1 ml/kg 体重将豚鼠麻醉，切开颈动脉放血，然后保定于蛙板上。迅速用粗剪刀打开胸腔暴露心肺。

（2）分离出气管，于甲状软骨下 2~3 个气管环处剪断气管并用镊子提起，剪除周围组织连同心肺一并取出。

（3）将心肺立即置入盛有冰冷乐氏液的培养皿内并轻轻挤压数次，以排出肺内气体。

（4）去除心脏，将气管用线扎于灌流装置的套管上，缓慢打开灌流液开关，以乐氏液灌流之。待肺充分膨胀后，在肺脏表面用针头散在性戳数个至数十个孔。调节灌流速度至每分钟流出灌流液 28~32 ml。

3. 观察与记录 待灌流量恒定后即可按下列顺序给药。每组药物在给药前均要待灌流量恢复正常后再给予。

（1）给予 0.5% 组胺溶液 0.5 ml，0.5 min 后开始记录每分钟灌流液流出量，观察其作用高峰时间和维持时间。

（2）重复注入组胺溶液，待其作用明显后，给予 0.01% 异丙肾上腺素溶液 0.5 ml。观察灌流液流出量有何变化，与步骤（1）比较。

（3）给予 0.2% 苯海拉明溶液 0.5 ml。待 3～5 min 后，重复注入组胺溶液，观察灌流液流出量变化，与步骤（1）比较。

（4）给予 1.0% 乙酰胆碱溶液 0.5 ml，同观察步骤（1）。

（5）重复注入乙酰胆碱溶液，待作用明显后，注入 0.01% 异丙肾上腺素溶液 0.5 ml，观察灌流液流出量变化，与步骤（4）比较。

（6）将结果记录于表 3-5-6-1 中。

表 3-5-6-1 豚鼠肺支气管灌流液流出量(ml/min)

药物	给药前 (ml/min)	给药后(ml/min)									
		1	2	3	4	5	6	7	8	9	10
组胺											
组胺＋异丙肾上腺素											
苯海拉明＋组胺											
乙酰胆碱											
乙酰胆碱＋异丙肾上腺素											

【注意事项】

1. 切开颈动脉放血，倒提豚鼠（即头朝下），以免血块阻塞气管。灌流好的肺脏应无萎陷或凝血区域。

2. 每次给药后应给予少量乐氏液冲管。

3. 整个实验过程中应使贮液瓶中的乐氏液保持在一定高度，以免影响灌流量。

【思考题】

1. 在实验药物中，哪些引起灌流液流出量减少？哪些引起灌流液流出量增加？其机制是什么？哪些药物互为特异性拮抗剂？哪些药物互为生理性拮抗作用？

2. 阿托品能否用于支气管哮喘？为什么？

3. 异丙肾上腺素用于治疗支气管哮喘时，可能引起哪些副作用？其机制是什么？

（李佩琼 韦健全）

实验七 家兔呼吸运动的调节及呼吸功能不全

【实验原理与目的】

本项目为综合性实验。

在呼吸中枢的调节下，呼吸运动有节律地进行，并能适应机体代谢的需要。体内、外刺激因素可以作用于呼吸中枢或通过不同的感受器，反射性影响呼吸运动。

外呼吸（肺通气和肺换气）功能障碍可导致呼吸功能不全。肺水肿发生后，主要通过气体弥散障碍以及肺泡通气与血流比例失调(如果气道内存在大量水肿液,还会造成通气障碍),最终导致呼吸功能不全。

本实验的目的:在同一个动物身上观察正常及异常表现。①观察神经和体液因素对呼吸运动的调节作用。②注射大剂量肾上腺素复制肺水肿模型,观察血压急性升高与呼吸运动的关系并分析其机制,观察急性肺水肿的表现(有条件时添加血气分析),分析其肺水肿及其引起呼吸功能不全的发生机制。③掌握随机分组、自身对照及组间对照的方法。④培养同学综合实验技能及综合应用知识的能力。

【实验对象】

每间实验室包含 6 组,每组家兔 1 只,雌雄不拘,体重 2～2.5kg。

【实验器材和药品】

1. 仪器　生物信号采集与分析系统、张力换能器、刺激电极。

2. 器械　兔手术台,手术器械 1 套,气管插管,马利气鼓,注射器(10ml、5ml 各 1 只),婴儿称,静脉导管及静脉输液装置(带三通开关),听诊器,缺氧瓶。

3. 药品　生理盐水,3％戊巴比妥钠,CO_2气袋,钠石灰,生理盐水,$2×10^{-4}$肾上腺素生理盐水(10^{-3}肾上腺素 1ml＋生理盐水 4ml＝0.2mg/ml)。

4. 其他　50cm 长的橡皮管 1 条,纱布、线、CO_2球胆、棉球、滤纸。

【实验步骤和观察指标】

1. 动物分组　每实验室使用家兔 6 只,随机分为 A、B 两组。A 组的实验步骤、条件和内容详见下文。B 组除了不使用肾上腺素外,其余与 A 组相同。

2. 仪器装置　按操作规程准备好生物信号采集与分析系统的呼吸及刺激电极装置(参见第二篇第一章《常用生理科学实验仪器》)。

3. 手术操作　参见第二篇第五章第八节《急性动物实验常用手术方法》中的颈部手术。

(1) 动物麻醉与保定:家兔 1 只,称体重后,由耳缘静脉缓慢注入 3％戊巴比妥钠(1ml/kg＝30mg/kg),待动物麻醉后仰卧保定于手术台上。

(2) 气管插管:沿颈部正中切开皮肤,分离气管,行气管插管,用于描记呼吸曲线。描记呼吸曲线的另一方法:分离剑突,将带线钩勾住剑突,再将线连接张力换能器。此方法不需要马利气鼓,但分离剑突时容易引起气胸,动物挣扎时容易损坏张力换能器。带教老师和同学可以选择其中一种方法。

(3) 分离出颈部右侧迷走神经,穿线备用。

(4) 颈外静脉插管:先准备好静脉输液装置,在输液瓶中加 37℃ 生理盐水,排出输液管道的气体。分离右侧颈外静脉,结扎颈外静脉远心端,在近心端靠近结扎处剪开一小口并插入静脉导管,结扎固定,调节好适当的输液速度(10～15 滴/min)。

(5) 股动脉插管:行一侧股动脉插管,用于取动脉血及畸形血气分析(注:如果缺乏血气分析条件,本项操作省略)。

4. 观察与记录　下列第(1)～(5)项观察神经和体液因素对呼吸运动的调节作用;观察血压急性升高与呼吸运动的关系并分析其机制。第(6)～(10)项观察急性肺水肿的表现(有条件时增加血气分析),分析肺水肿及其引起呼吸功能不全的发生机制。

先描记一段正常呼吸曲线,然后按以下项目顺序操作并观察记录。

(1) 增加吸入气中 CO_2 浓度:将装有 CO_2 的球胆管口对准气管插管侧管(两者有一定

距离)并将球胆的夹子逐渐松开,使 CO_2 气流不宜过急地随吸气进入气管。此时记录高浓度 CO_2 对呼吸运动的影响。夹闭 CO_2 球胆,观察呼吸恢复的过程。

(2) 缺氧:将气管插管的侧管与盛有钠石灰及一定容量空气的缺氧瓶相连,让家兔呼吸缺氧瓶中的空气。动物呼出的 CO_2 可被钠石灰吸收,故随着呼吸的进行,缺氧瓶中的 O_2 愈来愈少,记录呼吸运动的变化。记录缺氧对呼吸的影响后,将气管插管侧管和缺氧瓶分开,待呼吸运动恢复正常再进行下项观察。

(3) 增大无效腔:把 50cm 长的橡皮管连接在侧管上,家兔通过这根长管进行呼吸,观察呼吸运动有何变化,呼吸发生明显变化后即去掉橡皮管,使其恢复正常。

(4) 迷走神经在呼吸运动中的作用:描记一段对照呼吸曲线,切断一侧迷走神经,观察呼吸运动有何变化。然后以 $1\sim3V$ 刺激强度刺激切断的迷走神经(向中枢端),再观察呼吸运动的变化。

(5) 血压急性升高对呼吸运动的影响:先观测记录呼吸。输入 37℃ 生理盐水(输入总量按 100ml/kg,输液速度为 $180\sim200$ 滴/min),待滴注将近完毕立即从输液管中注入 2×10^{-4} 肾上腺素生理盐水 2.5ml/kg(按肾上腺素 0.5mg/kg 体重),肾上腺素引起血管收缩,使血压急性升高,观测血压急性升高对呼吸的影响。

(6) 观察肺水肿表现及呼吸功能不全:在输液及注射肾上腺素前后及过程中,要密切动态观察并记录下列指标变化:①呼吸频率和幅度有无变化? 如何变化? 有否呼吸急促、困难? ②肺部听诊是否出现啰音? 属何种性质(干性或湿性啰音)? ③气管插管是否有粉红色泡沫液流出? 如果上述指标有明显改变,表明肺水肿已经发生。若未见肺水肿出现,可重复使用肾上腺素,但两次间隔时间至少 10min,不宜过频。

(7) 若要观察呼吸功能不全的血气变化,需要在输液前及肺水肿发生后取动脉血进行血气分析。

(8) 动物发生肺水肿后,先静脉注射戊巴比妥钠深度麻醉,再用血管钳夹住气管,对动物实施安死术。剖开胸腔,先将心肺一起取出,再小心分离肺脏,用丝线在气管分叉处结扎气管,剪除多余组织,用滤纸吸干肺表面液体,用天平称肺重量(g),用公式 3-5-3-1 计算肺系数。正常家兔肺系数为 $4\sim5$。

(9) 肉眼观察肺解剖变化:肺大体外观(形状和颜色),肺组织切面是否有液体溢出(注意其量、颜色、性质)。

(10) 电脑中或光镜下观察正常肺组织及肺水肿组织切片(教师预先准备好)。

【注意事项】

1. A 组和 B 组之间,要严格控制实验条件及操作的同一性,这样才有对照意义。

2. 忌用实验前肺脏已经有异常征象的家兔。

3. 气管插管时,剪开气管后,插管及结扎要迅速,避免血液流入气管内。

4. 用保护电极刺激迷走神经向中枢端之前一定要先检查刺激器的输出。

5. 气管插管侧管的夹子在实验全过程中不得移动,以免影响呼吸波形振幅前后比较。

6. 取肺脏时,操作要小心,防止肺表面损伤导致水肿液流失,影响肺系数的准确性。

【思考题】

根据实验前后自身对照及 A、B 两组间对照,分析各项实验结果。然后思考以下问题:

1. 缺氧、CO_2 增多时对呼吸的影响机制有何不同?

2. 迷走神经在节律性呼吸运动中起何作用？

3. 急性血压升高对呼吸有何影响？机制如何？

4. 肺循环和体循环血管壁的厚度及 α 受体密度有何不同？

5. 注射肾上腺素引起家兔发生肺水肿的机制是什么？

6. A 组家兔为什么会出现粉红色泡沫液？

7. 本实验导致呼吸功能不全的类型及其机制是什么？

（陈世民）

第六章　消化系统实验

实验一　消化道平滑肌生理特性及其影响因素

【实验原理与目的】

消化道平滑肌除了具有肌肉组织的共同特性,如兴奋性、传导性和收缩性,还有平滑肌自己独特的特性。如兴奋性低,收缩缓慢的自动节律性,较大伸展性,对化学物质、温度变化及牵张刺激比较敏感等。离体小肠在体外适宜环境中可以保留其生理特性。

本实验的目的是学习哺乳动物离体器官的灌流方法,并观察消化道平滑肌的一般生理特性,以及某些因素对它的影响。

【实验对象】

家兔,体重 2 kg 左右,雄雌不拘。

【实验器材和药品】

1. 仪器　生物信号采集与分析系统,张力换能器,恒温平滑肌槽。
2. 器械　组织剪,敷料镊,木槌,培养皿,通气管,加氧泵,铁支架,双凹夹,温度计,大烧杯。
3. 药品　台氏液,10^{-4} mol/L 乙酰胆碱,10^{-4} mol/L 肾上腺素,1 mol/L NaOH,1 mol/L HCl,0.2% 硫酸阿托品注射液。

【实验步骤和观察指标】

1. 仪器装置

(1) 依图 3-6-1-1 装置连接好 CW-2 型平滑肌槽恒温仪。实验前将台氏液加入浴锅及灌流槽高度的 2/3 处,开启电源开关,使其加热,恒温定点在 38℃ 左右(若恒温控制失灵,需用温度计随时探测灌流浴槽中的温度)。将"乙"形玻璃通气管放置在灌流槽内,出气端用短线连接一蛙心夹,另一端经橡皮管与"Y"形玻管连接,调节橡皮管上的螺旋夹,使氧气的气泡一个接一个地缓慢逸出,多余的气体经侧管排出。

(2) 换液方法:打开 A 夹,使浴锅的台氏液注入灌流浴槽,打开 B 夹,可使灌流浴槽中的液体排出。注意用 38℃ 的台氏液随时补充浴锅内被消耗的台氏液,并

张力换能器
乙型给氧管
温度计
浴槽
浴锅
离体小肠
加热管
加氧泵

A夹
B夹

排水管

图 3-6-1-1　平滑肌生理特性实验装置图

使浴槽的溶液保持在同一高度。

2. 手术操作　20％氨基甲酸乙酯 5ml/kg 全身麻醉,保定于兔台上,迅速剖开腹腔,以胃幽门与十二指肠交界处为起点,先将肠系膜沿肠缘剪去,再剪取 20～30 cm 肠管。在肠壁外用手轻轻挤压以除去肠内容物,并迅速将肠管放入盛有室温台氏液的培养皿中浸浴,将其剪成 2～3 cm 长的肠段,轻轻冲去肠内容物,放入另一盛有新鲜室温台氏液的培养皿中,供氧备用。取一段小肠一端固定于通气管,另一端用蛙心夹夹住,通过丝线系于张力换能器的弹簧片上,适当调节换能器高度,使丝线松紧适度,且标本和丝线悬于浴槽中央,不能与浴槽壁接触。

3. 观察与记录

(1) 记录离体小肠活动:用生物信号采集与分析系统,记录小肠运动曲线,根据标本收缩力的大小和频率,调节增益,扫描速度,使记录效果满意,待标本功能正常,收缩稳定后即可开始实验。

(2) 在 38±0.5℃ 环境下记录肠段的活动情况:注意观察收缩曲线的基线水平、收缩幅度、频率和节律。曲线上升表示平滑肌紧张性增加;曲线下移,表示平滑肌紧张性降低。幅度增高表示平滑肌收缩加强;幅度减小,表示平滑肌收缩减弱。频率快表示小肠运动增强,频率慢表示小肠运动减弱。

(3) 温度影响:将室温台氏液、38℃ 台氏液、42℃ 台氏液分别换入浴槽内,观察不同温度对小肠平滑肌收缩的影响。

(4) 乙酰胆碱的作用:在 38±0.5℃ 环境下,用滴管向浴槽内加入 10^{-4} mol/L 乙酰胆碱 1～2 滴,观察小肠平滑肌活动的变化。待作用明显后,立即更换浴槽内台氏液,并注入新鲜台氏液,反复冲洗 2～3 次,以洗涤或稀释残留的乙酰胆碱。待平滑肌收缩节律恢复稳定后,进行下一项观察。

(5) 肾上腺素的作用:按上述方法将 10^{-4} mol/L 肾上腺素 2 滴加入浴槽,观察小肠平滑肌收缩曲线变化。

(6) 盐酸的作用:按上述方法将 1 mol/L HCl 溶液 3～5 滴加入浴槽内,观察小肠平滑肌收缩曲线的变化。

(7) 氢氧化钠的作用:按上述方法将 1 mol/L NaOH 溶液 3～5 滴加入浴槽内,观察小肠平滑肌收缩曲线的变化。

(8) 阿托品的作用:在浴槽中加入 0.2％ 阿托品溶液 2～4 滴,记录小肠收缩曲线,经 2 min后,再加入 10^{-4} mol/L 乙酰胆碱 2 滴,观察小肠平滑肌收缩曲线的变化,并与第(4)项结果比较。

【注意事项】

1. 注意保持浴槽水温和离体小肠牵张力大小。实验中不能随时调节小肠牵张力,否则均可影响小肠平滑肌收缩曲线的改变。

2. 将药液滴入浴槽时,不要滴在悬线或浴槽壁上,更不能滴在浴锅内。

3. 每次加药见效后,必须立即更换新鲜 38℃ 台氏液至少 2～3 次,并待肠段恢复正常后至少 2～3 min,再进行下一项实验。

4. 供氧气泡不宜过急,以免标本较大幅度摆动而影响记录。

5. 要避免实验桌振动,否则描出的曲线不平滑,影响观察。

【思考题】

1. 要保持哺乳类动物离体小肠平滑肌正常的收缩功能,需要哪些基本条件?

2. 分析乙酰胆碱、阿托品对消化道平滑肌的作用及其机制。

(黄彦峰 何显教 洪美玲)

实验二 家兔肠缺血-再灌注损伤

【实验原理与目的】

临床上,溶栓疗法、动脉搭桥术、心脏外科体外循环、断肢再植、器官移植和肠扭转复位后均可使组织、器官缺血后重新得到血液再灌注。多数情况下,再灌注对避免组织因缺血缺氧所致损伤,促进组织、器官功能恢复是有利的,但是,有时缺血后再灌注不仅不产生有利作用,反而引起比缺血时更为严重的组织、器官结构损伤及功能障碍。这种现象称为缺血-再灌注损伤。

本实验的目的在于学习复制肠缺血-再灌注损伤动物模型,观察肠缺血-再灌注损伤时血液循环变化及局部小肠形态学变化,探讨肠缺血-再灌注损伤的发病机制。

【实验对象】

家兔,体重 1.5~2.0 kg,实验前禁食过夜,自由饮水。

【实验器材和药品】

1. 仪器 生物信号采集与分析系统,血压换能器,张力换能器(可增加解剖显微镜)。

2. 器械 兔固定台,手术器械 1 套,中心静脉压测量及输液装置,动脉导管,静脉导管,5 ml 注射器,针头,三通管,动脉夹(可增加微循环观察装置)。

3. 药物 生理盐水,0.3%肝素生理盐水,1%普鲁卡因溶液或 20%氨基甲酸乙酯溶液(可增加微循环灌流液——1%明胶台氏液)。

4. 其他 纱布垫,丝线。

【实验步骤和观察指标】

1. 仪器装置 按操作规程准备好生物信号采集与分析系统的血压、呼吸记录装置(见《常用实验仪器》)。

2. 手术操作

(1) 动物保定与备皮:将家兔称重后仰卧保定于兔台上,剪去颈部和腹部被毛。

(2) 麻醉:手术部位用 1%普鲁卡因作局部浸润麻醉或用 20%氨基甲酸乙酯 5ml/kg 静脉麻醉。

(3) 颈部手术:在颈部正中切开 3~4 cm 的皮肤,分离气管、左颈总动脉和右颈外静脉。①行气管插管并连接马利氏鼓,通过鼓膜运动牵拉张力换能器的弹性敏感梁活动,张力换能器与仪器连接,记录呼吸;②行左颈总动脉插管并经三通管-压力换能器与仪器连接,记录动脉血压;③将静脉导管从右颈外静脉插入到上腔静脉入右心房口处(锁骨下 1~2 cm)并与中心静脉压(CVP)测量输液装置连接,行测量中心静脉压和输液用。未测 CVP 时,维持每分钟 10~15 滴输液速度,以保持管道通畅。

(4) 腹部手术:①从剑突下 1.5 cm 处起,做一长 6~8 cm 的上腹部正中切口,打开腹腔,用温生理盐水纱布将内脏轻轻推向左前方,暴露出脊柱和腹膜后组织,先找到右肾,再将与右肾门相对(左偏下)的肠系膜上动脉找出,小心用蚊式钳将其分离并穿线备用(图3-6-2-1,

图 3 - 6 - 2 - 1　肠系膜上动脉示意图

图 3 - 6 - 2 - 2）。②如有条件,可增加微循环观察:在腹腔右下方,找到回盲交界处,将回肠系膜拉出腹腔外约 10 cm,置于微循环恒温灌流盒内,用显微镜观察肠系膜微循环。

（5）从耳缘静脉或颈外静脉插管注射 0.3% 肝素生理盐水 3 ml/kg 体重。

3. 观察与记录

（1）观察记录夹闭肠系膜上动脉之前的动脉血压、呼吸、CVP,检查腹腔液体渗出情况和小肠形态学变化,如淤血、点状出血及水肿等(有条件时,可以增加观察肠系膜微循环,包括微动脉和微静脉口径、毛细血管数目、血流速度及血液流变学变化)。

图 3 - 6 - 2 - 2　肠系膜上动脉相片

（2）夹闭肠系膜上动脉:轻轻提起肠系膜上动脉的穿线,用尖端套有硅胶管的小止血钳夹闭肠系膜上动脉。也可将肠系膜上动脉结扎在一条硬塑料管上,以远端小动脉完全停止搏动为成功夹闭的标准。结扎后,于 0 min、10 min、20 min、40 min、60 min 动态观察记录上述指标的变化。

（3）夹闭肠系膜上动脉 60 min 后,松开止血钳或剪开捆线使肠系膜上动脉再灌注。用手感觉肠系膜上动脉远心端已恢复搏动,观察小肠颜色变化,确认小肠血流恢复情况。观察记录上述指标的变化。松开结扎后,于 0 min、10 min、20 min、30 min 动态记录再灌注后上述指标变化。

【注意事项】

1. 必须钝性分离肠系膜上动脉,操作要小心细致,以避免损伤血管而导致大出血。

2. 牵拉肠襻要轻巧,以免引起创伤性休克。

3. 剖腹时如动物仍有疼痛反应,可用 1% 普鲁卡因做腹膜浸润麻醉。

【思考题】

1. 何谓缺血-再灌注损伤?

2. 临床上哪些情况下可以发生肠缺血-再灌注损伤?

3. 肠缺血-再灌注对循环系统有什么影响?为什么?

4. 试述自由基在缺血-再灌注损伤发病机制中的作用。

5. 试述钙超负荷在缺血-再灌注损伤发病机制中的作用。

（陈世民 郑奕迎）

实验三 氨在家兔肝性脑病发病机制中的作用

【实验原理与目的】

肝性脑病是指继发于严重肝脏疾病的一种神经精神综合征。氨中毒学说是阐述肝性脑病发病机制的主要学说之一。

本实验的目的是指导学生采用肝大部分切除术复制出急性肝功能不全模型，对经不同处理的实验动物输入氯化铵，观察出现相应症状所需氯化铵用量及时间，探讨氨在肝性脑病发病机制中的作用。此外，加强学生对实验设计对照原则的理解。

【实验对象】

家兔 2 只，成年，健康，性别相同，体重相近，实验前禁食过夜，自由饮水。

【实验器材和药品】

1. 器械 手术器械 1 套，兔固定台，方盘，动脉夹，5 ml、10 ml、50 ml 注射器及针头，婴儿秤。

2. 药品 1%普鲁卡因溶液，2.5%复方氯化铵（NH_4Cl）溶液。

3. 其他 塑料导管，静脉输液装置，粗和细的手术线。

【实验步骤和观察指标】

取家兔 2 只，随机分为实验组和对照组进行实验。

（一） 实验组（肝叶大部分切除＋注射 2.5%复方 NH_4Cl 溶液）

1. 将家兔称重后仰卧保定于兔台上，剪去上腹部正中被毛，用 1%普鲁卡因溶液作局部浸润麻醉。

2. 从剑突下作长 6～8 cm 的上腹部正中切口，打开腹腔，暴露出肝脏，术者左手示指和中指在镰状韧带两侧将肝脏往下压，右手持剪刀剪断肝与横膈之间的镰状韧带（图 3-6-3-1）。辨明肝脏各叶，用粗棉线沿肝左外叶、左中叶、右中叶和方形叶之根部围绕 1 周并结扎（图 3-6-3-2），待上述肝叶变成暗褐色后用组织剪逐叶剪除。保留右外叶及尾状叶（图 3-6-3-3）。

3. 沿胃幽门向下找出十二指肠，用小圆缝合针作荷包缝合（图 3-6-3-4）。从荷包中央剪一小口，将细塑料管插入十二指肠腔内约 5 cm，收缩荷包缝合并打结，然后再用缝线在塑料管上另打一个结固定，以防塑料管滑脱。将肠管回纳腹腔，只留塑料管一端于腹外，用三角缝合针全层缝合腹壁，将动物松绑，放在实验台上观察和进一步实验。

4. 每间隔 5 min 用注射器通过塑料管向肠腔内注入 2.5%复方 NH_4Cl 溶液 5 ml，直至出现全身性抽搐。

镰状韧带
肝脏

图 3-6-3-1 家兔肝镰状韧带

图 3 - 6 - 3 - 2　家兔肝叶（脏面观）及棉线结扎部位

图 3 - 6 - 3 - 3　家兔肝叶切除

图 3 - 6 - 3 - 4　家兔十二指肠插管及荷包缝合

5. 记录开始向肠腔注药至出现大抽搐的时间以及使用 2.5％复方 NH_4Cl 溶液总药量，计算出每千克体重的用药量。观察并记录动物在注射 2.5％复方 NH_4Cl 溶液前后的呼吸、角膜反射、瞳孔大小及对刺激的反应等情况的动态变化。

6. 有条件时，最好检测实验动物血氨水平的动态变化。

（二）对照组（肝叶假手术＋注射 2.5％复方 NH_4Cl 溶液）

对照组家兔除肝叶不结扎和切除外，其余操作步骤及观察指标与实验组家兔基本相同。注意比较实验组与对照组家兔各指标的异同。

【注意事项】

1. 剪镰状韧带时勿损伤膈肌和血管，游离肝脏时动作宜轻以免肝叶破裂出血。

2. 结扎线应扎于肝叶根部避免拦腰勒破肝叶，结扎要牢靠。

【思考题】

1. NH_4Cl 在本实验中的作用机制是什么？

2. 本实验中哪些表现反映了大脑的功能障碍？为什么？

（陈世民）

第七章　血液系统实验

实验一　血细胞计数及白细胞分类计数

一、血 细 胞 计 数

【实验原理与目的】

红细胞(erythrocyte or red blood cell)是血液中数量最多的一种血细胞,具有运输氧气和二氧化碳、调节酸碱平衡紊乱等重要功能。由于数量很多,难以直接数数。测量红细胞数目可采用血细胞计数板法,即用稀释液将血液稀释后,滴入血细胞计数板(blood cell counting chamber)内,在显微镜下计数一定容积的稀释血液中的红细胞数,再将所得结果换算为单位容积(1mm³或1L)血液中的红细胞个数。

白细胞(leukocyte or white blood cell)、血小板(platelet)的计数原理与红细胞计数(Erythrocyte count)原理相同,但所采用的稀释液及稀释倍数有所不同。稀释血液有血细胞吸管法和试管法,本实验采用后者。

在临床上,可使用仪器——血液多参数自动测量仪,进行血细胞计数及分类,这使得血细胞计数工作完全自动化。

本实验目的是:①训练学生熟练微量采血技术。②使学生了解血细胞计数的原理和方法。

【实验对象】

健康家兔。

【实验器材和药品】

1. 仪器　显微镜、手揿计数机。

2. 器械　血细胞计数板,专用盖玻片,血色素吸管(Hemoglobin pipet)(或一次性定量毛细取血管)(20μl),拭镜纸,采血针,小试管(10mm×75mm),移液管(1ml、2ml、5ml),滴管,细玻璃棒,消毒棉球。

3. 药品　蒸馏水,95%乙醇(酒精,洗吸管用),红细胞稀释液,白细胞稀释液。

【实验步骤和观察指标】

(一) 血细胞计数板的结构

计数板是一块特制的长方形厚玻璃板,板面的中部有4条直槽,内侧两槽中间有一条横槽把中部隔成二个长方形的平台(图3-7-1-1a、b)。此平台比整个玻璃板的平面低0.1mm,当放上盖玻片后,平台与盖玻片之间的距离(即高度)为0.1mm。平台中心部分各以3mm长、3mm宽精确划分为9个大方格,称为计数室(图3-7-1-1c),每个大方格面积为1mm³,体积为0.1mm³。四角的大方格,又各分为16个中方格,适用于白细胞计数。中央的大方格则由双线划分为 25 个中方格,每个中方格面积为 0.04mm^3,体积为 0.004mm^3。每个中方格又各分成 16 个小方格,适用于红细胞计数(图 3－7－1－1d)。

(a) 正面体　　　　　　　　　　　　　　　　(b) 纵切面图

(c) 放大后的方格网计数室（9大格）　　　　(d) 放大后的计数室（25×16）

图 3－7－1－1　血细胞计数板的结构

（二）采血及稀释

1. 红细胞计数

(1) 于清洁小试管中加入红细胞稀释液 2.0ml。

(2) 用酒精棉球消毒家兔耳缘静脉末端,用示指和中指夹闭静脉上端,针刺静脉下端,出现血滴后准确吸取血液 $10\mu l$,擦去管外附着的血液,置于红细胞稀释液内,立即混匀。

(3) 取上述混匀的红细胞悬液加至血球计数池内,静置 $2\sim3\text{min}$。

(4) 用低倍镜计数左上、左下、右上、右下及中央 5 个中方格,5 个中方格的总数乘以 $0.01\times10^{12}/\text{L}$ 即为每升红细胞数。

2. 白细胞计数

(1) 于清洁小试管中加入白细胞稀释液 0.38ml。

(2) 针刺家兔耳缘静脉,出现血滴后准确吸取血液 $20\mu l$,擦去管外附着的血液,置于白细胞稀释液内,立即混匀。

(3) 取上述混匀的白细胞悬液加至血球计数池内,静置 $2\sim3\text{min}$。

(4) 用低倍镜计数左上、左下、右上、右下 4 个大方格,4 个大方格的总数乘以 $0.05\times10^9/\text{L}$ 即为每升白细胞数。

3. 血小板计数

(1) 于清洁小试管中加入血小板稀释液 0.38ml。

(2) 针刺家兔耳缘静脉,出现血滴后准确吸取血液 $20\mu l$,擦去管外附着的血液,置于血小板稀释液内,立即混匀,置室温下 $5\sim10\text{min}$。

(3) 取上述混匀的血小板悬液加至血球计数池内,静置 $5\sim10\text{min}$。

(4) 用低倍镜计数左上、左下、右上、右下及中央 5 个中方格,5 个中方格的总数乘以

10^9/L 即为每升血小板数。

（三）清洁物品

实验完毕,应将血细胞计数板、血红蛋白吸管洗净、干燥,放在指定地方以免打碎。

【注意事项】

1. 洗涤吸管时,禁止抓住吸管上端的乳头甩动,以防吸管脱落打碎。

2. 动作要快,避免血液在吸管内凝固。血液流出有绿豆大小时,方可开始采血。

3. 充液前应充分混匀血细胞悬液,充液要连续、适量,充液后应待血细胞下沉后再计数。

【思考题】

1. 计算结果,报告中简要说明计算过程。求出本组同学测定的均值并评价之。

2. 了解各类稀释液成分,分析各物质的作用。

二、白细胞分类计数

【实验原理与目的】

将血液制成血涂片,用改良的瑞氏（Wright's）染色法进行染色。通过显微镜观察染色血涂片,计算血液中各类白细胞的百分率,称为白细胞分类计数。利用白细胞总数和各类白细胞的百分率,即可计算每 mm^3 血液中各类白细胞的绝对值。白细胞分类计数对疾病诊断有重要意义。

本实验的目的是让学生了解各种类型白细胞的形态特征,掌握血涂片制作方法和白细胞分类计数方法,进行白细胞分类计数和血细胞形态特征的观察。

【实验对象】

家兔。

【实验器材和药品】

1. 仪器 显微镜,计数器。

2. 器械 载玻片,盖玻片,玻片水平支架,注射器,小滴管,蜡笔,消毒棉球。

3. 药品 香柏油,刘 A 溶液（改良的瑞氏染液,曙红,甲醇）,刘 B 溶液（改良瑞氏染液,亚甲蓝）。

【实验步骤和观察指标】

1. 血涂片的制作

（1）消毒与取血:先用酒精棉球擦拭兔子耳缘静脉,用食示指和无名指夹闭静脉上端,待静脉鼓起,用一次性注射器采血,注入抗凝管中,摇匀。

（2）推片:取两块边缘光滑的载玻片,用左手拇指和无名指抓紧一片载玻片,取一滴血滴在载玻片的一端,右手持另一张载玻片将其一端置于血滴前方,向后移动接触血滴,使血液均匀分散在推片与载片的接触处。然后使推片与载片呈 30°～40°角,向另一端平稳地推出（图 3-7-1-2）。涂片推好后,迅速在空气中摇晃,使之自然干燥。

（3）染色:加刘 A 溶液（覆盖血涂片为宜）,染色 10 秒,再加刘 B 溶液于 A 溶液上（约为 A 溶液的 2 倍）,以洗耳球吹出微风,使液面产生涟漪状,染色 10s。水洗、晾干。

2. 白细胞分类计数 利用油镜观察血涂片体尾交界处细胞分布均匀、着色良好的区域,按一定的方向依次对所见到的每个白细胞进行分类,并用白细胞分类计数器做好记录,

图 3-7-1-2　血推片示意图

共计数 100 个白细胞。计算各类白细胞所占的比例。

3. 计算结果　用各类白细胞的百分率乘以白细胞总数,即可求得每升血液中各类白细胞数量的绝对值。

4. 各类白细胞的形态特征　见表 3-7-1-1 所示。

【注意事项】

1. 血细胞涂片染色所取的血液,要求是新鲜全血或 EDTA 抗凝血。

2. 如果染色太浅,可按照原来步骤重染;如果染色太深或有沉淀物,则可用甲醇脱色后重染。

3. 如果白细胞核为天蓝色,则染色时间过短;如果红细胞呈紫红色,表示染色时间过长。

4. 染色时切勿使染液干涸,否则会发生不易去掉的沉淀。

5. 冲洗时不可先倾倒染色,应先轻轻摇动玻片,缓慢加水使沉渣泛起,然后再用水冲洗。

6. 水冲洗时间不宜过长,否则会脱色。

表 3-7-1-1　外周血正常白细胞形态

细胞	直径(μm)	形态	胞质	细胞核形	染色质
中性杆状核粒细胞	10～15	圆形	粉红色,颗粒量多、细小、均匀,紫红色	弯曲呈杆状、带状、腊肠状	粗糙,深紫红色
中性分叶状粒细胞	10～15	圆形	粉红色,颗粒量多、细小、均匀,紫红色	分叶 2～5 叶,杆状 5%～8%,2 叶 30%～35%,3 叶 40%～50%,4 叶 15%～20%,5 叶<0.5%	粗糙,深紫红色
嗜酸性粒细胞	10～15	圆形	着色不清,颗粒橘黄、粗大、整齐排列、均匀充满胞质	多分 2 叶,眼镜形	粗糙,深紫红色

（续表）

细胞	直径(μm)	形态	胞质	细胞核形	染色质
嗜碱性粒细胞	10～15	圆形	着色不清，颗粒紫黑色、量少、大小不均，排列杂乱，可盖于核上	核形因颗粒遮盖而不清晰	粗糙，深紫红色
淋巴细胞	6～15	圆形或椭圆形	透明、淡蓝色、多无颗粒，大淋巴细胞可有少量粗大、不均匀紫红色颗粒	圆形、椭圆形、肾形	深紫红色，粗糙成块，核外缘光滑
单核细胞	12～20	圆形或椭圆形或不规则性	半透明，灰蓝色或灰红色，颗粒细小、尘土样紫红色	肾形、马蹄形、扭曲折叠不规则形	疏松网状，淡紫红色，有膨胀和立体起伏感

（傅丽容）

实验二　血液凝固

【实验原理与目的】

血液凝固过程可分为 3 个阶段：凝血酶原激活物形成，凝血酶原激活成凝血酶，纤维蛋白原转变为纤维蛋白。由于激发凝血反应的原因和反应产生的途径不同，因子 X 的激活可以分为内源性和外源性两条途径。如果直接从血管中抽血观察血液凝固，此时因血液凝固几乎没有组织因子参与，其凝血过程主要由内源性途径所激活，若用兔脑粉（脑组织含有丰富的组织因子）启动外源性途径，则主要反映凝血过程的第二、三阶段。若在血浆中加入外源性凝血酶，则可直接观察凝血过程的第三阶段。

本实验的目的是了解血液凝固的基本过程及其影响因素。

【实验对象】

家兔，雌雄不拘。

【实验器材和药品】

1. 仪器　恒温水浴器，秒表。

2. 器械　手术器械 1 套，兔手术台，动脉夹，塑料动脉插管，清洁小试管（10 mm×7.5 mm）11 支，50 ml 小烧杯 2 个，100 ml 烧杯 1 个，0.5 ml 吸管 6 支，10 ml 注射器，5 号针头，滴管，试管架，吸管架。

3. 药品　3％戊巴比妥钠或20％氨基甲酸乙酯溶液，富血小板血浆，少血小板血浆，兔脑粉悬液，0.025 mol/L CaCl₂溶液，生理盐水，肝素 8U（置小试管内），草酸钾 1～2 mg（置小试管内），稀释凝血酶溶液，石蜡油，碎冰块。

4. 其他　带橡皮刷的玻棒或竹签，棉花。

【实验步骤和观察指标】

1. 仪器装置　准备好 37℃恒温水浴，秒表。

2. 手术操作　家兔麻醉与保定后，分离出一侧颈总动脉，在其下穿过两条丝线。一线将颈总动脉干头端结扎，另一线备用（供固定动脉插管）。在颈总动脉近心端向心脏方向插入动脉插管（请参阅颈总动脉动脉插管术），用丝线固定。需放血时开启动脉夹即可。

3. 观察与记录

（1）观察纤维蛋白原在凝血过程中的作用：由颈总动脉插管放血 10 ml，分别注入两个小烧杯内,一杯静置;另一杯用带橡皮刷的玻棒或竹签不断地搅拌,观察血液的凝固现象。取出玻棒或竹签,用水洗净,观察缠绕在玻棒或竹签上的纤维蛋白,经过这样处理的血液是否会发生凝固?

（2）血液凝固的加速和延缓:取干洁的小试管 6 支,按表 3－7－2－1 准备各种不同的实验条件。由颈总动脉插管放血,各管加血 1 ml,每 30 s 倾斜试管 1 次,直至血液凝固而不再流动为止。记录血液凝固的时间。

表 3－7－2－1　影响血凝的因素

	实验条件	凝血时间
粗糙面	棉花少许 石蜡油润滑整个试管表面	
温　度	37℃ 水浴中 浸在盛有碎冰块的烧杯中	
肝素 8 U(加血后摇匀)		
草酸钾 1～2 mg(加血后摇匀)		

如果肝素管及草酸钾管不出现血液凝固,两管各加 0.025 mol/L $CaCl_2$ 溶液 2～3 滴,观察血液是否会凝固?

（3）观察内源性及外源性凝血过程:取干洁的小试管 3 支,按表 3－7－2－2 分别加入富血小板血浆、少血小板血浆、生理盐水和兔脑粉悬液。然后同时加入 0.025 mol/L $CaCl_2$ 溶液,摇匀,每 15 s 倾斜试管 1 次,分别记录 3 支试管的血浆凝固时间。血浆加钙后为什么会发生凝固? 比较第一和第二管、第一和第三管、第二和第三管的血浆凝固时间,分析产生差别的原因。

表 3－7－2－2　内源性和外源性凝血途径的观察

试剂	第一管	第二管	第三管
富血小板血浆	0.2 ml		
少血小板血浆		0.2 ml	0.2 ml
生理盐水	0.2 ml	0.2 ml	
兔脑粉悬液			0.2 ml
0.025 mol/L $CaCl_2$	0.2 ml	0.2 ml	0.2 ml
血浆凝固时间			

（4）凝血酶时间的测定:取小试管 1 支,加入少血小板血浆 0.2 ml,迅速加入稀释的凝血酶溶液 0.2 ml,开动秒表,摇匀后置 37℃ 水浴中。不断倾斜试管,密切观察并记录血浆凝固时间,此即"凝血酶时间"。

【注意事项】

1. 第 1 和第 2 两个观察项目可同时进行,可只放血 1 次。

2. 如果有必要进行第二次放血时,最先由插管内流出的血液应弃去。

【思考题】

1. 请分析本实验每一项结果产生的原因。

2. 结合本实验结果,比较血液凝固的内源性途径与外源性途径的区别。

3. 凝血酶时间延长有何临床意义?

附：试剂的配制

1. 富血小板血浆和少血小板血浆的制备 取 1％乙二胺四乙酸钠或 0.1 mol/L 枸橼酸钠抗凝全血(1 份抗凝剂加 9 份全血)。以 1000 r/min 的速度离心 10 min,取上层血浆即为富血小板血浆。取同样抗凝全血以 4000 r/min 的速度离心 30 min,上层血浆即为少血小板血浆。由于血小板容易破坏。最好在实验的当日制备。不用时保存于冰箱 4℃。

2. 兔脑粉悬液的制备

(1) 兔干脑粉的制备:将新鲜兔脑彻底除去软脑膜及血管网,用生理盐水洗净,置乳钵中研碎。除去研不碎的杂质,加 3 倍量的丙酮,研磨 0.5 min(注意不要研磨太久,致成胶状,丙酮不易分离。如已成胶状,则需要加少量丙酮,轻轻混匀即可分离)。静置数分钟后,倒去上清液,再加适量丙酮,如此反复 5～6 次,使脑组织完全脱水成灰白色微细粉末状。用滤纸过滤,可能挤去丙酮,将脑粉摊开,在空气中干燥成为无黏着性的颗粒状粉末(亦可用真空抽气机或置于 37℃ 温箱中 1 h 使其干燥),干脑粉制成后应分装密封,保存于普通冰箱 4℃ 内,半年之内活性不变。

(2) 兔脑悬液的制备:取干脑粉 0.3 g 放入大试管内,加生理盐水 5 ml,混匀,置 45℃ 水浴内 10 min,并经常摇动。然后以 1000 r/min 的速度离心 1 min(或静置)将大颗粒沉淀弃去,取上层乳白色液体即为脑悬液。应用前应先检查其活性:取血浆 0.1 ml,脑悬液 0.1 ml 加 0.025 mol/L CaCl₂ 1ml,观察其凝固时间,如凝固时间在 12～14 s 内,即可采用;否则应调整其浓度(为使学生实验容易掌握时间。本实验所要求的脑悬液活性是使血浆凝固时间为 1 min 左右)。脑悬液置普通冰箱保存 2 周内其活性恒定。

3. 凝血酶溶液的制备

(1) 浓缩凝血酶溶液的制备:取枸橼酸钠抗凝血浆 100 ml,加冷蒸馏水 1000 ml,保持 0～5℃,边搅拌,边缓缓慢加入 2％醋酸溶液,调节 pH 至 5.3(约需 3.2 ml)。此时产生白色混浊,置冰箱过夜。离心后弃其上清液,沉淀物用 25 ml 生理盐水溶解,用 2％Na₂CO₃ 调节 pH 至 7.0(约需 2 滴,碱过量时可用醋酸纠正),再加 0.25 mol/L CaCl₂ 3 ml,立即用玻棒搅拌,以除去不断生成的纤维蛋白丝。待 2 h 让凝血酶充分形成,即得粗制的凝血酶溶液。若加入等量丙酮,离心后弃去上清液,所得沉淀用生理盐水 25 ml 溶解,10 min 后离心。收集上清液,即为精制凝血酶溶液,分装保存于 −20℃。

(2) 稀释凝血酶溶液的制备:以生理盐水将上述浓凝血酶溶液稀释,使该稀释液 0.1 ml 能将 0.1 ml 正常血浆在 16～18 s 内凝固为度。

(许闽广)

实验三 家兔急性弥散性血管内凝血

【实验原理与目的】

通过耳缘静脉注入兔脑粉浸液,启动外源性凝血途径而导致弥散性血管内凝血(disseminated intravascular coagulation,DIC)。

本实验的目的是让学生初步掌握复制家兔急性弥散性血管内凝血动物模型,并通过几项血液学实验结果,讨论急性 DIC 的发病机制,同时了解检查急性 DIC 的几项血液学的常规方法。

【实验对象】

健康家兔 2 只,体重 2.0~3.0 kg,雌雄不拘。

【实验器材和药品】

1. 仪器 离心机,721 型分光光度计,显微镜,双孔电热恒温水浴锅,秒表。

2. 器械 哺乳类动物急性手术器械 1 套,兔固定台,小试管架,5 ml 玻璃试管,0.5 ml 吸管,血小板计数板,血红蛋白吸管。

3. 药品 4%兔脑粉生理盐水溶液,P 试液,K 试液,1%硫酸鱼精蛋白液(protamine sulfate),0.025 mol/L 氯化钙溶液,血小板稀释液,3%戊巴比妥钠溶液,3.8%枸橼酸钠溶液,饱和氯化钠溶液,12.5%亚硫酸钠溶液,KH_2PO_4-NaOH 缓冲液,0.9%氯化钠溶液。

【实验步骤和观察指标】

将家兔随机分为实验组和对照组。

(一) 实验组

1. 手术操作

(1) 将家兔称体重后,仰卧保定于兔台上,剪去颈部手术野被毛。

(2) 用 1%盐酸普鲁卡因溶液局部浸润麻醉。

(3) 颈部正中切口,分离一侧颈总动脉并行动脉插管,插管外端连接三通管,用以采集血样本。

2. 采集正常血标本并测定凝血相关指标 放开动脉夹,将最先流出的数滴血弃去,然后在装有 3.8%枸橼酸钠(0.5 ml)的离心管中放入兔血 4.5 ml,轻轻地上下颠倒混匀,注意勿震荡。先取兔血 20 μl 加入 0.38 ml 血小板稀释液中,供血小板计数用。然后将血液离心 15 min(3000 r/min)后,小心取出抗凝管内血浆用以测定凝血相关指标:①白陶土部分凝血活酶时间(APTT)。②凝血酶原时间(PT)。③血浆鱼精蛋白副凝试验(3P 试验)。④血浆纤维蛋白原含量。

3. 注射兔脑粉浸液复制 DIC 模型 兔脑粉浸液量按 2 ml/kg 体重计算,将总量用生理盐水稀释至 30 ml,由耳缘静脉注射(可用头皮静脉针),在 15 min 内注完。其注入速度为:第一个 5 min 以 1.0 ml/min 注入;第二个 5 min 以 2.0 ml/min 注入;最后 5 min 以 3.0 ml/min 注入。

4. 分别于注射兔脑粉浸液开始后的 15 min、45 min 采集血样,采血方法及测定指标与上述第 2 项相同。比较三次采血血样本各指标的差异。

(二) 对照组

1. 以生理盐水代替兔脑粉浸液注射,注入途径、总量和速率等均与实验组相同。

2. 采血时间、血量及检测指标与实验组一致。

(三) 急性 DIC 血液学指标的检测方法

1. 白陶土部分凝血活酶时间(KPTT)测定

(1) 原理:以脑磷脂代替血小板(磷脂),白陶土为活化剂,使凝血因子 Ⅻ、Ⅺ 充分活化,与血浆混合,温育一定时间使凝血因子活化,然后加入氯化钙测定血浆凝结时间。

(2) 方法:①于 37℃ 水浴的试管内,放入白陶土部分凝血活酶试剂液(K 液)0.1 ml,加入被检血浆 0.1 ml,混匀,开动第一块秒表。②至 3 min 时加入 0.025 mol/L 氯化钙溶液 0.1 ml,混匀,同时开动第二块秒表,继续水浴 30 s,取出试管。③倾斜试管(如遇凝结时间甚长者,于两次观察之后仍置水浴中)直至白陶土颗粒聚集变粗时记录时间(通常混合液随即凝固成块)。重复 2~3 次,取平均值。

正常参考值:人 37+3.0 s,兔约 30 s,犬 15.6~20.7 s。

2. 凝血酶原时间(PT)测定

(1)原理:血浆中加入过量的组织凝血活酶与适量的钙离子,观察其凝固时间,据此可以估计血浆中凝血酶原复合物(凝血因子 Ⅱ、Ⅴ、Ⅶ、Ⅹ)的水平。它是外源性凝血系统基本的筛选实验。

(2)方法:①取被检血浆 0.1 ml,加入小试管内,不可混入红细胞,置 37℃水浴 1~3 min。②迅速加入 P 试液 0.2 ml 混匀,同时开动秒表,轻轻摇动试管,8~10 s 取出,转动,直至液体停止流动或出现粗颗粒时,既为凝血酶原时间。重复 3 次,取平均值。

正常参考值:人 12±1 s,兔 6~8 s,犬 7~10 s。

3. 血浆鱼精蛋白副凝试验(3P 试验)

(1)原理:鱼精蛋白可分离 FDP 与纤维蛋白单体结合的可溶性复合物使纤维蛋白单体聚合沉淀,呈现纤维丝条。

(2)方法:①取被检血浆 0.5 ml,加入小试管内,置 37℃水浴至少 3 min。②然后向小试管内加入 1‰硫酸鱼精蛋白液 0.5 ml,混匀,再放在 37℃水浴 15 min。③取出试管,将试管轻轻地摇动,置明亮的光源下,观察有无不溶解物质,必要时用放大镜观察。有白色纤维或凝块为阳性,均匀混浊、无白色纤维为阴性。

4. 血浆纤维蛋白原定量测定(热沉淀比浊法)

(1)原理:血浆经 pH 6.3 缓冲液稀释后置 56℃水浴 15 mim,纤维蛋白原被沉淀而呈现浊度,而其他蛋白质仍处于溶解状态,于 405 nm 波长比浊测定,在一定范围内,纤维蛋白原含量与浊度成正比。

(2)方法

1)取试管 2 支,标明"测定""空白"。按表 3-7-3-1 操作。

表 3-7-3-1 热沉淀比浊法血浆纤维蛋白原定量测定

加入物	空白管	测定管 1(实验组)	测定管 2(对照组)
待测血浆(ml)	—	0.1	0.1
蒸馏水(ml)	0.1	—	—
KH_2PO_4 - NaOH 缓冲液(ml)	4.0	4.0	4.0

将各管内液体旋转混匀。用 722 分光光度计,波长 405 nm,1 cm 比色杯,以空白管调零,每管测 2 次光密度,先读取第一次吸光度为 A_1,然后两管同置 56℃水浴 15 min,取出冷却至室温,再读取第二次吸光度为 A_2。

2)校正曲线制作:取新鲜混合血浆 1 份,加 125 g/L 亚硫酸钠溶液 19 份,沉淀纤维蛋白原,反复 2 次,最后溶于生理盐水(电泳图谱显示单一纤维蛋白原区带),用双缩脲法测定蛋白含量。将此纤维蛋白原溶液稀释成 1.0 g/L、2.0 g/L、4.0 g/L、6.0 g/L、8.0 g/L,分置 5 管,各管取稀释标准液 0.1 ml 和缓冲液 4.0 ml 混合。空白管加蒸馏水 0.1 ml 和缓冲液 4.0 ml 混合,与"操作方法"同样条件读取 A_1 和 A_2,并分别计算各管的 ΔA,与相应的纤维蛋白原浓度绘制校正曲线,在 8 g/L 范围内呈线性。

3）计算：计算 $A_2-A_1=\Delta A$，查校正曲线得结果。

5. 血小板计数

（1）方法：①吸血小板稀释液 0.38 ml 于一小试管内，用血红蛋白吸管取血 20 μl 立即加入血小板稀释液内，充分摇匀，置室温下 10～30 min。②然后用滴管将上述混悬液一小滴滴入计算室内，静置 15 min，用高倍镜计数。③数 5 个中方格内的血小板数，乘以 1000，即得每立方毫米血小板数。

（2）正常参考值：兔（30～60）万/mm³。

【注意事项】

1. 兔脑浸液静注速度与实验成败关系极大。原则是先慢后快，切忌过快，否则极易造成动物猝死。注射过程中密切观察动物呼吸情况，必要时酌情调整注射速度。

2. 在插管时，应先用生理盐水充满硅胶管后再插入兔的动脉，这样可以防止空气进入动物体内，造成空气栓塞。在每次采取血样完毕后也要用生理盐水冲洗动脉插管（用 5 ml 注射器）以防管内凝血。但应注意不能使用抗凝剂，以免影响测试数据。

3. 实验用的血浆如暂时不用，可置入冰箱 4℃保存，但时间也不宜过长，一般不长于 4 h，如室温较低（低于 20℃）时，血浆在测试前应在 37℃水浴箱中温育 1 min 左右。

4. 本实验中所用的试剂、血浆样本较多，同一吸管只能吸取某一试剂或血浆样本，应避免交叉使用。

5. KH_2PO_4-NaOH 缓冲液 pH 和实验温度对热沉淀比浊法血浆纤维蛋白原定量测定法结果有影响，缓冲液 pH 若比 6.3 增减 0.2U，可产生约 7%的误差；加热温度若比 56℃升高或降低 1℃，可产生约+12%的误差。故两者务必严加控制，以保证本法的准确度和重复性。标本要新鲜，抗凝要完全，比浊前要混匀。抗凝可用草酸盐或 EDTA-Na_2。加热管在比浊前要缓慢冷却，否则脂血略有干扰。

【思考题】

1. 根据实验中的血液学实验结果，讨论急性 DIC 的发病机制。

2. 内源性和外源性途径在实验室检查方面有何差别？

附：试剂配制

1. 适当浓度的凝血酶悬液 将凝血酶悬液以正常人血浆作基质，将凝固时间调至15～18 s。

2. K 试液 实验前将 2%白陶土生理盐水悬液 1 份与兔脑磷脂悬液等量混合，作 APTT 测定用。

3. P 试液 实验前称取兔脑粉 200 mg，加入 5 ml 生理盐水，充分混匀后放入 37℃恒温水浴箱内孵育 1 h。在此过程中，用玻璃棒搅拌 3～4 次，并颠倒混匀，然后离心（1000 r/min）5 min，取上清液，再加入等量的 0.025 mol/L 氯化钙溶液，用前摇匀，作 PT 实验用。

4. 1%硫酸鱼精蛋白液 取硫酸鱼精蛋白 1 g，用生理盐水配制成 100 ml，再以 2%碳酸钠溶液调 pH 至 6.5，用滤纸过滤后，置普通冰箱保存、备用（也可使用市售 1%鱼精蛋白注射液）。

5. 兔脑浸液的制备 称取兔脑粉[实验前检测其活力，以凝血酶原时间（PT）不超过 12 s 为宜]400 mg，加入 10 ml 生理盐水，充分搅匀后放入 37℃恒温水浴箱内孵育 1 h，每隔 15 min 搅拌 1 次，然后离心（1000 r/min）5 min，取上清液过滤后供静脉注射用。

6. KH_2PO_4 - NaOH 缓冲液（pH6.3） 取 0.1 mol/L KH_2PO_4 50 ml 加 0.1 mol/L NaOH 10.6 ml 混合，并加蒸馏水至 100 ml。

7. 血小板稀释液

（1）草酸铵稀释液：草酸铵 1 g 加蒸馏水至 100 ml，过滤后 4℃保存。

（2）尿素稀释液：尿素 0.166 mol/L，1.7 mmol/L 枸橼酸钠，40%甲醛 0.1 ml，蒸馏水加至 100 ml，过滤后 4℃保存。

（陈世民 王丹妹）

实验四 酚磺乙胺（止血敏）和肝素对小鼠血凝时间的影响

【实验原理与目的】

肝素在体内、体外均有强大的抗凝作用。可延长凝血时间，其作用机制主要是通过与抗凝血酶Ⅲ（AT-Ⅲ）结合，引起 AT-Ⅲ 构象改变，活性增加，灭活凝血因子Ⅱa、Ⅸa、Ⅹa、Ⅺa、Ⅻa 而发挥抗凝血作用。酚磺乙胺能使血管收缩，降低毛细血管通透性，也能增强血小板聚集性和黏附性，促进血小板释放凝血活性物质，缩短凝血时间，达到止血效果。

本实验的目的是学习测定血凝时间的方法，观察药物缩短或延长血凝时间的作用。

【实验对象】

小鼠 3 只，体重 20～22 g。

【实验器材和药品】

1. 器械 1 ml 注射器，天平，弯头镊子，毛细玻管，清洁玻片，针头。

2. 药品 5%酚磺乙胺（etamsylate）溶液，80 U/ml 的肝素溶液，生理盐水。

【实验步骤和观察指标】

1. 毛细玻管法 取健康小鼠 3 只，做好标记。甲鼠腹腔注射酚磺乙胺 0.5 g/kg（即 5%酚磺乙胺溶液 0.1 ml/10 g）；乙鼠腹腔注射肝素 800 U/kg（即 80 U/ml 肝素溶液 0.1 ml/10 g）；丙鼠腹腔注射生理盐水 0.1 ml/10 g。每鼠给药间隔 5 min。30 min 后，用毛细玻管插入内眦，稍加旋转，吸取达 5 cm 的血柱，然后每隔 30 s 折断毛细玻管一短截，检验有否出现血凝丝，记录从毛细玻管采血至出现血凝丝的时间即为血凝时间。记录于表 3-7-4-1 中。

汇集全班实验结果，分别计算 3 组小鼠的平均血凝时间，并作均数之间差异的显著性检验，从而得出关于酚磺乙胺和肝素对凝血时间影响的结论。

2. 玻片法 拔除毛细玻管后，分别滴 2 滴血于清洁玻片的两端，血滴的直径约 5 mm。每隔 30 s 用牙签挑动血液 1 次，直到尖端能挑起纤维蛋白丝为止，记录血凝时间。另一滴血供最后复验。同上法统计实验结果。

表 3-7-4-1 酚磺乙胺和肝素对小鼠血凝时间的影响

组别	小鼠数	药物	血凝时间（均数±标准差）		对血凝时间的影响
			毛细玻管法	玻片法	
酚磺乙胺					
肝素					
生理盐水					

【注意事项】

1. 血凝时间测定可受当时温度影响,温度过低时血凝时间延长,进行本实验室温最好在 15℃左右。

2. 测试血凝时间用毛细玻管的内径最好为 1 mm,且要求均匀一致,清洁干燥。

3. 如血凝时间超过 10 min,即以 10 min 计。

【思考题】

酚磺乙胺和肝素对血凝时间有何影响? 其作用机制如何? 临床上有哪些应用?

(黎为能　韦健全)

第八章 内分泌与生殖系统实验

实验一 药物对离体子宫的作用

【实验原理与目的】

缩宫素、麦角新碱等子宫兴奋药能选择性地兴奋子宫平滑肌,其作用可因子宫生理状态及剂量的不同而有差异,或使子宫产生节律性收缩,或使子宫产生强直性收缩。雌激素可提高子宫平滑肌对子宫兴奋药的敏感性。

本实验的目的是通过观察子宫兴奋药对离体子宫的作用,加深理解药物的作用特点,了解离体子宫的实验方法。

【实验对象】

小鼠,雌性未孕,体重 30 ± 2 g,实验前两日每日 1 次给小鼠皮下注射 0.2% 己烯雌酚注射液 0.1 ml/只。

【实验器材和药品】

1. 仪器 生物信号采集与分析系统,张力换能器,超级恒温水浴器。

2. 器械 麦氏浴槽,通气沟,玻璃小弯勾,氧气球胆,小镊子,小剪刀,组织剪,培养皿,双凹夹,1 ml 注射器。

3. 药品 乐氏液、0.2% 己烯雌酚(diethylstilbestrol)、缩宫素(3-异亮氨酸-8-亮氨酸,atonin)(5 U/ml)及 0.02% 马来酸麦角新碱(ergometrine maleate)注射液。

【实验步骤和观察指标】

1. 仪器装置 按操作规程准备好生物信号采集与分析系统及张力换能器记录装置。参见第二篇第一章《常用生理科学实验仪器》介绍。按图 2-6-3-2 安装好离体子宫灌流装置。在麦氏浴槽中加入乐氏液 30ml,调节浴槽水温并保持在 30~32℃,标好液面高度,并调节氧气流量,以 60~80 个气泡/s 向浴槽加氧。

2. 手术操作 将小鼠颈椎脱臼致死。迅速将小鼠仰位保定于蛙板上,在下腹部正中剪开 2~3 cm 的小口,暴露腹腔,找出子宫。小鼠子宫为"Y"形的双子宫,用小镊子小心夹住子宫角游离端(勿夹子宫,以免损伤子宫肌纤维),取出子宫,并在子宫颈处剪为两段放入盛有少量乐氏液的培养皿中备用。取一段约 2 cm 子宫以缝针结扎两端,下端结扎成直径 0.5~1 cm 的环并固定在通气勾上,上端结扎留长线并垂直系于张力换能器感应片小孔上,换能器与装有生物信号采集与分析系统的计算机相连。

3. 观察与记录 待标本出现节律收缩且稳定后,描记一段正常收缩曲线,然后按下列顺序给药。

(1) 先给予 0.05 ml 缩宫素(5 U/ml),观察子宫平滑肌的反应情况,然后以每次累加 0.05ml 给药,每加 1 次药均描记一段收缩曲线,至出现强直收缩为止。

(2) 移除缩宫素溶液,用乐氏液冲洗 3 次,加乐氏液 30ml,待曲线恢复正常后给下一个药。

（3）给予 0.02% 马来酸麦角新碱注射液 0.05 ml，加药方法同（1）。

【注意事项】

1. 分离子宫时动作应轻柔且迅速，避免牵拉，以免子宫组织损伤或缺氧坏死，操作时尽量使标本处于乐氏液中。

2. 实验过程中要注意供氧和保温，浴槽中乐氏液换液前后应保持高度一致，以 30 ml 为宜。

3. 两次加药的间隔时间应尽可能保持一致。

4. 实验动物也可选用大鼠或豚鼠。

【思考题】

1. 缩宫素、麦角新碱在作用和用途上有何异同点？

2. 常用的子宫兴奋药有哪些？

（李佩琼　黎为能）

实验二　肾上腺皮质激素的抗炎作用

【实验原理与目的】

肾上腺皮质激素具有很强的抗炎作用，能抑制感染性炎症和非感染性（如过敏性、机械性、化学性）炎症。在急性炎症初期，该药能增高血管的紧张性，减轻充血，降低毛细血管通透性，抑制炎性浸润和渗出。

本实验的目的是观察肾上腺皮质激素（地塞米松）的抗炎作用。

【实验对象】

小鼠，体重 18～22 g，性别相同。

【实验器材和药品】

1. 仪器　722 分光光度计。

2. 器械　1 ml 注射器，天平，烧杯，刻度离心管，试管，试管架，吸球，吸管，微量可调移器。

3. 药品　1% 伊文思蓝（evans blue），0.02% 地塞米松（dexamethasone），1% 保泰松（phenylbutazone），0.5% 醋酸，生理盐水。

【实验步骤和观察指标】

1. 手术操作

（1）动物给药处理：取小鼠 9 只，随机分为 3 组。第一组腹腔注射生理盐水 0.2 ml/只，第二组腹腔注射保泰松 0.1 ml/10 g，第三组腹腔注射地塞米松 0.1 ml/10 g。给药后 30 min，分别尾静脉注射 1% 伊文思蓝 0.1 ml/10 g，5 min 后腹腔注射 0.5% 醋酸 0.1 ml/只，过 25 min 后立即对小鼠实施安死术。

（2）取腹腔液：把安死术后的小鼠剖腹，暴露内脏，取出腹腔内渗出液，并用微量可调移器吸取少量生理盐水（约 0.3 ml）缓慢冲洗腹腔，共 4 次，均置入刻度离心管，调整管内容积到 1.5 ml，将每组 3 只小鼠的渗出液与洗出液混合并调整容量至 5 ml。肉眼比较给药组与对照组试管颜色深浅。

2. 观察与测定

（1）把盛有腹腔液的离心管离心 5 min(2000 r/min)，取上清液约 4 ml 置于试管，用 722 分光光度计在 620 nm 波长测定光密度，以生理盐水做空白对照，取 1% 伊文思蓝 1 ml 稀释到 10 ml 后取 5 ml 作标准管，计算各组动物渗入腹腔的染料。

（2）统计学处理：采用"t 检验"方法进行统计学处理（参见第二篇第八章《常用医学统计学方法》）。

3. 结合专业理论和统计学处理结果，分析地塞米松及保泰松是否有抗炎作用。

【注意事项】

1. 伊文思兰注射剂量要准确。

2. 醋酸必须注射在腹腔内，否则会影响染料的渗出。

3. 安死术一定要在给予醋酸后 25 min，时间过长、过短均会影响结果。

【思考题】

1. 肾上腺皮质激素如何发挥抗炎作用？

2. 肾上腺皮质激素有何不良反应？

（王小蒙　王金妮）

实验三　肾上腺皮质激素抗内毒素性休克实验

【实验原理与目的】

肾上腺皮质激素能提高机体对内毒素的耐受性，家兔在给予大肠杆菌内毒素后，表现为血压降低，地塞米松能明显拮抗大肠杆菌内毒素引起的血压降低作用。

本实验的目的是观察地塞米松的抗内毒素性休克作用。

【实验对象】

家兔，体重 2.0～3.0 kg。

【实验器材和药品】

1. 仪器　生物信号采集与分析系统，血压换能器。

2. 器械　气管套管，动脉套管，动脉夹，手术刀，止血钳，小剪刀，小镊子注射器，手术台。

3. 药品　生理盐水，3% 戊巴比妥钠溶液，大肠杆菌内毒素，0.5% 地塞米松注射液，去甲肾上腺素。

4. 其他　丝线，头皮针。

【实验步骤和观察指标】

1. 仪器装置　准备好生物信号采集与分析系统及血压换能器记录装置。

2. 手术操作　取家兔 1 只，称重，以 3% 戊巴比妥钠溶液 1 ml/kg(30 mg/kg) 或 20% 氨基甲酸乙酯 5ml/kg 耳缘静脉注射麻醉，仰卧保定于手术台。从耳缘静脉预埋头皮针（针管充满生理盐水溶液），以备给药。分离气管并做气管插管。分离出一侧颈总动脉，行动脉插管并连接于血压记录装置。

3. 观察与记录

（1）预防给药法：记录稳定的正常血压后，从耳缘静脉注射大肠杆菌内毒素（96 亿/ml）

1 ml/kg,观察血压下降和恢复的过程。待血压恢复到注射内毒素前水平,从耳缘静脉注射地塞米松 2 ml/kg,2～10 min 后再次耳缘静脉注射上述剂量的内毒素。比较两次注射内毒素后血压变化有何不同。

（2）治疗给药法:①血压平稳后,从耳缘静脉注射大肠杆菌内毒素 1.1～1.2 ml/kg,待血压下降到最低点并持续一段时间后,耳缘静脉注射地塞米松 2～3 mg/kg,观察血压的变化。②血压平稳后,耳缘静脉注射与①相同剂量的内毒素。待血压下降到最低点并持续一段时间后,从耳缘静脉注射去甲肾上腺素 10 μg/kg,观察血压的变化。③血压平稳后,再次从耳缘静脉注射相同剂量的内毒素。待血压下降到最低点并持续一段时间后,耳缘静脉注射地塞米松 2～3 mg/kg,5 min 后从耳缘静脉注射去甲肾上腺素 10 mg/kg,观察血压的变化。

【注意事项】

1. 每次给药后给予 3～5 ml 生理盐水。

2. 每次给予内毒素,血压下降会逐渐减弱,此时可适当增加 0.1～0.2 ml 内毒素剂量。

【思考题】

1. 内毒素如何引起休克的发生?

2. 地塞米松如何能够抗内毒素性休克?

（曾祥周）

第九章 药物的药效学与药代动力学

实验一 乙酰胆碱量效关系曲线及阿托品 pA_2 测定

【实验原理与目的】

乙酰胆碱（ACh）为 M 受体激动剂，可引起豚鼠平滑肌收缩，按对数累加剂量给药可得到"S"形累加剂量反应曲线（cumulative dose response cure，CDRC），根据 CDRC 可求得其 pD_2（pD_2 为激动剂-受体复合物解离常数的负对数值，其数值等于产生半最大效应时激动剂克分子浓度的负对数）。pD_2 值大，说明激动剂作用强。

阿托品为 M 受体竞争性拮抗剂，可使 ACh 的 CDRC 平行右移，根据公式可求出 pA_2（能使激动剂的浓度提高到 2 倍时产生原来的效应所需受体阻断剂的克分子浓度负对数值）。pA_2 值大，说明拮抗剂作用强。

本实验的目的：①掌握药物量效关系的实验方法及 pD_2 和 pA_2 的概念及求法，加深对激动剂、拮抗剂、量效关系和竞争性拮抗的理解。②了解离体肠实验方法。

【实验对象】

离体豚鼠肠段。

【实验器材和药品】

1. 仪器　生物信号采集与分析系统，张力换能器，超级恒温水浴器。

2. 器械　通气沟，氧气球胆，小镊子，剪刀，培养皿，小烧杯，1ml 注射器，弯圆针，丝线，双凹夹，坐标纸，台氏液恒温浴槽。

3. 药品　硫酸阿托品 10^{-6} mol/L、10^{-5} mol/L、10^{-4} mol/L；乙酰胆碱 10^{-8} mol/L、10^{-7} mol/L、10^{-6} mol/L、10^{-5} mol/L、10^{-4} mol/L、10^{-3} mol/L、10^{-2} mol/L、10^{-1} mol/L。

【实验步骤和观察指标】

1. 仪器装置　准备好生物信号采集与分析系统的张力换能器记录装置。按图 2-6-3-2 安装好离体肠平滑肌收缩实验的灌流装置，调节超级恒温水浴器浴槽水温至 32℃。

2. 手术操作

（1）肠段制备：取豚鼠 1 只，3% 戊巴比妥钠腹腔注射麻醉后断头致死。迅速打开腹腔找到回盲部，然后在距回盲部 2 cm 处剪断回肠。取回肠一段长 8～9 cm，放入盛有台氏液的培养皿中，用台氏液将肠内容物冲洗干净，然后将回肠剪成数段备用（段长 1.0～1.5 cm）。

（2）调节浴槽水温至 32℃，在恒温浴槽中加入台氏液 30 ml，标好液面高度，取备用回肠一段，一端用带线弯圆针钩系于通气钩上，另一端与张力换能器相连，然后置于恒温浴槽中，通气钩另一端与球胆相连，调节自球胆放出的氧气速度为每秒 1～2 个气泡，待肠段稳定10～15 min。

（3）将张力换能器接上生物信号采集与分析系统的输入接口，调节仪器参数（见《常用实验仪器》），以记录肠段张力信号波形。

3. 观察与记录

(1) 肠段稳定后,从 10^{-8} mol/L 浓度开始,按蓄积法给予 ACh,滴加至出现最大收缩效应。具体操作如下:首先加入 10^{-8} mol/L 的 ACh 药液 0.3 ml 于 30 ml 的浴槽中,并通过标记按钮作好标记,此时浴槽中 ACh 的实际浓度为 $1.0\times10^{-8}\times0.3/30=1.0\times10^{-10}$ mol/L,对于这个剂量肠段没有反应或稍后有一点反应,接着加 0.6 ml 该浓度的药液,蓄积浓度为 $(1.0\times10^{-8}\times0.6)/30+1.0\times10^{-10}=3\times10^{-10}$ mol/L,依次类推,累积加药(表 3-9-1-1),直到肠段 ACh 的反应不再增加为止(图 3-9-1-1),由此可制作 ACh 量-效曲线。

表 3-9-1-1　ACh 剂量蓄积操作表

步骤	加入药液浓度	加入 ml 数	蓄积浓度($\times10^{-10}$ mol/L)
1	1.0×10^{-8}	0.3	1.0
2	1.0×10^{-8}	0.6	3.0
3	1.0×10^{-7}	0.21	10
4	1.0×10^{-7}	0.6	30
5	1.0×10^{-6}	0.21	100
6	1.0×10^{-6}	0.6	300
7	1.0×10^{-5}	0.21	1 000
8	1.0×10^{-5}	0.6	3 000

继续加药,直到肠段对 ACh 的反应不再增加为止

正确的蓄积　　　不正确的蓄积

图 3-9-1-1　药物蓄积曲线

(2) 以上试验完毕后,换入新鲜的台氏液反复冲洗 3 次,平衡稳定后加入 10^{-6} mol/L 阿托品 0.3 ml,再以同法分别制作存在拮抗剂 10^{-6} mol/L 阿托品情况下 ACh 的量-效曲线。具体操作是:加入 10^{-6} mol/L 阿托品 0.3 ml 预处理肠段 2 min 后,按上法从未加阿托品(A=0)前 ACh 最小有效浓度起依次加入 ACh,直至出现最大收缩效应,绘制出在 10^{-6} mol/L 浓度的阿托品(A=A₁)作用下 ACh 的量-效关系曲线,此时可见到剂量-反应曲线平行右移,最大效应不变(图 3-9-1-2)。充分洗去药物后,再以同样的方法,制作出在 10^{-5} mol/L、10^{-4} mol/L 浓度阿托品(A=A₂ 及 A=A₃)的作用下 ACh 的量-效关系曲线。

(3) 计算 pD_2 及 pA_2

BL-410/BL-420N 生物信号采集与分析系统中已经设定了一定的数据处理程序,其中有 pA_2、pD_2 和 pD'_2 计算程序,现简单介绍其使用方法:单击主菜单中数据处理选项,弹出的子菜单中选择 pA_2、pD_2 和 pD'_2 的计算,在呈现含 4 个表单的新窗口内依次填入相应的浓度(D_i)、效应(E_i)、回归点数、拮抗剂浓度(A_i),选择计算类型——pA_2 或 pD_2,单击计算结果按钮,可求得 pA_2 或 pD_2,单击量效曲线按钮,可见量效曲线。

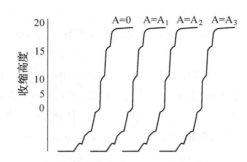

图 3-9-1-2 阿托品对 ACh 收缩豚鼠回肠平滑肌作用的原始记录

【注意事项】

1. 制备肠段动作轻柔,不要用镊子夹肠段中部,也不要过度牵拉组织,以免损伤之。

2. 为使记录基线稳定,实验前必须给回肠加以一定的拉力(0.5~1)g。

【思考题】

1. 什么是激动剂?什么是拮抗剂?如何区别药物作用的效价强度与效能?

2. 何谓竞争性拮抗?有何实际意义?

3. 试述 pD_2 与 pA_2 的概念及意义。

(邝少轶 黄桂坤)

实验二 药物半数致死量(LD_{50})的测定

【实验原理与目的】

半数致死量(LD_{50})是某一药物使 50％实验动物死亡所需要的剂量。LD_{50} 小说明毒性大,LD_{50} 大说明毒性小。其量效关系呈"S"形曲线,死亡率为 50％时斜率最大,灵敏度最高,所以 LD_{50} 是判断药物毒性最恰当、最常用的指标。

本实验的目的是通过测定药物半数致死量(LD_{50}),了解其测定过程,方法及计算,理解测定的原理及各参数的含义和意义。

【实验对象】

小鼠,体重 18~22 g,雌雄各半。

【实验器材和药品】

1. 器械 小鼠笼,注射器(1 ml),天平,计算器。

2. 药品 戊巴比妥钠。

【实验步骤和观察指标】

1. 探索剂量范围

(1) 确定剂量上下限:按估计量(经验或文献资料)给药,每次用 3 只动物,逐步探索出使全部动物死亡的最小剂量 D_m,和一个动物也不死亡的最大剂量 D_n,如动物全部死亡则降低剂量,如动物全不死亡则加大剂量,直到找出 $P_m=100\%$ 的致死剂量(D_m)和 $P_n=0\%$ 的不致死剂量(D_n)。

(2) 确定组数(n):分组以 4~9 组为宜,可根据适宜的组距确定,相邻两组剂量的比值不宜超出 0.6~0.9 范围。

(3) 确定各组剂量公比 r：可按公式 3-9-2-1 求出。

$$r=\left(\frac{D_m}{D_n}\right)^{\frac{1}{n-1}}$$
(公式 3-9-2-1)

(4) 确定各组剂量：各组剂量分别以 D_1、D_2、D_3、D_4……D_m 代表，根据最小剂量（D_n）和剂量公比值（r）可计算出：

$$D_1=D_n=最小剂量$$
(公式 3-9-2-2)

$$D_2=D_1\times r$$
(公式 3-9-2-3)

$$D_3=D_2\times r$$
(公式 3-9-2-4)

$$D_m(最大剂量)=D_{m-1}\times r$$
(公式 3-9-2-5)

(5) 配制等比稀释药液系列；使各组小鼠给药容量相等，一般为 0.2 ml/10 g。

2. 动物分组、给药 取体重 18～20 g 小鼠 40 只，雌雄兼用（实验前禁食不禁水 12 h 以上），随机分为 4 组，每组 10 只，然后按表 3-9-2-1 腹腔注射戊巴比妥钠（给药容积均为 0.2 ml/10 g 体重），记录动物死亡率。

表 3-9-2-1 不同剂量戊巴比妥钠所致小鼠死亡率

组别	剂量 D (mg/kg)	log D	死亡率 P	P²	概率单位(Y)
1	150.000	2.176			
2	127.500	2.106			
3	108.375	2.035			
4	92.119	1.964			

3. LD_{50} 的计算

(1) 点斜法：点斜法也称孙氏法。1963 年，孙瑞元对 Karber 法加以改进，并发展成为的一种计算简便，所得参数与正规概率单位法较接近的方法。

基本公式：

$$LD_{50}=\log^{-1}\{[X_m-i(\sum P-0.5)]+i\times(1-P_m-P_n)/4\}$$
(公式 3-9-2-6)

LD_{50} 的标准误

$$S_{x50}=i\sqrt{\frac{\sum P-\sum P^2}{n-1}}$$
(公式 3-9-2-7)

LD_{50} 的 95% 可信限 $=\log^{-1}(\log LD_{50}\pm1.96\times S_{X50})$
(公式 3-9-2-8)

以上各式中 X_m 为最高死亡率 P_m 组的剂量对数，i 为组距（logD 间距），P_m 为最高死亡率（用小数表示），P_n 为最低死亡率（用小数表示），n 为组内动物数。

其余有关公式为：

回归方程：
$$Y=a+bX$$
(公式 3-9-2-9)

回归系数（回归直线斜率）：
$$b=(Y_H-Y_L)/i(G-H)$$
(公式 3-9-2-10)

截距
$$a=5-b\log LD_{50}$$
(公式 3-9-2-11)

死亡率为 K 的致死剂量
$$LD_K=\log^{-1}[(Y_K-a)/b]$$
(公式 3-9-2-12)

$$S_{xK} = S_{X50} \sqrt{1 + \frac{4}{G}\left(\frac{Y_K - 5}{b_i}\right)^2} \qquad (公式\ 3-9-2-13)$$

$$LD_K\ 的\ 95\%\ 可信限值 = \log^{-1}(\log LD_K \pm 1.96 \times S_{XK}) \qquad (公式\ 3-9-2-14)$$

其中，G 为实验分组数，H 为 $G/2$ 的整数部分。Y_H 与 Y_K 为高、低概率单位组的均值，即按实验组数，将较高概率单位（Y）的几组算出平均值为 Y_H；低概率单位的几组算出平均值为 Y_L。如 G 为偶数（例 $G=6$），各取 $G/2$ 求 Y_H 与 Y_L 均值（此时 $H=G/2=6/2=3$）；当 G 为奇数时，正中间一组不参加计算 Y_H 与 Y_L，此时的 $H=(G/2)0.5$[如 $G=7$ 时，$H=(7/2)-0.5=3$]，概率单位 Y 可根据死亡率查表（概率单位表）而得。Y_K 系死亡率为 $K\%$ 的概率单位。

计算示例：给小鼠（体重 20 ± 2 g，雌雄各半）腹腔注射某药，测 24 h 的死亡率（表 3-9-2-2），计算 LD_{50} 与 LD_{10} 及有关数据。

表 3-9-2-2 某药所致小鼠死亡率

剂量 （mg/kg）	350	245	172	120	84	59
死亡数/动物数 （r/n）	20/20	17/20	16/20	6/20	2/20	0/20

将各组剂量换算对数剂量，计算出各组死亡率及有关数据，填入表 3-9-2-3 内。概率单位 Y 值也可由公式算出。

$$Y \cong 5 + 1.5 \log[(0.029 + P)/(1.029 - P)] \qquad (公式\ 3-9-2-15)$$

表 3-9-2-3 LD_{50} 的点斜计算表

对数剂量 （X）	死亡率 （P）	P^2	概率单位 （Y）	Y_H, Y_L	其他
2.544	1.00	1.0000	7.24		$Xm = 2.544$
2.389	0.85	0.7225	6.04	$Y_H = 1/3\ (7.24 + 6.04 + 5.84)$	$i = 0.155$
2.234	0.80	0.6400	5.84	$= 6.390$	$n = 20$
2.074	0.30	0.0900	4.48		$G = 6$
1.924	0.10	0.0100	3.72	$Y_L = 1/3\ (4.48 + 3.72 + 2.76)$	$H = 3$
1.770	0.00	0.0000	2.76	$= 3.653$	
	$\sum P = 3.05$	$\sum P^2 = 2.4625$		$Y_H - Y_L = 2.737$	

根据（公式 3-9-2-6）：

$$LD_{50} = \log^{-1}\{[X_m - i(\sum P - 0.5)] + i \times (1 - P_m - P_n)/4\}$$

$$= \log^{-1}\{[2.544 - 0.155(3.05 - 0.5)] + 0.155 \times (1 - 1 - 0)/4\}$$

$$= 140.9\ \text{mg/kg}$$

$$b = (Y_H - Y_L)/i(G - H) = 2.737/0.155(6 - 3) = 5.866$$

$$a = 5 - b \log LD_{50} = -7.648$$

$$LD_{10} = \log^{-1}[(Y_{10} - a)/b] = \log^{-1}\{[3.716 - (-7.648)]/5.886\}$$
$$= 85.25 \ mg/kg$$

（2）Bliss 法：Bliss 法也称为正规概率单位法，此法在计算中严格按照常态分布及常态累积曲线的数学理论，它先把反应率转化为概率单位并进行数学纠正，再加权重处理，然后直线回归求出校正线方法。该法立论严谨，结果可靠，是公认求 LD_{50} 的最佳方法。但其计算繁复，手算易出错，多在计算机进行运算。

BL-420N 生物信号采集与分析系统中预先设定了一定的数据处理程序，其中有 LD_{50} 与 ED_{50} 计算程序，现简单介绍其使用方法：单击主菜单中数据处理选项，弹出的子菜单中选择计算药效参数 LD_{50} 与 ED_{50}，在呈现的新窗口内依次填入相应的每组剂量（mg/kg）、动物总数、死亡动物数、有效实验组数，单击计算结果按钮，可求得 LD_{50} 及其 95% 可信限。

【注意事项】

本实验为定量观察，所加药量应准确；动物死后应立即取出，以免其他动物吃咬尸体而影响剂量的准确性。

【思考题】

1. 试述 LD_{50} 测定的意义。

2. LD_{50} 与治疗指数有何关系？意义如何？

3. LD_{50} 95% 可信限的意义是什么？

（邝少轶　韦健全）

实验三　不同剂量、不同给药途径、不同肝和肾功能对药物作用的影响

一、不同剂量的硫喷妥钠对小鼠作用的差异

【实验原理与目的】

硫喷妥钠属于巴比妥类药。其作用随剂量增加，相继出现镇静、催眠、抗惊厥和麻醉作用，甚至出现呼吸麻痹致死。

本实验的目的是观察不同剂量的硫喷妥钠对小鼠作用的差异。

【实验对象】

小鼠 30 只，体重 18～22 g，雌雄不拘。

【实验器材和药品】

1. 器械　1 ml 注射器，天平，小鼠观察罩。

2. 药品　0.2%、0.4% 和 0.8% 硫喷妥钠溶液，3% 苦味酸溶液（picric acid）。

【实验步骤和观察指标】

将小鼠随机分成 3 组，经编号、称体重并观察其正常活动后，分别由腹腔注射硫喷妥钠。给药剂量为：大剂量组，80 mg/kg（0.8% 硫喷妥钠，0.1 ml/10g）；中剂量组，40 mg/kg（0.4% 硫喷妥钠，0.1 ml/10g）；小剂量组，20 mg/kg（0.2% 硫喷妥钠，0.1 ml/10g）。

给药后观察并比较小鼠活动情况，翻正反射消失时间（即作用开始时间）、恢复时间（即作用消失时间）及持续时间。计算麻醉发生率，将结果填入表 3-9-3-1。

表 3-9-3-1 不同剂量硫喷妥钠对小鼠翻正反射的影响

组别	n	剂量(mg/kg)	翻正反射消失 动物数(只)	翻正反射消失 持续时间(s)	麻醉发生 率(%)
小剂量组	10	20			
中剂量组	10	40			
大剂量组	10	80			

二、不同肝功能对硫喷妥钠作用的影响

【实验原理与目的】

肝脏是药物代谢的主要场所。肝细胞内微粒体的 P-450 酶系统促进药物生物转化,同时微粒体的葡萄糖醛酸转移酶使药物或其代谢产物与葡萄糖醛酸结合,形成极性高的代谢产物而利于排出体外。四氯化碳溶解肝脏微粒体脂质,破坏微粒体酶,从而使代谢药物的能力降低。

本实验的目的是观察肝功能损害对药物作用的影响。

【实验对象】

小鼠 30 只,体重 18～22 g,性别不限。

【实验器材和药品】

1. 器械　1 ml 注射器,天平,小鼠观察罩,组织剪。

2. 药品　0.5%硫喷妥钠溶液,10%四氯化碳油剂(carbon tetrachloride),3%苦味酸溶液。

【实验步骤和观察指标】

将小鼠随机分成两组,分别皮下注射 10%四氯化碳 0.2 ml/10 g 或同量的生理盐水,24 h 后,每只小鼠由腹腔注射 0.5%硫喷妥钠 50 mg/kg(0.1 ml/10 g),观察动物翻正反射情况:翻转动物四肢朝天,外力消失后动物能自身复原,则说明翻正反射存在,反之为反射消失。

记录并比较两组小鼠翻正反射消失时间(即作用时间)和恢复时间有何差别。处死动物取出肝脏,比较两组动物肝脏的大小、颜色等。

计算潜伏期和持续时间,将结果填于表 3-9-3-2。

表 3-9-3-2 小鼠肝功能状态对硫喷妥钠麻醉作用的影响

肝功能	n(只)	潜伏期(s)	持续时间(s)
正　常	10		
损　害	10		

［注］　潜伏期$= t_{翻正反射消失时间} - t_{给药时间}$;持续时间$= t_{翻正反射恢复时间} - t_{翻正反射消失时间}$。

三、不同肾脏功能对链霉素作用的影响

【实验原理与目的】

链霉素在体内不被代谢,大部分以原形经肾排泄,肾功能损害时,链霉素排泄减慢,易在体内引起蓄积中毒。

本实验的目的是观察肾脏功能损害对药物作用的影响。

【实验对象】

小鼠 30 只,体重 18～22 g,性别不限。

【实验器材和药品】

1. 器械　1 ml 注射器,天平,小鼠观察罩,组织剪。

2. 药品　1.2% 链霉素溶液(streptomycin)或 2.4% 卡那霉素溶液(kanamycin),0.1% 氯化高汞溶液(mercuric chloride),3% 苦味酸溶液。

【实验步骤和观察指标】

将小鼠随机分成两组,分别腹腔注射 0.1% 氯化高汞溶液 0.06 ml/10g 或同量的生理盐水,24 h 后每鼠由尾静脉注射 1.2% 链霉素溶液 0.1 ml/10 g(如尾静脉注射困难,可改为皮下注射 2.4% 卡那霉素溶液 0.25/10 g),观察、比较两组小鼠的活动及死亡情况。处死动物取出肾脏,比较两组动物肾脏的大小、颜色等。

四、不同给药途径对硫酸镁作用的影响

【实验原理与目的】

硫酸镁口服不易吸收,产生泻下和利胆作用;注射可吸收,产生抗惊厥作用。

本实验的目的是观察硫酸镁不同给药途径对药物作用的影响。

【实验对象】

家兔,体重 1.5～2 kg,雌雄不拘。

【实验器材和药品】

1. 器械　10 ml、20 ml 及 50 ml 注射器,导胃管,张口器,小烧杯,棉球。

2. 药品　5% 硫酸镁溶液(magnesium sulfate),2.5% 氯化钙溶液(calcium chloride),3% 苦味酸溶液。

【实验步骤和观察指标】

取家兔 2 只,称重,标记为甲、乙号,先观察正常活动(即肌张力,呼吸频率)情况,然后给甲兔缓慢静脉注射 5% 硫酸镁溶液 175 mg/kg(3.5 ml/kg),如见兔肌肉松弛不能站立、呼吸明显抑制时,立即静脉缓慢注射 1% 氯化钙溶液 0.4 ml/kg,直到肌张力和呼吸恢复(不一定注射全部剂量,根据具体情况而定)。给乙兔 5% 硫酸镁溶液 800 mg/kg(16 ml/kg)灌胃,观察动物有无上述不良反应,并解释为什么硫酸镁给药途径不同出现的作用也不同。将结果记录于表 3-9-3-3 中。

表 3-9-3-3　硫酸镁溶液静脉注射及灌胃对家兔的不同作用

兔号	体重	药物	剂量	给药前	给药途径	给药后	CaCl₂ 解救结果
				肌张力、呼吸		肌张力、呼吸	
甲							
乙							

【注意事项】

1. 给药前用注射器分别抽取硫酸镁和氯化钙。

2. 兔耳静脉注射硫酸镁时必须缓慢,否则中毒难以解救。

3. 中毒时应保留针头,以确保及时注入氯化钙解救。

4. 硫酸镁或氯化钙剂量可按动物个体情况,适当增加或减少。

5. 家兔灌胃为示教实验。

【思考题】

1. 影响药物作用的因素有哪些?

2. 不同剂量的巴比妥类药物的作用特点是什么?

3. 肝肾功能对药物作用的影响有何临床意义?

(王小蒙　黄桂坤)

实验四　水杨酸钠药代动力学参数测定

【实验原理与目的】

水杨酸钠(sodium salicylate)与三氯化铁(ferric trichloride)在酸性条件下反应生成紫色络合物,此络合物在波长 520 nm 处比色有吸收,其吸收度与水杨酸钠浓度成正比关系,可用光电比色法计算出血浆中的水杨酸钠浓度。

在常用剂量下,水杨酸钠与绝大多数药物一样在体内按一级动力学规律($dc/dt = -kc$)消除,其对数血药浓度-时间曲线为一条直线,直线方程为:$logC_t = logC_o - \dfrac{k}{2.303} \times t$。依据该直线方程,可计算出药物的药代动力学参数(详见后)。

本实验的目的是以水杨酸钠为例了解血浆药物浓度随时间变化的时量关系;学习药代动力学参数的测定方法及临床意义。

【实验对象】

家兔,体重 1.5~2 kg,雌雄不拘。

【实验器材和药品】

1. 仪器　分光光度计,离心机,计算器(含直线回归程序)或计算机。

2. 器械　肝素化试管(5 ml、10 ml),离心管(10 ml),1ml 可调移液枪,吸头,干棉球,夹子,兔箱,额头手术灯,记号笔,小玻棒,手术刀片。

3. 药品　10% 及 0.04% 水杨酸钠溶液,三氯化铁溶液和三氯醋酸溶液,100 μg/ml 肝素生理盐水溶液。

【实验步骤和观察指标】

1. 实验前准备　取离心管 9 支,编号 0~8 号。每管加入 10% 三氯化铁溶液 1ml 和 10% 三氯醋酸溶液 3 ml。另取肝素化试管 8 支,编号 0~7 号,备用。

2. 给药及采集血样　取家兔 1 只,称重,置于兔箱中,选一侧耳朵用手术灯的热力烘耳等方法使血管扩张,充血明显后,用刀片割破一侧耳缘静脉,采血 1 ml 置于 0 号肝素化试管中,用干棉球压住并用夹子夹紧切口以防止出血,然后在另一侧耳缘静脉注射 10% 水杨酸钠 2 ml/kg,准确记录给药完毕的时间。在给药完毕后的第 5 min、15 min、30 min、45 min、60 min、90 min、120 min 从已被割破的耳缘静脉处分别采血约 1 ml,依次置于 1~7 号肝素化试管中。采血后均需压迫止血。

3. 血样处理及血药浓度测定　从 0～7 号肝素化试管中分别精确吸取血样 0.8 ml,依次置于 0～7 号离心管中,用小玻棒搅拌 0～7 号管各 1 min,分别加入蒸馏水 1 ml,再搅拌 1 min,以 3000 r/min 离心 10 min,用吸管取上清液备用。8 号离心管内加 0 号肝素化试管空白血样 0.8 ml 及 0.04%水杨酸钠标准液 1 ml,搅拌、离心,取上清液同前。

在分光光度计上,用 520 nm 波长,1 cm 光径比色皿,以 0 号离心管上清液调零,测 0～8 号管上清液光密度得 D_0～D_8,按下列公式计算水杨酸钠血药浓度并将结果记录于表 3-9-4-1 中。

水杨酸钠血药浓度计算：　　$C_n = D_n/D_8 \times 400 (\text{ug/ml})$

表 3-9-4-1　水杨酸钠血药浓度测定记录表

	用药后时间(min)					
	5	15	30	45	60	90	120
光密度							
血药浓度(μg/ml)							
对数血药浓度(μg/ml)							

4. 计算药代动力学参数

(1) 求 $Y(\log C)$ 对 X(给药时间)的直线回归方程: $\log C_t = \log C_o - \dfrac{k}{2.303} \times t$,因 $\log C_o$ 及 $-K/2.303$ 为常量,本公式可简化为: $Y = a + bX$,(其中 $Y = \log C_t$, $a = \log C_o$, $b = -K/2.303$),用直线回归法算出式中 a、b 值(详见《直线相关与回归》中的公式 2-8-3-2,公式 2-8-3-3)即可确定水杨酸钠在兔体内消除规律的直线回归方程。

(2) 计算消除速率常数: $K_e = -2.303b$

(3) 计算半衰期($T_{1/2}$): $T_{1/2} = 0.693/K_e$

(4) 计算表观分布容积(V_d): $V_d = D_o/C_o = D_o/\log^{-1}a$($D_o$ 为用药剂量 200 mg/kg)

∵ $a = \log C_o$　∴ $C_o = \log^{-1}a$

(5) 计算清除率(CL): $CL = \dfrac{0.693}{T_{1/2}} \times V_d$

(6) 计算总量时曲线下面积(AUC): $AUC = C_o/Ke = C_oV_d/CL$　　($\because Ke = CL/V_d$)

(7) 绘制浓度-时间曲线及对数血浓度-时间曲线。

【注意事项】

1. 静脉给药时,应一次将全部的药液注入血管内。

2. 以开始采血时间作为血样本时间,若未能按时采血,则以实际采血时间参加计算。受实验课时间的限制,可不采给药后 120 min 的血样。

3. 如改用犬做本实验,其采血样方法改为从静脉抽取。

【思考题】

1. 药代动力学参数 AUC、V_d、$T_{1/2}$、CL 有何临床意义?

2. 药物在体内消除有几种类型? 各自有何特点?

(李佩琼　黄桂坤)

实验五 磺胺嘧啶(SD)药代动力学参数测定

【实验原理与目的】

磺胺类药物为对氨基苯类化合物,它们在酸性溶液中可与亚硝酸钠起重氮反应,产生重氮盐。此盐在碱性溶液中与酚类化合物起偶联反应,形成橙红色的偶氮化合物。其化学反应如图 3-9-5-1。

橙红色的偶氮化合物在波长 525 nm 处有吸收,其吸收度与磺胺嘧啶浓度(sulfadiazine,SD)成正比关系,可用分光光度计测定并计算出磺胺嘧啶血药浓度。

在常用剂量下,绝大多数药物含磺胺嘧啶在体内均按一级动力学规律($dc/dt = -kc$)消除,其对数血药浓度-时间曲线为一条直线,直线方程为:$\log C_t = \log C_o - \dfrac{k}{2.303} \times t$。依据该直线方程,可计算出药物的药代动力学参数。

本实验的目的是以磺胺嘧啶为例,了解血浆药物浓度随时间变化的时量关系,学习药代动力学参数的测定方法及临床意义。

图 3-9-5-1 磺胺嘧啶重氮反应原理图

【实验对象】

家兔,体重 1.5~2 kg,雌雄不拘。

【实验器材和药品】

1. 仪器 分光光度计,离心机,计算器(带直线回归程序)或计算机。

2. 器械 1 ml 可调移液枪,吸头,5.0 ml、10 ml 刻度吸管,5 ml 肝素化试管(采血管),10 ml 试管(显色反应管),10 ml 离心管,滴管,干棉球,酒精棉球,平口塑料夹子,兔箱,额头手术灯,记号笔,小玻棒,手术刀片。

3．药品　6％三氯醋酸溶液，20％磺胺嘧啶溶液，0.05％磺胺嘧啶溶液，0.5％亚硝酸钠溶液，0.5％麝香草酚溶液(溶于 20％NaOH 溶液内)，100 μg/ml 肝素生理盐水溶液。

【实验步骤和观察指标】

1．实验前准备

(1) 取离心管 9 支，编号 0～8 号。

(2) 每支离心管均加入 6％三氯醋酸溶液 2 ml。

(3) 另取 5 ml 肝素化试管(采血管)8 支，编号 0～7 号备用。

2．给药及采集血样

(1) 给药前采血：取家兔 1 只，称重，保定于兔箱中。用鹅头手术灯烘耳，使血管扩张，充血明显后，用刀片割破一侧耳缘静脉，用 0 号肝素化试管采血 2 ml，作为空白血样对照。采血完毕，用干棉球压住并用塑料夹夹紧切口，以防止出血。

(2) 给药：在另一侧耳缘静脉注射 20％磺胺嘧啶 2 ml/kg($D_0=400$ mg/kg)。准确记录给药结束时间。

(3) 给药后采血：在给药结束后的第 5 min、15 min、30 min、45 min、60 min、90 min、120 min，从被割破的耳缘静脉处分别采血约 1 ml，依次置于 1～7 号肝素化试管(采血管)中。每次采血后要注意压迫止血。

3．处理血样

(1) 从 0～7 号肝素化试管(采血管)中分别精确吸取血样 0.2 ml，缓慢加入到 0～7 号离心管中；在第 8 号离心管中加入 0 号肝素化试管血样 0.2 ml 及 0.05％磺胺嘧啶标准液 0.2 ml。0～8 号离心管中已预含 6％三氯醋酸溶液 2 ml，均以蒸馏水补足至 6 ml。

(2) 充分摇匀后，以 1500 r/min 的转速离心 5 min。

(3) 另取 10 ml 试管(显色反应管)9 支，依次编号为 0～8 号。

(4) 从离心管中精确吸取 3.0 ml 上清液，分别移至相应编号为 0～8 号的 10 ml 试管(显色反应管)中。

4．显色反应及测定光密度

(1) 在上述 0～8 号试管(显色反应管)中各精确加入 0.5％亚硝酸钠 0.5 ml，充分摇匀。

(2) 再加入 0.5％麝香草酚(溶于 20％NaOH)1.0 ml，摇匀待用。

(3) 在分光光度计上，用 525 nm 波长，1 cm 光径比色皿，以 0 号试管(显色反应管)溶液调零，测 1～8 号试管中溶液的光密度，得 $D_1 \sim D_8$。

(4) 按下列公式计算各测试管 SD 血药浓度，并将结果记录于表 3-9-5-1 中。

SD 血药浓度计算：$C_n = D_n/D_8 \times 500$ (μg/ml)

表 3-9-5-1　SD 血浆药物浓度测定记录表

	用药后时间(min)						
	5	15	30	45	60	90	120
光密度							
血药浓度(μg/ml)							
对数血药浓度(μg/ml)							

5. 计算药代动力学参数

（1）求 $Y(\log C)$ 对 X（给药时间）的直线回归方程：

$$\log C_t = \log C_o - \frac{K_e}{2.303} \times t, \text{因} \log C_o \text{及} -K_e/2.303 \text{为常量，本公式可简化为：} Y = a + bX,$$

（其中 $Y = \log C_t$，$a = \log C_o$，$b = -K_e/2.303$），用直线回归法算出式中 a、b 值（详见《直线相关与回归》中的公式 2-8-3-2，公式 2-8-3-3）即可确定磺胺嘧啶在家兔体内消除规律的直线回归方程。

（2）计算消除速率常数：$K_e = -2.303b$

（3）计算半衰期（$T_{1/2}$）：$T_{1/2} = 0.693/K_e$

（4）计算表观分布容积（V_d）：$V_d = D_o/C_o = D_o/\log^{-1}a$（$D_o$ 为用药剂量 400 mg/kg）

$\because$　$a = \log C_o$　$\therefore$　$C_o = \log^{-1}a$

（5）计算清除率（CL）：$CL = \dfrac{0.693}{T_{1/2}} \times V_d$

（6）计算总量时曲线下面积（AUC）：$AUC = C_o/K_e = C_oV_d/CL$　　（$\because K_e = CL/V_d$）

（7）绘制浓度-时间曲线及对数血浓度-时间曲线。

【注意事项】

1. 静脉给药时，应一次将全部的药液注入血管内。
2. 以开始采血时间作为血样本时间，若未能按时采血，则以实际采血时间参加计算。
3. 如改用犬做本实验，其采血样方法改为从静脉抽取。

【思考题】

1. 药代动力学参数 AUC、V_d、$T_{1/2}$、CL 有何临床意义？
2. 药物在体内消除有几种类型？各自有何特点？

（李佩琼　莫燕娜）

实验六　磺胺类药物的体内分布和乙酰化率测定

【实验原理与目的】

1. 显色原理　磺胺嘧啶（sulfadiazine，SD）等磺胺类药物为芳伯胺化合物，它们在酸性溶液中可与亚硝酸钠起重氮反应，产生重氮盐。此盐在碱性溶液中与酚类化合物（麝香草酚）起偶联反应，形成橙红色的偶氮化合物，其生成量与磺胺的含量成正比。

2. 测定原理　家兔按体重给予一定剂量 SD 之后，药物在兔体内随血液循环先分布到组织器官。测出组织中的 SD 含量可知道 SD 在体内的分布情况。本实验在给予 SD 静注之后，取出多个组织器官样本，应用磺胺的呈色原理显色，然后用分光光度计以 525 nm 波长测定各样本的光密度。根据 Beer-Lamber 定律，浓度与光密度成正比关系，即符合 $Y = a + bX$（a，b 为常数，X 为血样本中 SD 含量，Y 光密度）。

3. 尿中乙酰化磺胺含量的测定原理　磺胺类药物在体内经乙酰化酶作用形成乙酰化磺胺。由于乙酰化作用产生在芳伯氨基结构上，所以乙酰化磺胺不能像原形磺胺一样经过呈色反应生成偶氮化合物（有色物质），尿样本直接呈色反应显色后测定的是尿中原形磺胺含量。要测定尿中乙酰化磺胺含量，可通过水解反应使乙酰化磺胺完全水解成原形磺胺，先测定尿中磺胺总量(原形磺胺＋乙酰化磺胺),再减去另测得的尿中原形磺胺含量即可得到。

其化学反应过程如下：

4. 本实验的目的是通过测定磺胺嘧啶(SD)的体内分布情况,增加对药物体内过程的感性认识,加深对药动学知识在临床应用的了解。

【实验器材和药品】

1. 仪器　分光光度计,离心机。

2. 器械　兔手术器械1套,兔台,兔箱,0.5 ml、1.0 ml、5.0 ml、10 ml 吸管,注射器及针头,离心管,试管,油性记号笔,计算器,研钵,天平,量筒,水浴锅。

3. 药品　6％三氯醋酸溶液(tricholroacetic acid),20％磺胺嘧啶(sulfadiazine),肝素注射液,0.5％亚硝酸钠溶液(sodium nitrite),0.5％麝香草酚溶液(thymol,溶于20％NaOH溶液内)。

【实验对象】

家兔,体重1.5~2 kg,雌雄不拘。

【实验步骤和观察指标】

1. 血、尿和组织标本的采集

(1) 家兔1只,称重后静注1％肝素生理盐水1 ml/kg(或静注0.3％肝素生理盐水3 ml/kg)。约5 min后,从股静脉取血1 ml(作空白对照)。

(2) 然后,静注20％磺胺嘧啶3 ml/kg(600 mg/kg)及肌注呋塞米0.5 ml,可保证收集到一定量尿样本。1 h后,再从静脉取血1 ml。

(3) 对兔实施安死术取下列样本:剪开颅腔取脑,剪开腹腔取膀胱内尿液,胆囊内胆汁,子宫内羊水(如有)及肝。

2. 观察与测定

(1) 取尿液10 ml置100 ml烧杯内,加1 mol/L氢氧化钠1 ml,然后加蒸馏水约50 ml,混摇后过滤(此步骤目的是除去尿中磷酸盐)。移入100 ml容量瓶内,用蒸馏水加至刻度,摇匀。用 50 ml 量筒量出 50 ml 作尿样本 2(测原形磺胺);在原容量瓶内加 10 mol/L HCl 1 ml(小心操作),于水浴上煮沸 1 h,使乙酰化磺胺完全水解为原形磺胺。取出后冷却至室温,倒入 50 ml 量筒中,加蒸馏水至 50 ml 刻度,用作尿样本 1(测尿中磺胺总量)。尿样本经上述处理稀释 10 倍,故测定值应乘以 10(如静注 SD 后家兔未排尿应收集膀胱内全部尿液,可测出 1 h 内尿中排出磺胺量及占给药的百分比)。

(2) 各切取脑和肝组织 2.0 g 分别放在研钵中,加 6%三氯醋酸少量分次冲洗研钵,亦经过过滤入上述量筒中至 20 ml 刻度为止。取离心管数支并按各样本顺序统一标号并记录,然后加样:用不同吸管分别准确吸取血液、尿液、胆汁、羊水样本各 0.2 ml(实含 0.2 g 组织 SD 含量)加入标号离心管中,再加入 6%三氯醋酸溶液 5.8 ml。充分摇匀后置离心机内以 1500 r/min 离心 5 min,使组织、蛋白沉淀。

(3) 取离心后上清液各 3.0 ml 移入同样标号试管中,按下列步骤显色:加 0.5%亚硝酸钠溶液 0.5 ml,充分摇匀,再加 0.5%麝香草酚溶液 1.0 ml,摇匀显色。置分光光度计中,以 525 nm 波长,用给药前血样本作空白对照调"零"点,测出各样本光密度值。

(4) 建立回归方程式:按表 3-9-6-1 用兔血配制标准 SD 浓度,用与实验相同的操作显色,测定各已知准确 SD 含量的血样本光密度值。用直线回归计算器或直线回归法运算可算出 SD 含量与光密度关系的直线回归方程的 a 值和 b 值(见《直线相关与回归》)。

表 3-9-6-1 标准 SD 含量及测得的光密度值

血样本 SD X'(mg/L)	量测得光密度值 Y'	血样本 SD 含量 X'(mg/L)	测得光密度值 Y'
2 000	1.38	200	0.138
1 500	1.02	100	0.075
1 000	0.681	50	0.039
500	0.343	25	0.026

标准 SD 含量与光密度值关系直线回归方程为:

$$Y = 3.745 \times 10^{-3} + 6.832 \times 10^{-3} X \qquad \text{(公式 3-9-6-1)}$$

或

$$X = \frac{Y - 3.745 \times 10^{-3}}{6.832 \times 10^{-3}} \qquad \text{(公式 3-9-6-2)}$$

用上述 SD 含量与光密度关系直线回归方程可求出静注 SD 后各样本的 SD 含量。也可先绘制成标准曲线图后再求各样本的 SD 含量。

(5) 将各样本测得光密度值 Y 代入方程(公式 3-9-6-2)求出 X(SD 含量),再按下列公式算出数据:

1) 如某组织 X 测得 SD 浓度为 Cx,血浓度为 $C_血$,

则:　　　　某组织 SD 浓度占血液浓度百分比 $= \dfrac{Cx}{C_血} \times 100\%$ 　(公式 3-9-6-3)

结果记录方法:如 $Cx < C_血$(上值<100%)用%表示,如 $Cx > C_血$(上值>100%)用倍数表示,算出全部样本值。

2) 如尿样本 1 测得 SD 浓度为 $C_{尿1}$,尿样本 2 为 $C_{尿2}$,

则:　　　　体内乙酰化率(尿中)% $= \dfrac{(C_{尿1} - C_{尿2})}{C_{尿1}} \times 100\%$ 　(公式 3-9-6-4)

3）如给药后 1 h 尿量计为 V，

则：$$1 \text{ h 尿中排出磺胺总量} = C_{尿1} \times V \qquad (公式 3 - 9 - 6 - 5)$$
$$1 \text{ h 尿中排出原形磺胺量} = C_{尿2} \times V \qquad (公式 3 - 9 - 6 - 6)$$

【注意事项】

1. 本实验中使用试管较多，必须按各样本顺序统一标号并记录，以免发生错误。

2. 本实验系定量分析，吸取样本或加试液务必准确。

【思考题】

1. 根据实验结果解释：为什么该药为流行性脑脊髓膜炎的首选药及常用于泌尿道等感染的治疗？

2. 根据实验结果联系磺胺药溶解度实验的结果，解释 SD 损害泌尿系统的原因及预防措施的意义。

（王小蒙　黎为能）

实验七　碱化尿液对水杨酸经肾排泄的影响

【实验原理与目的】

弱酸性或弱碱性药物在肾小球滤过液中，存在解离型与非解离型两种形式，后者脂溶性较高，容易通过肾小管细胞的脂质膜扩散，重吸收回血浆。可通过碱化或酸化尿液，改变尿 pH 从而影响药物的解离度，促使药物易于再吸收或排泄。

本实验的目的是观察碳酸氢钠碱化尿液对水杨酸经肾排泄的影响。

【实验对象】

家兔，体重 1.5～2 kg，雌雄不拘。

【实验材料和药品】

1. 仪器　722 分光光度计。

2. 器械　兔手术台，剪刀，止血钳，50 ml、30 ml、5 ml 注射器，25 ml、50 ml 量筒，试管，试管架，烧杯，滴管，蕈形管，头皮针，1 ml 可调移液枪，吸头，10 ml 吸管，洗耳球，记号笔。

3. 药品　0.0025％、0.005％、0.01％、0.02％、0.04％水杨酸标准液，10％水杨酸钠溶液，4％碳酸氢钠溶液，10％$FeCl_3$溶液，2mol/L HCl 溶液（滴瓶），3％戊巴比妥钠或 20％氨基甲酸乙酯溶液，生理盐水。

4. 其他　pH 试纸，棉球。

【实验步骤和观察指标】

1. 兔膀胱插管　取家兔 2 只，称重，分别用 3％戊巴比妥钠溶液 1 ml/kg 或 20％氨基甲酸乙酯溶液 5ml/kg 耳缘静脉注射麻醉，仰位保定于手术台上。剪去下腹部毛，在耻骨联合上缘向上沿正中线作约 5 cm 长的皮肤切口，再沿腹白线剪开腹壁及腹膜，找出膀胱，在膀胱腹侧面，避开血管作一 1 cm 长的切口。用镊子提起切口，把蕈形管插入膀胱，并用线将膀胱与套管固定。

2. 给药及收集尿液

（1）给药前分别给两兔耳缘静脉缓慢注射生理盐水 30 ml/kg 以保证尿量。

（2）给药前先测兔尿的 pH。pH 较高者为乙兔，给乙兔耳缘静脉注射 4％$NaHCO_3$ 10

ml/kg；甲兔耳缘静脉注射生理盐水 10 ml/kg。静脉注射速度宜慢。要求 10 min 后乙兔的尿 pH 达 8 左右。分别收集甲、乙两兔的尿液，作为给药前尿液（对照）。

（3）给甲乙两兔分别从耳缘静脉注射 10% 水杨酸钠溶液 1.5 ml/kg 收集 60 min 尿液。

3. 测定尿中水杨酸的排出量　取给水杨酸钠前（空白管）和水杨酸钠后（测定管）的尿量各 0.5 ml，置于相应试管中，分别加蒸馏水 8 ml，加入 2 mol/L HCl 溶液 0.5 ml，再加入 10%FeCl$_3$溶液 1 ml，摇匀，然后用 722 分光光度计在 520 nm 波长处比色。根据光密度读数从标准曲线中查得尿内水杨酸的浓度，再用这一浓度乘以尿量即得 60 min 内水杨酸钠排出的总量。步骤见表 3-9-7-1，结果填入表 3-9-7-2 中。

表 3-9-7-1　测定尿中水杨酸含量实验步骤

兔号	试管号	实验步骤				
		（1）尿液	（2）加生理盐水	（3）加 2 mol/L HCl	（4）加 10%FeCl$_3$	（5）比色测光密度（D）
甲兔	空白管	0.5 ml	8 ml	0.5 ml	1 ml	
	测定管	0.5 ml	8 ml	0.5 ml	1 ml	
乙兔	对照管	0.5 ml	8 ml	0.5 ml	1 ml	
	测定管	0.5 ml	8 ml	0.5 ml	1 ml	

表 3-9-7-2　尿中水杨酸含量测定结果

药物	尿液（pH）	尿量（ml）	光密度（D）	尿中药物浓度（mg/L）	药物排出总量（mg）	相当于给药量的百分比（%）
水杨酸钠						
水杨酸钠+NaHCO$_3$						

【注意事项】

1. 应在实验前筛选 2 只尿液 pH 相差较大的家兔。

2. 加试剂后如果不显色或混浊可再加 HCl 以酸化之。

3. 如尿量过少，或排泄浓度过高难以比色可用蒸馏水稀释。

4. 给兔注射生理盐水以增加尿量时，两兔的注射时机、速度应平行。

【思考题】

1. 哪些因素可以影响药物的吸收、分布、排泄？怎样才能减慢或促进有机酸性或碱性药物从肾排泄？

2. 服磺胺类药时碱化尿液和巴比妥类药物中毒碱化尿液的目的有何不同？用链霉素治疗泌尿道感染时为什么要加服 NaHCO$_3$？

附：水杨酸浓度的测定

（1）水杨酸浓度的直线回归方程为 $Y = 71.097X + 0.0096$　（Y 为光密度，X 为水杨酸浓度 mg/L）。

（2）计算公式：60 min 内水杨酸钠排出的总量（mg）＝待测尿样本浓度×稀释倍数×尿总量。

（公式 3-9-7-1）

（3）反应原理：水杨酸钠排泄为水杨酸，与 $FeCl_3$ 生成一种呈紫色的络合物。

$$6 \underset{\text{OH}}{\overset{\text{COOH}}{\bigcirc}} + FeCl_3 \longrightarrow \left[Fe\left(\underset{\text{O}}{\overset{\text{COOH}}{\bigcirc}} \right)_6 \right]^{3-} + 3HCl + 3H^+$$

（李佩琼　黎为能）

第十章　药品安全性实验

实验一　热原检查法(家兔热原试验)

【实验原理与目的】

能引起人体和动物发热的物质称为致热原(pyrogen)。其中,内毒素(endotoxin,ET)是一种有代表性的细菌致热原(bacterial pyrogen,BP),它是革兰阴性细菌的菌壁成分,其活性成分是脂多糖(lipopolysaccharide,LPS),包含 O-物异侧链、核心多糖和脂质 A 3 个部分组成。现已证明脂质 A 是致热的主要成分。内毒素很耐热,干热 160℃ 2 h 才能将其灭活,注射液容易被内毒素污染。静脉输液中若含有致热原,会使人和动物发热,故必须对注射液进行常规的热原检查。常用的方法有家兔热原检查法和细菌内毒素检查法(鲎试验法)。热原检查法系将一定剂量的供试品,静脉注入家兔体内,在规定时间内,观察家兔体温升高的情况,以判定供试品是否具有潜在的致热作用,以及供试品中所含热原的限度是否符合规定。

本实验的目的是掌握注射液热原检查方法(家兔法)及判断标准,了解热原和需进行热原检查的制剂类型。

【实验对象】

健康、无孕的家兔 3 只(试验当日家兔停食 2 h),体重 1.5 kg 以上,雌雄不拘。

【实验器材和药品】

1. 器材　超净工作台,兔子固定箱,肛门温度计,20 ml 或 30 ml 注射器,针头,镊子,酒精棉球。

2. 药品　无热原 5% 葡萄糖注射液 A 样品(经 250℃ 30 min 或 200℃ 1 h 或 180℃ 2 h 加热除热原),5% 葡萄糖注射液 B 样品(未除热原)。其中 A 样品没有内毒素污染,B 样品有内毒素污染,各实验小组抽签选一种样品。

【实验步骤和观察指标】

1. 供试用家兔　①供试用的家兔至少为普通级动物,体重 1.7~3.0 kg,雌兔应无孕。预测体温前 7 日应用同一饲料饲养,在此期间内,体重应不减轻,精神、食欲、排泄等不得有异常现象。②未曾用于热原检查的家兔,应在检查供试品前 3~7 日内预测体温,进行挑选。挑选的条件与检查供试品相同,仅不注射药液,每隔 30 min 测量体温 1 次,共测 8 次,8 次体温均在 38.0~39.6℃,且最高与最低体温差不超过 0.4℃ 的家兔,方可供热原检查用。③用于热原检查后的家兔,若供试品判定为符合规定,至少应休息 48 h 后可重复使用;对血液制品、抗毒素和其他同一过敏原的供试品在 5 日内可重复使用 1 次,每只家兔的使用总数不能超过 10 次。④若供试品判定为不符合规定,则组内全部家兔不再使用。

2. 试验前准备　热原检查前 1~2 日,供试验用家兔应尽可能处于同一温度环境中,实验室和饲养室的温度相差不得大于 3℃,实验室的温度应在 17~25℃。热原检查全过程中,应注意室温变化不得大于 3℃;并应保持安静,避免强光照射,避免噪声干扰和引起动物骚动。家兔在检查前至少 1 h 开始停止给食并置于适宜的装置中,直至检查完毕。家兔的体温测定应使用精密度为±0.1℃的测温装置。测温探头或肛温计插入肛门的深度和时间各兔应相同,深度一般约 6 cm,时间不得少于 5 min。每隔 30 min 测量体温 1 次,一般测量 2 次,两次体温之差不得超过 0.2℃,以此两次体温的平均值作为该兔的正常体温。当日使用的家兔,正常体温应在 38.0~39.6℃,同组各兔间正常体温之差不得超过 1℃。

3. 检查用的注射器、针头及一切与供试品接触的器皿,应置干烤箱中用 250℃加热 30 min,也可用其他适宜方法除热原。

供试品或稀释供试品的无热原稀释液,在注射前应预热至 38℃。供试品的注射剂量按各制品规程的规定。但家兔每 1 kg 体重注射体积不得少于 0.5 ml,不得大于 10 ml。

4. 检查法　取适用的家兔 3 只,测定其正常体温后 15 min 内,自家兔耳静脉缓缓注入规定剂量(预热至 38℃)的供试品溶液(1~2 ml/kg),然后每隔 30 min 按前法测量其体温 1 次,共测 6 次,以 6 次体温中最高的一次减去正常体温,即为该兔体温升高的温度。如 3 只家兔中,有 1 只家兔体温升高 0.6℃或 0.6℃以上;或 3 只家兔体温升高均低于 0.6℃,但体温升高的总和达 1.4℃或 1.4℃以上,应另取 5 只家兔复试,检查方法同上。结果填入表 3 - 10 - 1 - 1中。

表 3 - 10 - 1 - 1　家兔法热原检查结果

检查日期		室温		检查者	
检品名称		含量		批号	
兔号	1	2	3	4	5
性别					
体重(kg)					
注射前第一次 T(℃)					
注射前第二次 T(℃)					
注射前平均 T(℃)					
注射供试品时间					
注射后第一次 T(℃)					
注射后第二次 T(℃)					
注射后第三次 T(℃)					
注射后第四次 T(℃)					
注射后第五次 T(℃)					
注射后第六次 T(℃)					
注射前后 ΔT(℃)					
检查结论					

［注］　T 为体温(℃),ΔT 为体温变化值(℃)。

5. 结果判定　在初试的 3 只家兔中,体温升高均低于 0.6℃,并且 3 只家兔体温升高总和低于 1.4℃；或在复试的 5 只家兔中，体温升高 0.6℃ 或 0.6℃ 以上的家兔仅有 1 只，并且初试、复试合并 8 只家兔的体温升高总和为 3.5℃ 或 3.5℃ 以下，均认为供试品的热原检查符合规定。

在初试的 3 只家兔中，体温升高 0.6℃ 或 0.6℃ 以上的家兔超过 1 只；或在复试的 5 只家兔中，体温升高 0.6℃ 或 0.6℃ 以上的家兔超过 1 只；或在初试、复试合并的 8 只家兔的体温升高值总和超过 3.5℃，均认为供试品的热原检查不符合规定。

当家兔升温为负值时，均以 0℃ 计。

【注意事项】

1. 热原检查法是一种绝对方法，没有标准品同时进行实验比较，是以规定动物发热反应的程度来判断的。影响动物体温变化的因素又较多，因此必须严格按照要求的条件进行实验。

2. 给家兔测温或注射药液时动作应轻柔，以免引起动物挣扎而使体温波动。测量家兔体温应使用精密度为 ±0.1℃ 的测温装置。测温时，在测温探头或肛温计上涂少许液体石蜡，插入肛门深度约 6 cm，测温时间至少 1.5 min，每兔各次测温最好用同一体温计，且测温时间相同，以减少误差。

3. 本实验记述的方法主要供教学实验之用，其他事项可参阅药典。

【思考题】

热原检查时对家兔有何要求？试验中须注意什么？

（刘　嫱）

实验二　溶血性实验

【实验原理与目的】

溶血是指红细胞破裂、溶解的一种现象。药物制剂引起的溶血性反应包括免疫性溶血与非免疫性溶血。免疫性溶血是药物通过免疫反应产生抗体而引起的溶血，为Ⅱ型和Ⅲ型变态反应；非免疫性溶血包括药物为诱发因素导致的氧化性溶血和药物制剂引起血液稳态的改变而出现的溶血和红细胞凝聚等。溶血性试验是观察受试物是否会引起溶血和红细胞凝聚等反应。

凡是注射剂和可能引起免疫性溶血或非免疫性溶血反应的其他药物制剂均应进行溶血性试验。本实验用常规的体外试管法（肉眼观察法）。

本实验的目的是通过本实验认识溶血现象，并掌握溶血性实验常规体外试管法的基本操作。

【实验对象】

家兔，体重 1.5 kg 以上，雌雄不拘。

【实验器材和药品】

1. 器材　三角烧瓶，玻璃试管，玻璃棒，盖玻片，载玻片，显微镜，恒温箱，离心机。

2. 药品　0.9% 氯化钠溶液（生理盐水），蒸馏水，注射用药品（如庆大霉素注射液或其他注射液），凝集液，1% 鸡蛋白或明胶液。

【实验步骤和观察指标】

1. 2% 兔血细胞混悬液的制备　取家兔心脏血 20 ml，放入含玻璃珠的三角烧瓶中振摇

10 min,除去纤维蛋白原,制成脱纤血液。移入刻度离心管内,加生理盐水约 10 倍量,摇匀,1500 r/min 离心 15 min,除去上清液,沉淀的红细胞再用生理盐水按上述方法洗至上清液呈无色透明为止,按血细胞体积,用生理盐水将其稀释成 2% 的混悬液,即红细胞 2 ml,加生理盐水至 100 ml。

2. 受试物的制备 按说明书规定的临床使用浓度,用 0.9% 氯化钠溶液 1∶3 稀释后作为供试品溶液;用于血管内给药的注射剂以使用说明书规定的临床使用浓度作为供试品溶液。

3. 溶血性试验 取洁净试管 7 支编号,按表 3-10-2-1 加入各种液体。第 6 管不加入供试品溶液,用生理盐水作空白对照;第 7 管用蒸馏水代替生理盐水,作为完全溶血的阳性对照。各管轻轻摇匀后送入 37℃ 恒温水浴箱中孵育,记录 15 min、30 min、45 min、1 h、2 h、3 h 的结果。

4. 结果观察 若试验中的溶液呈澄明红色,管底无细胞残留或有少量红细胞残留,表明有溶血发生;如红细胞全部下沉,上清液体无色澄明,表明无溶血发生。若溶液中有棕红色或红棕色絮状沉淀,振摇后不分散,表明有红细胞凝聚发生。如有红细胞凝聚的现象,可按下法进一步判定是真凝聚还是假凝聚。若凝聚物在试管振荡后又能均匀分散,或将凝聚物放在载玻片上,在盖玻片边缘滴加 2 滴 0.9% 氯化钠溶液,置显微镜下观察,凝聚的红细胞能被冲散者为假凝聚,若凝聚物不被摇散或在玻片上不被冲散者为真凝聚。

表 3-10-2-1 注射用药品溶血性试验结果

加入试剂	试管号						
	1	2	3	4	5	6	7
注射用药品(ml)	0.1	0.2	0.3	0.4	0.5	0	0
生理盐水(ml)	2.4	2.3	2.2	2.1	2.0	2.5	0
蒸馏水	0	0	0	0	0	0	2.5
2% 红细胞混悬液(ml)	2.5	2.5	2.5	2.5	2.5	2.5	2.5
37℃ 孵育 15 min 结果							
37℃ 孵育 30 min 结果							
37℃ 孵育 45 min 结果							
37℃ 孵育 1 h 结果							
37℃ 孵育 2 h 结果							
37℃ 孵育 3 h 结果							

[注] 结果中,"+"表示溶血;"△"表示凝聚;"—"表示不溶血也不凝聚。

【注意事项】

1. 供采血的动物可采用家兔、羊、犬和大鼠。

2. 本试验可用 2% 红细胞悬液,也可用 2% 全血的生理盐水混悬液。两种混悬液的试验结果基本一致。但前者溶液澄明,易于观察,而后者操作方便。

如在半小时内溶液由澄明变成黄或棕黄色,并有棕黄色絮状沉淀,表示药液中有凝集血细胞蛋白的因素。这时可取凝集液一滴置于载玻片上,在显微镜下可见红细胞凝集,在盖玻片周围滴加生理盐水,凝集的红细胞能被冲散则为假凝集,不被冲散则为真凝集。有真凝集现象者不可供临床注射使用;有假凝集者可结合局部刺激试验结果,考虑谨慎使用。如有假凝集现象,而必须进行溶血试验者,可在药液中先加入1‰鸡蛋白或明胶液,以除去凝集因素,再进行试验。

【思考题】

1. 什么叫溶血现象?与药物有关的哪些因素可以引起溶血现象?
2. 如何进行溶血性试验?其结果如何判断?

(刘 嫱)

实 验 三 　 过 敏 性 试 验

【实验原理与目的】

过敏性又称超敏反应,指机体受同一抗原再刺激后产生的一种表现为组织损伤或生理功能紊乱的特异性免疫反应,是异常的或病理性的免疫反应。其分类法如下:Ⅰ型又称快发或速发过敏型,由 IgE 介导,主要表现为荨麻疹、过敏性休克、支气管哮喘、变应性鼻炎、胃肠道与皮肤过敏反应等;Ⅱ型又称细胞毒型或溶细胞型,由 IgG 介导,主要表现为库姆斯试验阳性的溶血性贫血、粒细胞减少和血小板减少性紫癜;Ⅲ型又称免疫复合物型或血管炎型,由 IgG、IgM 介导,主要表现为局限性肺炎、血管炎、狼疮样反应、肾小球肾炎等;Ⅳ型又称迟发型或结核菌素型,由 T 淋巴细胞介导,主要表现为接触性皮炎。

Ⅰ型过敏反应通常用皮肤主动过敏试验、全身主动过敏试验和皮肤被动过敏试验等考察,本实验介绍全身主动过敏反应。即对致敏成立的动物体内,腹腔注射抗原,观察抗原与 IgE 抗体结合后导致肥大细胞、嗜碱性细胞脱颗粒、释放活性介质而致的全身性过敏反应。

本实验的目的是观察动物接触受试物后所产生的全身或局部过敏反应现象,掌握过敏性实验的原理和基本操作方法。

【实验对象】

豚鼠,体重为 $300\sim400$ g,雌雄不拘。

【实验器材和药品】

受试药品(庆大霉素注射液,含庆大霉素 0.08 g/ml),生理盐水,鸡蛋清溶液,注射器,针头。

【实验步骤和观察指标】

1. 设立阴性、阳性对照组和受试物组,每组动物数至少 6 只。阴性对照组应给予同体积的生理盐水,阳性对照组给予 200 ml/L 鸡蛋清溶液,受试物组给予庆大霉素注射液。各组动物均按无菌操作隔日分别腹腔注射相应药液 0.5 ml/只,共 3 次致敏。将各组动物分为 2 批,每批 3 只,分别于首次注射后 14 d 和 21 d 静脉注射相应药液(1 ml/只)攻击。

2. 各组豚鼠注射药液攻击后 30 min 内,按表 3-10-3-1 症状详细观察每只动物的反应、症状的出现及消失时间,最长观察 3 h。然后按表 3-10-3-2 判断过敏反应发生程度。根据过敏反应发生率和发生程度进行综合判断。

表 3-10-3-1　豚鼠过敏反应症状

0 正常	7 呼吸急促	14 步态不稳
1 躁动	8 排尿	15 跳跃
2 竖毛	9 排粪	16 喘息
3 颤抖	10 流泪	17 痉挛
4 搔鼻	11 呼吸困难	18 旋转
5 喷嚏	12 哮鸣音	19 潮式呼吸
6 咳嗽	13 紫癜	20 死亡

表 3-10-3-2　豚鼠全身致敏性评价标准

反应症状	结果	评价
0	—	过敏反应阴性
1～4 症状	+	过敏反应弱阳性
5～10 症状	++	过敏反应阳性
11～19 症状	+++	过敏反应强阳性
20 症状	++++	过敏反应极强阳性

【注意事项】

1. 注意静脉注射的准确性,防止药物外漏,影响观察结果。

2. 注意观察过敏症状的产生并进行正确评价分级。

【思考题】

如何进行过敏性试验? 其结果如何判断?

实验四　刺激性实验

【实验原理与目的】

刺激性是指非口服给药制剂给药后对给药部位产生的可逆性炎症反应,若给药部位产生了不可逆性的组织损伤则称为腐蚀性。刺激性试验是观察动物的血管、肌肉、皮肤、黏膜等部位接触受试物后是否引起红肿、充血、渗出、变性或坏死等局部反应。本实验介绍注射给药部位的刺激性试验。

本实验的目的是观察给药后动物的表现以判定药物是否对受试动物有刺激性,掌握刺激性实验的原理和操作方法。

【实验动物】

家兔,每组动物数不少于 3 只。体重 1.5～3.0 kg,雌雄不拘。

【实验器材和药品】

1. 器材　兔固定箱,酒精棉球,5 ml 或 10 ml 注射器,针头,照相机,剪刀,记号笔,10% 甲醛溶液。

2. 药品　受试药品(庆大霉素注射液,含庆大霉素 0.08 g/ml),生理盐水。

【实验步骤和观察指标】

1. 用药方法　应设生理盐水对照,可采用同体左右侧自身对比法。用药剂量,10 mg/kg。用药部位根据药物的给药途径确定,可选用耳缘静脉、耳中心动脉(其他动物可选用前、后肢静脉及股动脉等)、股和背部肌肉、侧胸壁皮下组织、静脉旁组织等,最大可能地暴露毒性。本实验重点介绍静脉注射给药。

2. 操作方法　取健康家兔 6 只,随机分为受试药物组和对照组(生理盐水),家兔置于固定箱,每日定时以无菌操作法从家兔耳缘静脉给药 1 次,连给 5 次,每次给药后 24 h 肉眼观察注射部位有无充血、水肿、出血、坏死。于末次给药后 24 h,处死部分动物,剪下兔耳,并取给药部位静脉血管组织(离注射点近心端 0.5 cm、1.5 cm、3.0 cm 截取)作病理切片,经 10 ％甲醛溶液固定,常规脱水,石蜡包埋,HE 染色,光镜下观察。病理学检查指标:静脉血管内皮细胞的完整度,有无变性、坏死改变、基底膜是否完整、管壁及管周组织的完整情况等。

留下的动物根据受试物的特点和刺激性反应情况,继续观察 14～21 日再进行组织病理学检查,以了解刺激性反应的可逆程度。

3. 结果评价　根据肉眼观察和组织病理学检查的结果进行综合判断,提供照片。

【注意事项】

1. 注意给药部位的准确。

2. 注意给药剂量的准确。

【思考题】

1. 什么叫刺激性?

2. 如何进行刺激性试验? 其结果如何判断?

(刘　嫱)

第十一章 感觉器官实验

实验 豚鼠一侧迷路破坏的效应

【实验原理与目的】

内耳迷路中的前庭器官是维持身体姿势和平衡的感受装置,通过"前庭器官→前庭核→小脑绒球小结叶→前庭核→脊髓运动神经元→肌肉"这一反射弧,反射性地改变颈部和四肢的肌紧张,从而调节机体的姿势和平衡。当一侧迷路的功能被破坏或消失后,将引起机体的肌紧张性协调障碍,导致机体失去维持正常姿势与平衡的能力。动物的头将偏向患侧,并出现眼球震颤。若握住动物的后肢将其提起,则其头及躯干皆弯向患侧。如任动物自由活动,则见其沿躯体纵轴旋转,不能正常行走。

本实验的目的是观察迷路在维持动物正常姿势与平衡中的作用。

【实验对象】

豚鼠 2 只,体重 400~800 g。

【实验器材和药品】

棉球,滴管,氯仿,生理盐水。

【实验步骤和观察指标】

1. 操作方法 将豚鼠随机分为实验组及对照组。①实验组:将豚鼠侧卧,拽住一侧耳郭,用滴管吸取 0.5 ml 的氯仿,注入外耳道深处,紧握豚鼠使其保持侧卧位置 10~15 min,不许其头部转动,使氯仿渗入迷路。②对照组:用生理盐水代替氯仿,其余与实验组相同。

2. 观察与记录 ①实验组:滴氯仿 10~15 min 后,观测并纪录豚鼠头部偏斜、眼球震颤、自由运动情况及握其后肢提起后,其头及躯干侧弯情况。②对照组:滴生理盐水 10~15 min 后,观察记录与实验组相同的指标。将两组实验结果进行比较。

【注意事项】

1. 往外耳道滴氯仿后,要保持侧卧位置一段时间,使氯仿渗入。

2. 滴氯仿的量不宜过多,以免损伤内耳。

【思考题】

1. 破坏动物一侧迷路后,为什么会出现破坏侧肢体和躯干伸肌及对侧颈肌紧张性降低,头及躯干均歪向破坏迷路一侧,以致身体平衡失调现象?

2. 如果人类一侧迷路被破坏,将有何临床表现?

(王彩冰 黄俊杰)

第十二章　其他实验

实验一　小鼠缺氧实验

一、几种类型的缺氧

【实验原理与目的】

组织的供氧不足或用氧障碍都可导致缺氧。供氧不足可因吸入气中氧分压过低或呼吸、血液、循环等多系统器官的功能障碍引起;用氧障碍可因组织中毒或损伤引起。

本实验的目的在于通过复制乏氧性缺氧和血液性缺氧,了解缺氧的原因及发生机制。观察不同类型缺氧时,呼吸和血液颜色的变化及其发生机制。

【实验对象】

小鼠。

【实验器材和药品】

1. 器械　小鼠缺氧瓶(或 $100\sim125$ ml 带塞锥形瓶或广口瓶),一氧化碳(CO)发生装置广口瓶,5 ml、1 ml 注射器,滴管,乙醇灯,剪刀,镊子,陶瓷板。

2. 药品　钠石灰($NaOH \cdot CaO$),甲酸,浓硫酸,氢氧化钠,5%亚硝酸钠,1%亚甲蓝(美兰),生理盐水。

【实验步骤和观察指标】

观察动物一般情况、呼吸、存活时间、皮肤颜色、血液及肝脏颜色。

1. 乏氧性缺氧

(1) 取两只体重相近的小鼠分别放入装有少许钠石灰的缺氧瓶(图 3 - 12 - 1 - 1)内,观察动物的一般情况,呼吸、皮肤和口唇的颜色,然后把其中一只缺氧瓶的瓶塞塞紧,随时重复观察上述指标直到动物死亡为止。记录在这种缺氧条件下动物生存时间。另一只缺氧瓶不加盖,观察动物的各种指标,与前一只小鼠比较。

(2) 动物死亡后立即从眼球后取血 1 滴,滴入加有等量生理盐水的陶瓷板上比较血液颜色的改变。

(3) 动物尸体留待一氧化碳中毒性缺氧、亚硝酸钠中毒性缺氧实验做完后,依次打开腹腔,比较各组小鼠肝脏的颜色。

2. 一氧化碳中毒性缺氧

可以自己制备一氧化碳(CO)或用市售 CO。本项目实验可选其中一种方法。

方法一:

(1) 装好一氧化碳发生装置(图 3 - 12 - 1 - 2)。也可省去盛 NaOH 瓶,将试管中产生的 CO 直接导入缺氧瓶中。

(2) 将小鼠 2 只分别放入广口瓶中,观察其正常表现,然后将一氧化碳发生装置与其中

图 3 - 12 - 1 - 1　　小鼠缺氧瓶

图 3 - 12 - 1 - 2　　一氧化碳发生装置示意图

一瓶连接,与另一瓶不连接(为对照)。

(3) 取甲酸 3 ml 放于试管内,加入浓硫酸 1 ml,塞紧(可用乙醇灯加热,加速 CO 的产生,但不可过热以至液体沸腾,因 CO 产生过多过快动物会迅速死亡,血液颜色改变不明显)。

(4) 观察指标与方法同上。

方法二:

(1) 将小鼠 2 只分别放入广口瓶中,观察其正常表现,然后用注射器缓慢注入一氧化碳 20 ml,同时注意观察动物有何变化。动物死亡后取血。

(2) 一旦发现小鼠软倒,立即将小鼠从瓶中取出,放到通风的地方(如窗台上),观察中毒的小鼠是否逐渐恢复正常。另一只小鼠软倒后让其死亡,观察动物各种表现,记录死亡时间。

3. 亚硝酸钠中毒性缺氧

(1) 取体重相近的 2 只小鼠,观察其正常表现后,腹腔注射 5%亚硝酸钠 0.3 ml,其中一只注入亚硝酸钠后,立即再向腹腔内注入 0.5%亚甲蓝葡萄糖溶液 0.3 ml,另一只注入生理盐水 0.3 ml。注射生理盐水的小鼠死亡后取血。

(2) 观察指标与方法同上,比较两鼠表现及死亡时间有无差异。

【注意事项】

1. 缺氧瓶一定要密封,可用凡士林涂在瓶外面。

2. 对小鼠进行腹腔注射时,应稍靠左下腹,勿损害肝脏,也应避免将药液注入肠腔或膀胱。

(谢协驹　蒙　山)

二、影响缺氧耐受性的因素

【实验原理与目的】

缺氧对机体的影响除与缺氧的类型、发生速度、程度和持续时间有关外,还取决于机体对缺氧的耐受性。影响机体对缺氧的耐受性的因素很多,如不同的年龄、机体的功能状态、外界环境温度等。

通过观察机体神经系统功能状态改变、外界环境温度变化,以及机体发育程度不同对缺氧耐受性的影响,了解条件因素在缺氧发病中的重要性。

【实验对象】

小鼠。

【实验器材和药品】

1. 器材 小鼠缺氧瓶,粗天平,镊子,注射器。

2. 药品 1%咖啡因,0.25%氯丙嗪,生理盐水,钠石灰,冰块。

【实验步骤和观察指标】

观察动物一般状态、呼吸、存活时间、耗氧量。

1. 环境温度变化对缺氧耐受性的影响

(1) 取小鼠缺氧瓶 2 只,各放入钠石灰少许(约 5 g)。

(2) 取 500 ml 烧杯 2 只,1 只加入冰块和冷水,将杯内水温调至 0~4℃,另 1 只加入热水,将温度调至 38~40℃。

(3) 取体重相近的小鼠 2 只,称重后分别装入装有钠石灰的缺氧瓶内,2 只缺氧瓶分别放于盛有冰水或热水的烧杯内,塞紧瓶塞后开始计时。

(4) 持续观察各鼠在瓶中的活动情况,直至小鼠死亡,计算存活时间。

2. 神经系统功能状况对缺氧耐受性的影响

(1) 取体重相近的小鼠 3 只,分别作如下处理:①甲鼠:腹腔注射 1%咖啡因 0.1 ml/10 g;②乙鼠:腹腔注射 0.25%氯丙嗪 0.1 ml/10 g(注:注射氯丙嗪后,将小鼠放入冰水中 5~10 min,待动物不大活动后取出动物,并将其全身皮毛擦干);③丙鼠:腹腔注射生理盐水 0.1 ml/10 g。

(2) 注射后,分别将 3 只小鼠放入有钠石灰的缺氧瓶内,密闭后计时。

(3) 以下步骤同 1 的(4)。

3. 机体发育程度不同对缺氧耐受性的影响

(1) 将初生 3~5 日小鼠 1 只及成年小鼠 1 只放入同一个有钠石灰的缺氧瓶中,密闭后计时。

(2) 分别计算存活时间。

【注意事项】

1. 必须保证缺氧瓶完全密闭。

2. 记录开始缺氧时间、死亡时间要准确。

3. 动物全身皮毛一定要擦干。

【思考题】

1. 机体神经系统功能状态改变、外界环境温度变化、机体发育程度不同对缺氧耐受性有何影响? 为什么?

2. 为什么一定要擦干动物全身皮毛?

3. 何谓冬眠疗法? 临床上冬眠疗法有何应用?

(郑奕迎 陈世民)

实验二 有机磷酸酯类药物中毒与解救

【实验原理与目的】

有机磷酸酯类药物能持久性抑制乙酰胆碱酯酶(acetylcholinesterase,AChE)的活性,导致乙酰胆碱(acetylcholine,ACh)在体内大量积聚引起机体中毒。胆碱酯酶复活药能与有机磷酸酯类药物结合或恢复磷酰化胆碱酯酶中酶的活性,阿托品能阻断 ACh 与 M 受体结合,两药对有机磷酸酯类药物中毒均有解救作用。

本实验观察有机磷酸酯类药物中毒的症状及阿托品和碘解磷定解救的效果,并测定血液 AChE 活性,分析阿托品和碘解磷定解救有机磷酸酯类药物中毒的作用特点。

【实验对象】

家兔,体重 2.0～2.5kg。

【实验器材和药品】

1. 仪器　分光光度计,恒温水浴锅。

2. 器械　试管架,带盖试管,肝素化试管,刻度吸管,木夹,瞳孔测量尺,手术刀片,鹅头手术灯。

3. 药品　5%敌百虫,0.05%硫酸阿托品,0.5%碘解磷定。

4. 试剂　pH7.2 磷酸缓冲液,0.001 mol/L 醋酸缓冲液,0.007 mol/L ACh,0.07 mol/L ACh,碱性羟胺溶液,4 mol/L HCL,10%三氯化铁。

5. 其他　干棉球,滤纸。

【实验步骤和观察指标】

1. 准备器械　取肝素化试管 6 支,编号 1～6 号,备用。

2. 准备实验动物　取家兔两只,编号甲、乙,称重,分别观察活动情况(呼吸、心率、瞳孔大小、唾液分泌、大小便次数及性状、肌张力及震颤)。

3. 给药前采血　给甲、乙兔分别用手术灯烘耳的方法使血管扩张,用手术刀片割破一侧耳缘静脉,让血液自然流出,各采集 1ml 血样分别置 1、2 号肝素化试管中备用,用干棉球按压止血。

4. 给药与观察　分别在甲、乙兔的另一侧耳缘静脉注入 5%敌百虫 2ml/kg,注毕,立即记录时间并密切观察家兔的活动情况。如果 20min 后尚未出现中毒症状,可追加 1/3 剂量。

5. 中毒后采血　待家兔中毒症状明显后,立即按步骤 3 方法采集甲、乙兔中毒后血样各 1ml,分别置 3、4 号肝素化试管中备用。

6. 中毒解救　中毒后,立即给甲兔静脉注射 0.05%硫酸阿托品 4 ml/kg,给乙兔静脉缓慢注射 0.5%碘解磷定 5ml/kg,观察比较两兔中毒症状被解救的情况。

7. 解救后采血　中毒症状明显减轻后,按步骤 3 方法采集甲、乙兔解救后的血样各 1ml 分别置 5、6 号肝素化试管中备用。

8. 血液 AChE 活性测定

(1) ACh 在血液中被 AChE 水解,产生乙酸和胆碱。在一定范围内,水解 ACh 的量与 AChE 活性成正比。故在反应体系中,加入定量的 ACh 使之参加反应,通过测定剩余的 ACh 即可算出水解 ACh 的量,从而测出 AChE 活性。ACh 的测定是利用 ACh 可与羟胺反应生成乙酰羟肟酸,后者在酸性条件下与 Fe^{3+} 形成棕红色的羟肟酸铁络合物,其吸光度在 525nm 波长处与 ACh 浓度成正比,用分光光度法可测 ACh 的含量。

(2) 取 1～6 号血样,按表 3-12-2-1 中 AChE 活性测定操作步骤操作(每加一种试剂后均须充分摇匀,保温时间须严格控制)。

表 3-12-2-1 AChE 活性测定操作步骤

步骤	加入试剂	标准管	测定管	空白管
1	pH7.2 磷酸盐缓冲液	1.0	1.0	1.0
2	血样	0.1	0.1	0.1
3		37℃水浴加热 3min	37℃水浴加热 3min	37℃水浴加热 3min
4	0.007 mol/L ACh		1.0	
5		37℃水浴加热 20min	37℃水浴加热 20min	37℃水浴加热 20min
6	碱性羟胺溶液	4.0	4.0	4.0
7	0.007 mol/L ACh	1.0	—	—
8		室温静置 2min	室温静置 2min	室温静置 2min
9	4mol/L HCL	2.0	2.0	2.0
10	10%三氯化铁	2.0	2.0	2.0
11	0.007 mol/L ACh	—	—	1.0
12	充分摇匀后置离心机内以 1500r/min 离心,取上清液于 15min 内用分光光度计,选 525nm 波长,以蒸馏水校正吸收度到零点,读取各管吸光度。			

(3) AChE 活性计算

$$\frac{标准管吸光度-测定管吸光度}{标准管吸光度-空白管吸光度}\times 70 = AChE 活性(U/ml) \qquad (公式 3-12-2-1)$$

注:以 1ml 血液在规定条件下分解 1μmol ACh 定为 1 个 AChE 活性单位。

9. 结果记录 将实验结果记录于表 3-12-2-2 中。

表 3-12-2-2 有机磷酸酯类药物中毒与解救

兔号	体重 (kg)	观察阶段	呼吸 (次/min)	心率 (次/min)	瞳孔(mm) 左 右	唾液分泌	大小便次数及性状	肌张力及震颤	AChE 活性 (U/ml)
甲		给药前							
		给敌百虫后							
		给阿托品后							
乙		给药前							
		给敌百虫后							
		给碘解磷定后							

【注意事项】

要缓慢注射碘解磷定,否则容易导致家兔呼吸抑制而死亡。

【思考题】

1. 比较阿托品和碘解磷定解救有机磷酸酯类药物中毒的效果及机制。

2. 有机磷酸酯类药物中毒的解救原则有哪些?

附: 试剂配制

(1) pH 7.2 磷酸盐缓冲液

1）1/15mol/L 磷酸氢二钠溶液：称取 $Na_2HPO_4 \cdot 12H_2O$ 5.938g 加蒸馏水至 500ml。

2）1/15mol/L 磷酸氢二钾溶液：称取 KH_2PO_4 4.539g 加蒸馏水至 500ml。

3）取 1/15mol/L 磷酸氢二钠溶液 7.00ml，1/15mol/L 磷酸氢二钾溶液 3.00ml，两者混匀即得 pH7.2 磷酸盐缓冲液。

（2）0.001mol/L 醋酸盐缓冲液（pH4.5）：取每升含冰醋酸 5.78ml 的溶液 28ml 和每升含醋酸钠（不含结晶水）8.20g 的水溶液 2.2ml 混合，再用蒸馏水稀释 100 倍。

（3）0.07mol/L ACh：快速称取氯化乙酰胆碱 0.127g（或溴化乙酰胆碱 0.158g），溶于 0.001mol/L 醋酸盐缓冲液 10ml。在冰箱中可保存 4 周。

（4）0.007mol/L ACh：临用前取 0.07mol/L ACh 贮存液，用 PH7.2 磷酸盐缓冲液稀释 10 倍。

（5）碱性羟胺溶液：临用前取等量 14％氢氧化钠溶液和 14％盐酸羟胺溶液，混合即成。

（6）4mol/L 盐酸溶液：取相对密度为 1.19 的盐酸 1 容积，加蒸馏水 2 容积，混合即成。

（7）10％三氯化铁溶液：称取 $FeCl_3 \cdot 6H_2O$ 10g 用 0.1mol/L 盐酸溶解，使成 100ml。

（林明琴 韦健全）

实验三 氨基糖苷类抗生素的毒性反应及葡萄糖酸钙的拮抗作用

【实验原理与目的】

氨基糖苷类抗生素能与突触前膜钙结合部位结合，阻止钙离子参与乙酰胆碱的释放，使乙酰胆碱释放减少，从而导致急性神经肌肉麻痹、呼吸停止。钙剂可拮抗此毒性反应。

本实验的目的是观察庆大霉素或链霉素的毒性反应及葡萄糖酸钙的拮抗作用。

【实验对象】

家兔，体重 2.0～2.5kg。

【实验器材和药品】

1. 器械 注射器，针头等。

2. 药品 4％庆大霉素注射液（或 25％硫酸链霉素注射液），10％葡萄糖酸钙注射液。

【实验步骤和观察指标】

1. 家兔 1 只，称重，观察其正常活动情况、呼吸（频率、幅度、节律是否均匀）及肌张力等。

2. 用乙醇消毒后，取耳缘静脉注射 4％庆大霉素注射液 1ml/kg（或 25％硫酸链霉素注射液 0.5ml/kg），然后观察家兔活动情况、呼吸及肌张力等变化。

3. 待出现明显症状后，再取耳缘静脉注射 10％葡萄糖酸钙 2ml/kg，注意观察家兔活动情况、呼吸及肌张力等变化情况。

【注意事项】

1. 一般在给予庆大霉素（或硫酸链霉素）后 10min 内出现毒性反应（注意：部分家兔很快出现中毒反应，并且发展很迅速），如果症状不明显可适当追加庆大霉素（或硫酸链霉素）。要预先抽好葡萄糖酸钙注射液。

2. 耳缘静脉注射葡萄糖酸钙注射液时要缓慢。

【思考题】

1. 乙酰胆碱的作用有哪些？其释放时需要哪些离子参与？

2. 氨基糖苷类抗生素应用时的注意事项是什么？

（黄桂坤　赖　术）

实验四　家兔高钾血症实验

【实验原理与目的】

高钾血症是临床上多种疾病所并发的一种常见病理生理过程，属于临床急症范畴。高钾血症对机体的影响主要表现为膜电位异常引发的一系列障碍及酸碱平衡紊乱。高钾血症对心肌的毒性作用极强，可发生致命性的心室颤动和心脏骤停。

本实验的目的是复制家兔高钾血症动物模型，观察高钾血症对心脏的毒性作用，了解高钾血症时心电图的改变特征。

【实验对象】

家兔，体重 2.0～3.0 kg。

【实验器材和药品】

1. 仪器　BL－420N 生物信号采集与分析系统，自动生化分析仪。
2. 器械　家兔手术台，注射器(1 ml、10 ml)，绳子，纱布，听诊器，输液装置等。
3. 药品　5％氯化钾溶液，10％氯化钾溶液，生理盐水。

【实验步骤和观察指标】

1. 麻醉　20％氨基甲酸乙酯溶液(5 ml/kg)。
2. 保定　将家兔仰卧位保定于家兔手术台上。
3. 耳缘静脉穿刺，输液管道，缓慢滴注生理盐水(5～10 滴/min)，保持静脉通畅。
4. 将心电导联线的针型电极分别插入动物四肢远端显露部位皮下，导联线输入端接到 BL－420N 生物信号采集与分析系统，描记正常麻醉状态下的 Ⅱ 导联心电图。
5. 经耳缘静脉以 0.4 ml/min 速度缓慢滴注 10％氯化钾溶液(1 ml/kg)，滴注氯化钾的过程中，注意观察心脏跳动及心电图波形的变化，直至出现室颤。观察家兔的心率及心电图波形变化。
6. 滴注氯化钾前、滴注氯化钾之后心电图出现异常时，抽血检测血钾浓度。

【注意事项】

因家兔对注入氯化钾溶液耐受性有个体差异，有的动物需注入较多的氯化钾才出现异常心电图改变，遇到这种情况时，继续滴注氯化钾，直至心电图出现明显的特征性的异常改变。

【思考题】

1. 高血钾对心脏有何影响？其机制何在？
2. 高钾血症时心电图的特征性改变是什么？

（龙儒桃　闫庆峰）

第四篇　人体(临床)实验

第一章　心血管系统检查

实验一　人体心电图描记

【实验原理与目的】

人体是个容积导体,心脏兴奋时产生的生物电变化,通过心脏周围容积导体传导到体表。如果在体表按一定的引导方法,用心电图机将心脏电位变化记录下来,即为心电图(参见图2-1-3-6,图4-1-1-1)。心电图反映心脏兴奋的产生、传播及恢复过程中规律性的生物电位变化。由于引导电极位置和导联方式不同(参见图2-1-3-2),心电图的波形可有所不同,但一般都有P、QRS和T三个波及P-R、Q-T两个间期(图4-1-1-1)。P波代表心房去极化过程;QRS波群反映了心室去极化过程;T波则表示心室复极化过程。P-R间期为心房兴奋传导至心室兴奋所需要的时间;Q-T间期表示心室开始去极化到完成复极,恢复到静息电位所需要的时间。

本实验通过学习人体心电图的描记和测量方法,辨认正常人体心电图波形,掌握典型人体心电图波形的组成成分及其生理意义;初步学习判断心跳频率、节律及心脏兴奋起源、传导和恢复的过程中有无异常现象。

【实验对象】

人体(健康成人自愿者),签知情同意书。

【实验器材和药品】

1. 器械　检查床,心电图机,全导联心电图线及电极,分规。
2. 药品　电极膏(或生理盐水)、75%酒精纱布或棉球。

【实验步骤和观察指标】

1. 描记前的准备　复习心电图机使用方法和心电图导联的基本原理。

(1) 连接好心电图机的电源线、地线和导联线,并接通电源,预热5min。在此期间安放电极。

(2) 让受试者去掉手表,舒适、放松地静卧在检查床上,裸露上半身。

(3) 按图2-1-6-2所示放置标准肢体导联和胸导联电极。按规定连接导联线:红色——右手;黄色——左手;绿色——左足;黑色——右足。安放胸部 V_1、V_2、V_3、V_4、V_5、

图 4-1-1-1 正常心电图描记及分析

V_6 6 个胸导联电极。

2. **心电图描记** 描记前校正输入信号电压放大倍数,使 1mV 标准电压产生的描笔振幅为 10mm(记录纸上纵坐标为 10 小格)。走纸速度定为 25mm/s。

先后描记标准肢体导联 Ⅰ、Ⅱ、Ⅲ;加压单极肢导联 aVR、aVL、aVF;和胸导联 V_1、

V_3、V_5。

在心电图记录纸上注明各导联名称,受试者姓名、性别、年龄及记录日期。

3．心电图分析(图 4 - 1 - 1 - 1)

(1) 辨识波形:辨识 P 波、QRS 波群、T 波及 P - R、Q - T 间期和 S - T 段。

(2) 测量时程和波幅:测量 Ⅱ 导联 P、QRS 及 T 波的时间、电压幅值和 P - R、Q - T 间期时间。

在心电图记录纸上,横坐标代表时间,当心电图纸的走纸速度为 25mm/s,每一小格 (1mm)代表 0.04s,测量两个波间期,从第一个波启始部内缘测量至另一个波内缘,并且测量正向波基线下缘,测量负相波基线上缘。纵坐标代表电压(波幅),每一小格(1mm)代表 0.1mv。测量波幅时,向上的波形,应从基线的上缘垂直测量至波峰的顶点;向下的波形,应从基线下缘垂直测量至波谷的底点。

(3) 测定心率:将相邻两个心动周期的 P - P 或 R - R 间期测定值(秒)代入下述公式,以求得心率。

$$心率＝60/[P-P 或 R-R 间期(秒)]＝　次/分　（公式 4-1-1-1）$$

如果 P - P 间期或 R - R 间期的间隔明显不等,可取连续五个 P - P 或 R - R 间期间隔时间的平均值代入公式计算。

(4) 分析心律:包括测定主导节律、心律是否整齐规律、有无期前兴奋或异位节律。窦性心律的心电图波形表现为 P 波在 Ⅱ 导联中直立,在 AVR 导联中倒置。P - R 间期大于 0.12 s,如果心电图中最大的 P - P 间隔与最小的间隔相差 0.12 s 以上,称为窦性心律不齐。

【注意事项】

1．描记心电图时,受试者应尽量放松,冬季气温低时应注意保暖,避免因寒冷而产生肌电干扰。电极要紧贴皮肤,防止记录过程中电极脱落。

2．记录心电图时,先将基线调至中央。当基线不稳或有干扰时,应排除后再进行描记。在变换导联时,须先将输入开关关上,再操作导联选择开关。

3．记录完毕,将电极擦干净,把心电图面板的各控制旋钮转回原处,最后切断电源。

【思考题】

1．正常心电图有哪几个波和间期? 它们各具有什么生理意义?

2．为什么不同导联引导出来的心电图波形有所不同?

3．为什么正常心电图中 T 波方向和 QRS 波群主波方向一致?

4．试述心室肌细胞动作电位与心电图的 QRS - T 波的时间关系。

(沈行良　莫燕娜)

实验二　人体心音听诊

【实验原理与目的】

了解正常心音的产生机制和特点,初步掌握听诊方法,识别第一心音(S_1)与第二心音(S_2),为临床心音听诊打好基础。心音是由于心肌收缩、瓣膜关闭、血流冲击血管壁以及形成的涡流所引起机械震动而产生的声音。将听诊器置于受试者胸壁心前区位置,可直接听到心音。在每一个心动周期中,通常可听到两个心音,即 S_1 和 S_2。S_1 表示收缩期开始,其音调低、持续时间较长,在心尖部听得最清楚,它的产生主要是由于房室瓣关闭;S_2 标志舒张期开始,其音调高、持续时间较短,在心底部听得较清楚,它的产生主要是由于半月瓣关闭。

【实验对象】

人体(学生自愿者)。

【实验器材和药品】

听诊器。

【实验步骤和观察指标】

1. 确定听诊部位

(1) 受试者解开上衣,面向亮处静坐在检查者对面。

(2) 参照图 4-1-2-1,认清心音听诊部位。①二尖瓣听诊区(M):左锁骨中线内侧第 5 肋间处(心尖搏动处);②三尖瓣听诊区(T):胸骨体下端近剑突稍偏右或稍偏左;③主动脉瓣听诊区(A,E):胸骨右缘第 2 肋间处(主动脉瓣第一听诊区)或胸骨左缘第 3、4 肋间(主动脉瓣第二听诊区);④肺动脉瓣听诊区(P):胸骨左缘第 2 肋间处。

图 4-1-2-1 人体心音听诊部位

M:二尖瓣听诊区　T:三尖瓣听诊区　A:主动脉瓣听诊区
E:主动脉瓣第二听诊区　P:肺动脉瓣听诊区

2. 心音听诊

(1) 检查者戴好听诊器,以右手拇指、示指和中指轻持听诊器的胸件,置于受试者胸壁皮肤上,按二尖瓣、肺动脉瓣、主动脉瓣及三尖瓣听诊区顺序依次听诊。

(2) 在每个听诊区,区分 S_1 和 S_2。根据心音的性质(音调高低、持续时间)和间隔时间的长短来仔细区别 S_1 和 S_2(图 4-1-2-2)。若难以区别时,可在听心音的同时,用手触诊颈动脉搏动,与搏动同时出现的心音为 S_1。

(3) 比较不同听诊部位两个心音的声音强弱。

【注意事项】

1. 听诊时环境应保持安静,如果呼吸音影响听诊时,可嘱咐受试者暂停呼吸。

心室舒张　等容心室收缩　心室射血　等容心室舒张　快速心室充盈

（心房收缩）

切迹

颈动脉脉搏压力波

心电图

心音图

主动脉瓣　　关　　　开　　　　关

房室瓣　　开　　　　关　　　　开

时间（s）

图 4-1-2-2　人体心音的产生和特点

2. 正确使用听诊器,听诊器耳件方向应与外耳道一致（向前）。听诊器的胸件要不紧不松地紧贴胸壁皮肤,不要隔着衣服听诊。

【思考题】

1. 比较你所听到的 S_1 和 S_2 有什么不同？

2. 心音听诊区是否就在各个瓣膜的解剖位置在胸壁上的投影点上？

3. 心音听诊一般应包括哪些内容？

（沈行良）

实验三　人体动脉血压测定

【实验原理与目的】

学习间接测量法（听诊法）测定人体动脉血压原理,并实际测定人体肱动脉的收缩压和舒张压的正常值。间接法测量动脉血压原理是用血压计的袖带在所测动脉外施加压力,再根据血管音的变化来测定血压。通常血液在血管内流动时听不到声音,但如果在血管外施加压力使血管变窄,则血流通过狭窄处形成涡流可发出声音。当缠于上臂的血压计袖带内压力超过收缩压时,完全阻断了肱动脉的血流,此时在肱动脉的远端（袖带下）听不到声音,也触不到肱动脉的脉搏。当徐徐放气减小袖带内压,在其压力减低到低于肱动脉收缩压的瞬间,血液在血压达到收缩压时才能通过被压迫变窄的肱动脉,形成涡流,此时能在肱动脉的远端听到声音和触到脉搏,此时袖带内压力的读数为收缩压。若继续放气,当袖带内的压力越接近于舒张压,通过的血流量也越多,血流持续时间越长,听到的声音也越清晰。当袖带内压力等于或稍低于舒张压的瞬间,血管内血流由断续的流动变为连续流动,此时声音突然由强变弱或消失,脉搏也随之恢复正常,此时袖带内的压力为舒张压(图4-1-3-1)。

图4-1-3-1　间接法测量血压原理示意图

【实验对象】

人体(学生自愿者)。

【实验器材和药品】

血压计,听诊器,桌椅。

【实验步骤和观察指标】

1. 熟悉血压计的结构　常用血压计有两种类型,常用的是汞柱式血压计(图4-1-3-2),另一种是弹簧式血压计(图4-1-3-3)。前者比较精确,后者方便携带。两种血压计均由

图4-1-3-2　汞柱式血压计　　　图4-1-3-3　弹簧式血压计

检压计、袖带和橡皮气球三部分组成。汞柱式血压计的检压计是一个标有 0～40 kPa(0～300 mmHg)(1 mmHg＝0.133 kPa,1 kPa＝7.5 mmHg)刻度的玻璃管,上端与大气相通,下端与水银贮槽相通。袖带是一个外包布套的长方形橡皮囊,借橡皮管分别和检压计的水银槽及橡皮球相通。橡皮球是一个带有螺丝帽的球状橡皮囊,供充气和放气之用。近年来又有一种新型的电子血压计(图 4－1－3－4)在临床上应用。

图 4－1－3－4　电子血压计

2. 听诊法测量动脉血压

(1) 受试者脱去右臂衣袖,取坐位,全身放松,右肘关节轻度弯曲,置于实验桌上,使上臂中心部与心脏位置同高。

(2) 打开血压计,松开血压计橡皮球的螺丝帽,驱出袖带内残留气体,后将螺丝帽旋紧。

(3) 将袖带平整、松紧适宜地缠绕右上臂,袖带下缘至少位于肘关节上 2 cm 处,开启水银槽开关。

(4) 将听诊器两耳器塞入外耳道,务必使耳器弯曲方向与外耳道一致。

(5) 在肘窝内侧先用手触及肱动脉搏动所在部位,再将听诊器胸件不留缝隙地轻轻贴在上面。

(6) 测量收缩压:挤压橡皮球将空气打入袖带内,使血压表上水银柱逐渐上升到听诊器听不到脉搏音为止,再继续打气使水银柱再升 2.7～4.0 kPa(20～30 mmHg)。随即慢慢松开气球螺丝帽,徐徐放气,在观察水银柱缓缓下降的同时仔细听诊,在听到"嘣"样第一声清晰而短促脉搏音时,血压表上所示水银柱高度即代表收缩压。

(7) 测量舒张压:使袖带继续徐徐放气,这时声音先依次增强,后又逐渐减弱,最后完全消失。在声音突然由强变弱(或声音变调)这一瞬间,血压表上所示水银柱高度代表舒张压。也有人把声音突然消失时血压计上所示水银柱高度作为舒张压,若取后者,需另外 0.67 kpa(5 mmHg)较妥。

(8) 血压记录常以收缩压/舒张压 kPa 表示,如收缩压、舒张压分别为 14.70 kPa(110 mmHg)和 9.33 kPa(70 mmHg),记为 14.70/9.33 kPa(110/70 mmHg)。

(9) 列表记录你所测得同学的血压。

【注意事项】

1. 室内务必保持安静,测量血压前需嘱受试者静坐放松,以排除体力活动及精神紧张对血压的影响。

2. 袖带宽度应为 12 cm,袖带缠绕不能太紧或太松。听诊器胸件最好用膜型。安放时既不能压得太重,也不能接触过松,更不能压在袖带底下进行测定。

3. 需要连续测定 2～3 次,取其最低值或平均值。重复测定时,袖带内压力必须降至零后再打气。

4. 发现血压超过正常范围时,应将袖带解下,让受试者休息 10 min 后再测。

5. 血压计用毕应将袖带内气体驱尽,卷好,放置盒内,以防玻璃管折断;并关闭水银贮槽。

【思考题】

1. 正常男女成人的血压值范围是多少? 你测得的同学血压值是否正常?

2. 试述哪些因素可影响血压的正确测定?

3. 当袖带内充气达到一定压力后,放气速度为何不宜太快或太慢?

(沈行良)

实验四　寒冷、体位变换和运动负荷对血压的影响

【实验原理与目的】

通过寒冷刺激、体位变换和运动负荷作用对人体血压影响的观察,探讨正常人体血压生理调节机制,了解人体血管运动的神经调节。当身体每部分暴露于寒冷环境时,伴随着暴露部分末梢血管的收缩反应,通过传入冲动影响心血管中枢活动,再通过心血管交感神经系统活动加强而引起血压升高。体位改变会反射性地影响交感神经紧张性作用,导致血压和心率的改变。人体运动时,交感神经系统活动加强使心率加快、心收缩力加强、心排血量增大、外周阻力增加,使血压升高。

【实验对象】

人体(学生自愿者)。

【实验器材和药品】

血压计,听诊器,浸前臂用的容器,冰,床,秒表。

【实验步骤和观察指标】

1. 寒冷刺激对血压的影响

(1) 受试者静卧 10～20 min,在此期间每隔 5 min 测定 1 次右肱动脉的收缩压和舒张压。取其稳定后的血压值作为对照。

(2) 受试者左前臂浸于 4℃左右冰水中(浸到肘关节上方)1 min。

(3) 在浸入冰水后,每隔 15 s 测定 1 次收缩压和舒张压。

(4) 解除寒冷刺激后,每隔 2 min 测定 1 次收缩压和舒张压,直到血压值基本恢复到对照值为止。

(5) 收缩压升高超过 2.67 kPa(20 mmHg)以上者为反应阳性,提示血管运动神经紧张作用亢进。

2. 体位变换对血压、心率影响

(1) 受试者静卧 10 min,每隔 1 min 测定 1 次血压、心率,直至稳定。取其稳定值作为对照。

(2) 请受试者下床站立地上,站起后每隔 30 s 测定血压和心率共 4 次。以后再每隔

1 min 测定血压、心率共 8 次。

（3）站立试验制定标准：①脉压减少在 2.13 kPa(16 mmHg)以上者；②收缩压降低 2.80kPa(21 mmHg)以上者；③脉搏增加 21 次/min 以上者。符合其中任一项为阳性。阳性者提示血管交感神经紧张性作用欠佳。

3. 运动负荷对血压、心率影响

（1）受试者静坐 5 min，每隔 1 min 测定静坐状态下血压、心率，直至稳定，以此值作为对照。

（2）以 2 s 1 次的速度做膝屈伸运动，共 20 次。

（3）在运动后即刻，3 min 及 5 min 时，再测定坐位血压和心率。

（4）健康人一般在运动刚停止时，收缩压增加在 2.67～5.33 kPa(20～40 mmHg)，舒张压增加不超过 1.33 kPa(10 mmHg)，心率增加 30 次/min 以下。血压、心率值在运动后 3 min 内基本恢复到对照值。

（5）心功能不全者，运动结束时收缩压仅有轻度升高，舒张压则显著升高，或心率增加 30 次以上，或恢复需要 5 min 以上。

【注意事项】

1. 受试者应放松，避免紧张，排除精神、呼吸因素对血压、心率的影响。

2. 计算心率时，通常数 15 s 的脉搏数，再乘以 4，作为每分心率值。

3. 运动负荷测试时，动作要规范、到位，动作要够数。

【思考题】

1. 试述运动后血压升高的可能机制。

2. 试述脑缺血患者出现头昏或昏厥的可能机制。

3. 试述寒冷刺激引起血压升高的可能机制。

（沈行良　闫庆峰）

实验五　跑步运动对人体血压、心率的影响

【实验原理与目的】

人体运动时，交感神经系统活动加强使心率加快、心收缩力加强、心排血量增大、外周阻力增加，使平均动脉压升高。在一定强度范围内，心率加快、平均动脉压升高与运动的强度成正比。

本实验通过观察跑步运动前后，以及不同强度跑步运动时人体血压、心率的变化，探讨运动对人体血压、心率的影响机制，加深对人体心血管运动调节的理解。通过实例学习医学实验设计的基本原则和方法，初步学习应用统计学方法对组间和组内实验数据进行统计分析。

【实验对象】

人体（健康大学生自愿者），年龄 20～25 岁，男生 10～15 人，女生 10～15 人。

【实验器材和药品】

电动跑步机，水银血压计，听诊器。

【实验步骤和观察指标】

1. 用抽签法将全班同学(28～30 人)随机分为 A 组和 B 组，每组 10～15 人。

2. 每位同学将自己的姓名、学号、性别、年龄、身高、体重、健康状态等填写于个人结果记录表格中。

3. 每位同学静坐 5 min 后,测定跑步前血压、心率,记录在个人结果记录表格中(同组内两位同学互相测量血压和心率,并记录数据)。

4. A 组同学在电动跑步机上选慢速挡跑(选 3~4 挡),B 组同学在电动跑步机上选快速挡跑(选 8~10 挡)。

5. 跑步运动 3 min 结束时,即刻测量血压、心率,记录在个人结果记录表格中。

6. 跑步运动结束,休息 10 min 后,测量血压、心率,记录在个人结果记录表格中。

7. 将每位同学的结果填写在全班实验结果汇总表中。

8. 整理实验数据,用 t 检验方法对运动前后或 A 与 B 组间的实验数据进行统计学分析,并对结果进行分析、讨论,写出实验报告。

【注意事项】

1. 人体运动实验中应注意学习跑步机的使用要领,避免跌倒。

2. 确诊有心血管疾病的人员不作为受试对象。

3. 跑步运动 3 min 结束时,应马上测量血压、心率,以避免影响真实结果的记录。

【思考题】

1. 试述运动前后血压、心率变化的可能机制。

2. 试述不同运动强度时血压、心率的变化及其意义。

(王 杨 王 晗 许闽广 莫燕娜)

第二章　呼吸系统检查

实验一　安静状态下男女大学生肺通气功能测定

【实验原理与目的】

安静状态下机体在进行新陈代谢时，不断地消耗氧和产生二氧化碳。为了实现机体与环境之间的气体交换，肺必须不断地与外界大气进行气体交换以维持正常的新陈代谢。潮气量（tidal volume，TV）、肺活量（vital capacity，VC）、时间肺活量即用力呼气量（forced vital capacity，FVC）和最大通气量（maximal ventilation volume）是评价肺通气功能的常用和重要的生理指标。肺活量可以反映呼吸运动的最大深度，其大小受性别、年龄、身高和体重等因素影响。我国成年男子的肺活量为 3500～4000 ml，女子为 2500～3500 ml；若以体重肺活量计算，男子约为 62 ml/kg 体重，女子约为 51 ml/kg 体重。时间肺活量比肺活量更能反映肺组织的弹性和呼吸道的畅通能力，健康成人时间肺活量第 1 s 为 83%，第 2 s 为 96%，第 3 s 为 99%，其中以第 1 s 的意义最大。最大通气量可以全面反映肺的通气贮备能力，一般成年男子为 100～110 L/min，女子为 80 L/min 左右。有良好训练的优秀运动员可达 180～200 L/min 以上。故肺通气功能的测定是评定肺功能的指标之一。

本实验的目的是指导学生自己设计实验方案，掌握医学实验设计方法及统计学方法的应用；研究安静状态下男女大学生肺通气功能的差异，掌握人体肺通气功能检测方法及其意义。

【实验对象】

人体（健康大学生自愿者），年龄 20～25 岁，男生 10～15 人，女生 10～15 人。

【实验器材和药品】

肺功能检查仪（AS-407 型）（图 2-1-6-1），一次性吹嘴，鼻夹，75% 酒精棉球。

【实验步骤和观察指标】

1. 受试者测试准备

（1）把滤室牢牢地塞到传感器呼吸端口（这一端的口径较大），接着把过滤型口件牢牢套在滤室的另一端位置上。

（2）向受试者解释从现在开始进行测试。

（3）受检者取站立位，口含吹筒，先让受检者练习用口呼吸，用鼻夹夹住受试者的鼻子或用手捏住鼻子，避免气体从鼻孔或口角漏出。

2. 检测项目

（1）肺容积的测定

1）潮气量：受试者的呼吸将随呼吸气量的变化同步描记在测试仪上。描记几次平静呼吸曲线，平静吸气或呼气量的平均值即为潮气量。同时可计算出呼吸频率。

2）补吸气量：测量仪描记从一次平静吸气末再继续做一次最大限度吸气，所能吸入的

图 4-2-1-1 用力肺活量示意图

气量即为补吸气量。

3) 补呼气量:测量仪描记从一次平静呼气末再继续呼气直至不能再呼出为止的气量,即为补呼气量。

(2) 肺活量的测定:仪器归零。令受试者取站立位,竭力深吸气后,作最大限度的呼气,记录数据,连续测量 3 次,取最大 1 次的数值作为肺活量值。

(3) 时间肺活量的测定:受试者取站立位,夹上鼻夹,口含吹嘴并与外界相通,作平静呼吸数次。之后,令受试者作最大限度深吸气,吸气之末屏气 1~2 s,令受试者作最快速度用力深呼气,直到不能再呼为止。测定第 1 s、第 2 s 和第 3 s 内呼出的气体量,计算测试数据后,将回到测试数据窗口,然后显示测试结果,并分别计算出它们各自占肺活量的百分比。健康成年人第 1 s 平均值约为 83%,第 2 s 约为 96%,第 3 s 约为 99%,如图 4-2-1-1 所示。

3. 结果记录及分析 将男女生受试者检测结果记录于表 4-2-1-1 中。比较男女生两组肺通气功能的差异,采用 t 检验进行统计学处理。

表 4-2-1-1 大学生肺通气功能检查记录表

受试者	基 本 情 况				检 查 项 目				
	性别	年龄(y)	身高(cm)	体重(kg)	呼吸频率(次/min)	潮气量(ml)	补吸气量(ml)	补呼气量(ml)	每分通气量(ml/min)
1									
2									
…									
n									

【注意事项】

1. 测试前,受试者可做必要的练习,掌握测试方法。

2. 在测试过程中,请留意检查者的情况。如有认为异常的情况,请立刻终止测试操作。

3. 在每个测试中,点击"ESC"按钮显示测试数据屏幕,并点击"RESTART"按钮重新执行测试。

4. 如果使用非一次性橡皮胶口或吹嘴,事先需用 75% 乙醇消毒后,浸于冷开水中备用。更换受试者时,应重新消毒,避免交叉感染。

5. 每一单项指标测定完后,令其平静呼吸几次,然后再测下一个指标。

6. 测定最大通气量前,受试者最好先练习一下如何进行最深而又最快的呼吸。

【思考题】

1. 何谓潮气量、补吸气量、补呼气量和肺活量?

2. 你测得正常男、女大学生的肺通气功能有何差异?原因何在?

3. 为什么说用力肺活量(时间肺活量)是评价肺通气功能的较好的指标?与肺活量相比,它的优点是什么?

(董战玲 王 杨 许闽广)

实验二　跑步运动对人体呼吸运动的影响

【实验原理与目的】

呼吸是机体氧化代谢过程中对氧的摄取及排出产生的二氧化碳的过程。呼吸包括肺通气、肺换气、气体运输和组织换气4个基本过程。肺通气是指肺与外界环境之间进行气体交换的过程。气体进出肺取决于推动气体流动的动力和阻止气体流动的阻力间的相互关系。动力必须克服阻力，才能实现肺通气。在肺通气过程中，进入到肺泡内的新鲜空气随即通过很薄的呼吸膜与流经肺泡的毛细血管中的血液进行气体交换，肺泡气与肺毛细血管血液间的这种气体交换过程称为肺换气，组织毛细血管内血液与组织细胞之间的气体交换过程称为组织换气。

反映平静呼吸时肺通气功能的指标有每分通气量和肺泡通气量。每分通气量＝潮气量×呼吸频率，肺泡通气量＝（潮气量－无效腔气量）×呼吸频率。运动时肺通气量较平静时增大，这反映肺通气功能有一定的储备。被测者在尽力深、快呼吸时，每分钟所能吸入或呼出的最大气体量，称为最大随意通气量（maximal voluntary ventilation）。最大随意通气量反映单位时间内充分发挥全部通气能力所达到的通气量，是估计个体能进行最大运动量的生理指标。

本实验的目的是学生自己设计实验方案，掌握医学实验设计方法及统计学方法的应用，研究跑步运动对呼吸运动的影响。

【实验对象】

人体（健康大学生自愿者），年龄20～25岁，男生10～15人，女生10～15人。

【实验器材和药品】

电动跑步机或实验跑台（或户外跑道），肺功能检查仪（AS－407型）或肺活量计，一次性纸吹嘴。

【实验步骤和观察指标】

1. 提前通知学生按小组分别进行本项目的实验设计，将设计方案交给老师评阅，选择其中合适的设计方案进行实验。设计实验时应考虑以下问题：①实验随机分组：如何分组？分几组？有无对照组？②实验观察指标：选择什么指标？如何测量指标？测量指标的仪器是什么？③观察与记录指标的时间点如何选择？④如何整理原始数据？如何汇总各组每位观察对象的指标于统计表中？⑤数据统计分析：实验数据是计数还是计量指标？选用何种统计检验？如何确定检验水准p值？如何判断各指标有无显著性差异？

2. 学生的设计方案要符合实验设计原则，并设计好原始结果记录表格。

3. 其他内容根据学生设计方案进行。

4. 在教师指导下，以学生设计的方案进行实验，教师最后进行归纳小结。

5. 根据实验设计选定的观察指标进行项目观察和记录。

【注意事项】

1. 人体实验中应注意学习跑步机或跑台的使用要领，避免损坏设备。

2. 运动实验，应量力而行，避免意外。

3. 凡明确诊断有高血压和冠心病等心血管疾病的人员应避免参加实验。

4. 实验中进行各项测量时应动作迅速,在最短的时间内完成测量,避免对受试者造成额外的身体负担。

【思考题】

1. 实验设计的基本原则是什么?
2. 如何减少实验测量的误差?
3. 试述运动时肺通气、肺泡通气量、潮气量、呼吸频率的影响及其机制。

(王 杨 王 晗 许闽广)

第三章 中枢神经系统实验

实验 人体脑电图的描记与分析

【实验原理与目的】

人的大脑皮质存在大量神经元电活动，这些神经元电活动的总和称为脑电活动。脑电活动包含两种形式：皮质诱发电位和自发脑电活动。

皮质诱发电位(evoked cortical potential)是指感觉传入系统或脑部位受到刺激时，大脑皮质某一特定区域引出的较局限的电位变化。皮质诱发电位是通过体感、听觉和视觉诱发的电位，它对人体感觉、行为、心理以及神经系统疾病进行研究和诊断有辅助作用。

自发脑电活动(spontaneous electrical activity of brain)是指人在安静、无明显刺激的情况下，大脑皮质自发产生的节律性电变化。用脑电图仪在头皮表面可记录到这种自发脑电活动，称为脑电图(electroencephalogram，EEG)。脑电图的波形频率在 $1\sim30\,Hz$ 之间，波幅变动范围为 $20\sim200\,\mu V$，可分为 4 种基本波形，即 α、β、δ 和 θ 波(图 $4-3-1-1$)。

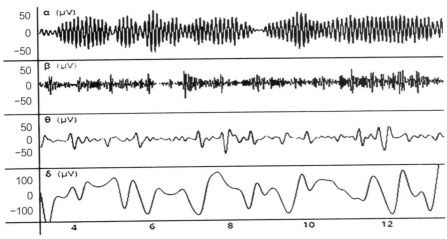

图 $4-3-1-1$ 正常人体脑电波 4 种基本波形图

α 波：频率为 $8\sim13\,Hz$(成人一般为 $10\,Hz$)，幅度为 $20\sim100\,\mu V$。α 波为正常人脑电波的基本节律，主要分布在后头部，特别是枕叶最明显。常表现为波幅由小变大、再由大变小反复变化的梭形波。α 波在清醒、安静并闭眼时出现，睁开眼睛或接收其他刺激时消失并被低振幅波取代，这一现象称为 α 波阻断($\alpha-block$)(图 $4-3-1-2$)。

β 波：频率为 $14\sim30\,Hz$，幅度为 $5\sim20\,\mu V$。在睁眼视物或思考时出现，为新皮质兴奋活动时的脑电波，是正常成人清醒脑电图中的主要成分。常见于额叶和顶叶。

θ 波：频率为 $4\sim7\,Hz$，幅度为 $100\sim150\,\mu V$。θ 波是成年人困倦时的主要脑电活动表现，可在颞叶和顶叶记录到。

α波

闭眼　　　　睁眼　　　　闭眼

图 4 - 3 - 1 - 2　α波阻断现象

δ波:频率为 $0.5\sim3\mathrm{Hz}$,幅度为 $20\sim200\mu\mathrm{V}$。常在成年人睡眠、极度疲劳或麻醉状态下出现此波,可在颞叶和顶叶记录到。

临床上,癫痫或皮质有占位病变的患者,脑电图波可出现特征性的改变,对相关疾病诊断具有一定的价值。

本实验旨在通过描记正常人体脑电图波形,观察正常人体脑电图的波形特征,让学生掌握脑电图的描记方法及各种脑电图波形的意义,了解脑电图在临床诊断上的作用。

【实验对象】

人体(健康大学生志愿者),年龄 19～25 岁,男女各 5 人。

【实验器材和药品】

人体生理实验系统(PowerLab),粘贴式电极片,固定绷带,酒精棉球。

【实验步骤和观察指标】

1. 连接实验仪器　打开计算机及 PowerLab,将电极、导线与 PowerLab 连接(图 4 - 3 - 1 - 3)。

2. 选受试者　随机选出 5 名男生和 5 名女生志愿受试者。随机决定每位受试者的测试顺序。

3. 安放电极　受试者安静仰卧于检查床上,用酒精棉球分别擦拭受试者左右前额(左右中线相距约 5cm,距离眉毛上方约 3cm 处)与枕外隆凸(颅骨后面的小凸)部位,去脂清

图 4 - 3 - 1 - 3　仪器连接与电极放置示意图

洁,以免影响电流的传递。白色(负极)电极、绿色(接地)电极与黑色(正极)电极上均安装电极片。将白色电极粘贴于右前额,绿色电极粘贴于左前额,黑色电极粘贴在枕外隆凸处,尽量保持头发分开,确保电极与皮肤接触良好。取绷带将电极覆盖并固定,确保 3 个电极不能移动(图 4 - 3 - 1 - 3)。

4. 观察和分析

(1) 摘掉受试者身上佩戴的项链、耳环、手表等饰品。

(2) 受试者仰卧于检查床上,保持清醒、安静状态,身心放松后,操作者点击"开始",记录并观察脑电图波形。

(3) 待波形稳定后,让受试者在保持清醒、安静放松状态闭眼 15～30 s,注意观察和识别脑电图基本波形的特点。接着,请受试者睁眼,观察 α 波、β 波有何变化。再次让受试者在清醒、安静状态闭眼 15～30 s,观察是否有 α 波阻断现象。

(4) 重复步骤(2)和(3)两次,操作者在脑电图中将受试者每次闭眼—睁眼的开始时间做好标记。

(5) 在受试者安静闭眼状态下,与其交谈,或给出多个数学计算题让其心算,观察是否有 α 波阻断现象。

(6) 比较男生组和女生组脑电图波的差别。

【注意事项】

1. 受试者需在实验前对实验情况知情,并自愿成为受试者。

2. 为了减少实验误差,实验前后各项观察指标的测定须由同一人来操作。

3. 操作过程中保持周围环境安静。

4. 实验过程中若受试者感到不适,请立即停止实验,切勿勉强。

【思考题】

1. 在哪种状态下描记到的 α、β 波形更清楚?

2. 产生 α 波阻断现象的原因是什么?

3. 是否看到 δ 波和 θ 波? 为什么?

4. 临床上,脑电图常作为哪些疾病辅助诊断手段?

5. 日常生活和工作中,哪些因素可能会对脑电图波形产生影响?

(邓加艾 何 梦)

第四章　人类血型鉴定

实验　ABO 血型鉴定与交叉配血

【实验原理与目的】

血型就是红细胞膜上特异抗原的类型。在 ABO 血型系统中,红细胞膜上抗原分 A 和 B 两种抗原,而血清抗体分抗 A 和抗 B 两种抗体。A 抗原加抗 A 抗体或 B 抗原加抗 B 抗体,则会产生凝集现象。血型鉴定是将受试者的红细胞加入标准 A 型血清(含有抗 B 抗体)与标准 B 型血清(含有抗 A 抗体)中,观察有无凝集现象,从而测知受试者红细胞膜上有无 A 或/和 B 抗原。在 ABO 血型系统,根据红细胞膜上是否含 A、B 抗原而分为 A、B、AB、O 四型(表 4-4-1-1)。

表 4-4-1-1　ABO 血型中的抗原和抗体

血型	红细胞膜上所含的抗原	血清中所含的抗体
O	无 A 和 B	抗 A 和抗 B
A	A	抗 B
B	B	抗 A
AB	A 和 B	无抗 A 和抗 B

交叉配血是将受血者的红细胞与血清分别同供血者的血清与红细胞混合,观察有无凝集现象(图 4-4-1-1)。输血时,一般主要考虑供血者的红细胞不要被受血者的血清所凝集;其次才考虑受血者的红细胞不被供血者的血清所凝集。前者称交叉配血试验的主侧(也叫直接配血),后者称交叉配血的次侧(也叫间接配血)。只有主侧和次侧均无凝集,称为"配血相合",才能进行输血;如果主侧凝集,称为"配血不合"或"配血禁忌",绝对不能输血;如果主侧不凝集,而次侧凝集,可以认为"基本相合",但输血要特别谨慎,不宜过快过多,密切注视有无输血反应。

图 4-4-1-1　交叉配血示意图

本实验的目的是学习 ABO 血型鉴定的原理、方法以及交叉配血原理的方法。

【实验对象】

人体(健康大学生自愿者)。

【实验器材和药品】

1. **仪器**　显微镜,离心机。
2. **器械**　采血针,消毒注射器,双凹玻片,小试管,竹签,棉球,蜡笔。
3. **药品**　标准 A 血清,标准 B 血清,生理盐水,75% 乙醇,碘酒。

【实验步骤和观察指标】

1. ABO 血型鉴定

（1）玻片法

1）取双凹玻片一块,用干净纱布轻拭使之洁净,在玻片两端用蜡笔标明 A 及 B,并分别各滴入 A 及 B 标准血清 1 滴。

2）细胞悬液制备:从指尖或耳垂取血 1 滴,加入含 1 ml 生理盐水的小试管内,混匀,即得约 5％红细胞悬液。采血时应注意先用 75％乙醇消毒指尖或耳垂。

3）用滴管吸取红细胞悬液,分别各滴 1 滴于玻片两端的血清上,注意勿使滴管与血清相接触。

4）竹签两头分别混合,搅匀。

5）10～30 min 后观察结果。如有凝集反应可见到呈红色点状或小片状凝集块浮起。先用肉眼看有无凝集现象,肉眼不易分辨时,则在低倍显微镜下观察,如有凝集反应,可见红细胞聚集成团。

6）判断血型:根据被试者红细胞是否被 A、B 型标准血清所凝集,判断其血型（图4-4-1-2）。

图 4-4-1-2　玻片法鉴定 ABO 血型

（2）试管法

1）取试管 2 支,分别标明 A、B 字样,分别加入相应标准血清 2 滴,各管加入受试者的红细胞悬液 1～2 滴摇匀。

2）将上述 2 支试管用 1000 r/min 离心 1 min。

3）取出小试管,轻弹底部,如沉淀物呈团块状浮起为凝集,呈散在烟雾状上浮进而恢复原混悬状为无凝集。

2. 交叉配血　交叉配血原理见图 4-4-1-1 示。

（1）玻片法

1）用碘酒及 75% 酒精棉球消毒皮肤后,用消毒的干燥注射器抽取受血者及供血者静脉血各 2 ml,各用 1 滴制备红细胞悬液,分别标明供血者与受血者。余下的血分别注入干净小试管,也标明供血者与受血者,待其凝固后析出血清备用。

2）在双凹玻片左侧标上"主"（即主侧）;右侧标上"次"（即次侧）。主侧滴入供血者红细胞悬液 1 滴和受血者血清 1 滴;次侧滴入受血者红细胞悬液 1 滴和供血者血清 1 滴。分别用竹签混匀。

3）15～30 min 后,观察结果。如两侧均无凝集现象,可多量输血;如主侧无凝集而次侧有凝集只可考虑少量输血;如主侧凝集则不能输血。

（2）试管法:取 2 支试管,分别注明"主""次"字样,管内所加内容物同玻片法,混匀后 1000 r/min 离心 1 min,取出观察结果。

【注意事项】

1. 所用双凹玻片的试管实验前必须清洗干净,以免出现假凝集现象。

2. A 及 B 标准血清绝对不能相混,所用滴管上贴橡皮膏标明 A 及 B,红细胞悬液滴管头不能接触标准血清液面,竹签去混匀的一端不能去接触另一侧。

【思考题】

1. 在无标准血清情况下,已知某人为 A 或 B 型,能否用其血去检查未知血型? 如何做?

2. 交叉配血时为何主侧不凝集而次侧凝集时,可以少量输血? 还需注意些什么?

3. 红细胞凝集、叠连和血液凝固三者有何不同?

（许闽广）

第五章　临床药理及药物制剂与处方

第一节　安慰剂的药理效应

一、麻黄碱和安慰剂对正常人体血压和心率的影响

【实验原理与目的】

1. 了解麻黄碱的心血管作用。安慰剂不具有药理活性,对人体的血压和心率无影响,但对许多慢性疾病,如高血压、心绞痛、神经官能症等,能取得接近或超过 30%~50% 的疗效,足以说明精神状态对药物疗效的影响。任何有效治疗药物都能产生安慰剂效应。

2. 掌握药物临床评价的基本方法。

【实验对象】

健康人(学生自愿者)。

【实验器材和药品】

血压计、听诊器,麻黄碱胶囊(37.5 mg/粒)、安慰剂胶囊。

【实验步骤和观察指标】

在实验室内筛选无高血压及心脏病的健康学生作为实验者,每 2 人 1 组。服药前测各自血压、心率,取两次平均值作为对照,然后每人随机服药 1 粒,服药后分别于 30 min、60 min、90 min 测各自血压和心率。每个时间取重复两次测定的平均值。比较给药前后血压和心率的变化,最后公布服药情况,比较全班麻黄碱给药组和安慰剂组血压和心率的变化。

二、阿托品对人体的药理效应

【实验原理与目的】

观察口服阿托品对人体的效应,学会用双盲法删除受试者、观察者及组织者的偏见。

【实验对象】

健康人(学生自愿者)。

【实验器材和药品】

滴管 1 支,10 ml 量筒 1 个,玻璃漏斗 1 个,烧杯 1 个,瞳孔尺 1 支,测近视力卡片,计时钟 1 个,观察表 1 份。阿托品胶囊 3 mg/粒,安慰剂胶囊,4% 柠檬酸钠溶液。

【实验步骤和观察指标】

1. 每 2 人 1 组,一人为受试者,一人为观察者。受试者(无青光眼、胃幽门梗阻、前列腺肥大病史)随机编号并服药(安慰剂或药物)。记录受试者姓名、年龄、性别、体重于观察表上。

2. 受试者坐 5~10 min 后测试下列 4 个参数:脉搏,瞳孔直径,视力近点和唾液分泌

量。步骤如下。

(1) 从 30 min 到 0 min(见观察表)每隔 10 min 测 1 次上述参数,做出 4 条完整的记录基线。

(2) 0 min 记录基线做完后,受试者立即服实验制备药。

(3) 继续测量和记录上述参数,每 10 min 1 次(见观察表)。

3. 参数测量

(1) 脉搏:计数腕部脉搏 30 s,按每 min 脉搏记录(次/min)。

(2) 瞳孔直径:用瞳孔尺测量同一眼的瞳孔直径。

(3) 视力的近点:托起卡片(在那一点上,有清晰可辨的字母符号,慢慢地移向受试者,当卡片上的字母变模糊并超出焦点时作为终点,用毫米记录此距离,这是眼睛适应近视能力的大小)。

(4) 唾液分泌:受试者咽下所有唾液,滴 4%柠檬酸溶液 4 滴于舌,闭嘴 30 s,30 s 末将 4 ml 蒸馏水注入口中并缓慢冲洗 15 s。必须注意勿咽下柠檬酸、唾液和蒸馏水。15 s 末,仔细取出柠檬酸、唾液及蒸馏水混合液,经漏斗放入 10 ml 量筒中。将所测定容积减去 4 ml 即为产生的唾液量。

实验结束时将测得的数据填入观察表 4-5-1-1 中。

表 4-5-1-1 阿托品对人体的药理效应观察表

受试者 姓 名:＿＿＿＿＿＿＿＿＿＿＿;体重:＿＿＿＿＿＿＿＿＿＿＿;性别:＿＿＿＿＿＿＿＿＿＿＿;

实 验 药 物 剂 型:＿＿＿＿＿＿＿＿＿＿＿＿＿＿＿＿＿＿＿＿＿＿＿＿＿＿＿＿＿＿＿＿＿＿＿＿＿;

观察者 姓 名:＿＿＿＿＿＿＿＿＿＿＿;

实 验 日 期:＿＿＿＿＿＿＿＿＿＿＿;

时间 (min)	脉搏 (次/min)	瞳孔直径 (mm)	近点 (mm)	唾液 (ml)	主观感觉
给 药 前					
30					
20					
10					
0					
给实验药物					
10					
20					
30					
40					
50					
60					

【注意事项】

1. 实验时间持续 2 h,受试者在接受实验时,应保持安静,仅可做基础运动。

2. 应保持测量的准确性,并记录受试者在实验期的任何主诉。

【思考题】

1. 本实验给安慰剂的目的是什么? 安慰剂在某些情况下为什么有效?

2. 实验随机,安慰剂对照和双盲法有何意义?

3. 你服药后有何主观感觉？所测指标是否与所服药物的作用相符？如何解释？

4. 阐明阿托品的药理作用和临床用途。

（林明琴）

第二节　药物制剂与处方

通过学习药物制剂与处方，使学生熟悉临床常用药物剂型与给药途径的关系，掌握临床简化处方的规范书写方法，了解临床完整处方与某些协定处方法。

一、药物制剂

药物制剂（preparation）是根据药典或其他法定标准，为适应临床需要而制备的不同给药形式的具体品种，简称制剂。由于药物性质和用药目的不同，药物可制成各种适应临床治疗需要的剂型，如片剂、注射剂、胶囊剂、栓剂等。药物剂型与给药途径、临床治疗效果有着十分密切的关系，如片剂用于口服，使用方便，适用于一般患者；注射剂起效快，适用于急救等。为了能够正确书写处方，医学生必须要学习药物剂型相关知识。以下简介常用药物剂型。

（一）液体剂型

1. 注射剂（Injectio；Inj）　指将药物制成供注入体内的灭菌溶液、乳状液和混悬液以及临用前配成溶液和混悬液的无菌粉末。可供皮下、肌肉、脊椎、腔道（静脉等）、经穴等注射途径给药，有剂量准确、疗效迅速、适应面广等优点。

2. 溶液剂（Solution；Sol）　指将药物溶解于适宜溶剂中制成口服或外用的澄清液体制剂，如10%氯化钾溶液、4%硼酸溶液。

3. 合剂（Mistura；Mist）　指多种药物配制成的透明或混悬水性液体制剂。供口服，如复方甘草制剂。

4. 糖浆剂（Syrups；Syr）　指含有药物或芳香物质的浓蔗糖水溶液。供口服，如小儿止咳糖浆。

5. 酊剂（Tinctura；Tr）　指将药物用规定浓度的乙醇浸出或溶解制成的澄清液体制剂。供口服或外用，如颠茄酊、2%碘酊。

6. 其他液体剂型　洗剂（Lotio；Lot）、滴鼻剂（Nabula）、搽剂（Linmentum；Lin）专供外用；煎剂（Decoctum；Dec）、浸膏剂（Extractum；Extr）、乳剂（Emulsum；Emul）等一般供口服。

（二）半固体剂型

1. 软膏剂（Unguentum；Ung）　指药物与适宜基质混匀制成的具有适当稠度的膏状外用制剂，如红霉素软膏。

2. 眼膏剂（Oculentum；Ocul）　指药物与适宜基质制成的供眼用的无菌软膏剂，如四环素眼膏。

3. 其他半固体剂型　栓剂（Suppositorium；Supp）、糊膏剂（Pasta；Past）、硬膏剂（Emplastum）等，均供外用。

（三）固体剂型

1. 片剂（Tabella；Tab）　指药物与辅料均匀混合后压制而成的片状制剂。以口服普通片为主,因制备工艺、用法、作用不同,还可制成含片、舌下片、口腔贴片、咀嚼片、分散片、泡腾片、阴道片、速释或缓释或控释片与肠溶片等。

2. 胶囊剂(Capsula;Caps) 指将药物或加辅料充填于空心硬质胶囊或弹性软质囊材中而制成的制剂。主要供口服,也有其他给药途径应用,如植入胶囊、气雾胶囊、直肠胶囊和外用胶囊等。

3. 散剂(Pulris;Pulr) 指药物与适宜辅料均匀混合制成的干燥粉末状制剂。可供口服或外用。

4. 颗粒剂(Granula;Gran) 指将药物与适宜辅料配合制成的干燥颗粒状制剂,也称为冲剂。

5. 其他固体剂型 丸剂(Pilula;Pil)、海绵剂(Sponginum;Spong)等。

(四) 气溶剂

气溶剂是指气体、液体、固体分散于气体介质中所制成的制剂。由于应用不同,有时亦分别称之为气雾剂(Aerosolum)、吸入剂(Inhalatio)、喷雾剂(Nebula)、烟熏剂(Fubigantum)等,如异丙肾上腺素气雾剂,用于吸入治疗原发性支气管哮喘。

(五) 其他剂型

1. 缓释制剂 指药物能在规定释放介质中,按要求缓慢地非恒速释放,每日用药次数比普通制剂少或用药间隔时间有所延长的制剂。

2. 控释制剂 指能定时、定量、匀速地向外释放药物的一种剂型,无"峰谷"现象,能使血药浓度长时间恒定维持在有效浓度范围内。

3. 经皮吸收制剂 指经皮肤敷贴方式给药,药物由皮肤吸收进入全身血液循环,并达到有效血药浓度,而起防治疾病的制剂。

4. 靶向制剂 指借助载体将药物通过局部给药或全身血循环,选择性浓集定位于靶点发挥作用的给药系统。

二、处 方

药品按处方药和非处方药分类管理。处方药(prescription drug)必须凭执业医师或执业助理医师处方才可调配、购买和使用。非处方药(over the counter,OTC)不需要凭执业医师或执业助理医师处方即可自行判断、购买和使用。

(一) 处方的定义

处方(recipe)是医师根据患者的病情需要为患者向药房请求配方发药的书面文件,也是患者取药、药房发药及护理人员执行医嘱的凭据。处方是一种具有法律性质的客观证明文件,如果由于开写处方或调配处方的差错而造成医疗事故,医生或药师都须负法律责任。我国《处方管理办法》规定:处方是指由注册的执业医师和执业助理医师在诊疗活动中为患者开具的、由取得药学专业技术职务任职资格的药学专业技术人员审核、调配、核对,并作为患者用药凭证的医疗文书。处方包括医疗机构病区用药医嘱单。

(二) 处方的类型

1. 医疗处方 指执业医师根据病情需要开写的处方,主要有完整处方和简化处方两类。由于制药工业的发展,药物剂型已经固定化、标准化,完整处方已少用而多用简化处方。

2. 法定处方 由国家批准发布的处方,如药典、部颁标准中收载的处方。具有法律效力。

3. 协定处方　指医师和药师根据临床需要,结合本院用药实践商议制定的处方。协定处方仅在本单位内有效。

（三）处方内容与格式

1. 处方内容　由前记、正文、后记三部分组成。

（1）前记:包括医疗机构名称、费别、患者姓名、性别、年龄、门诊或住院病历号、科别或病区和床位号、处方编号、临床诊断、开具日期等。处方编号由药师按年月日逐日顺序编制。可添列特殊要求的项目。麻醉药品和第一类精神药品的处方还应当包括患者身份证明编号,代办人姓名、身份证明编号。

（2）正文:处方头以 Rp 或 R(拉丁文 Recipe"请取"的缩写)标示,分列药品名称、规格、数量、用法用量(包括每次用药剂量、每日给药次数、给药途径及其他特殊要求等)。

（3）后记:医师签名或加盖专用签章,药品金额以及审核、调配、核对、发药药师签名或加盖专用签章。

2. 处方格式　由省级卫生行政部门统一制定,由医疗机构按照规定的标准和格式印制。普通处方笺为白色;急诊处方笺为淡黄色,右上角标注"急诊";儿科处方笺为淡绿色,右上角标注"儿科";麻醉药品和第一类精神药品的处方笺为淡红色,右上角标注"麻、精一";第二类精神药品的处方笺为白色,右上角标注"精二"。开写处方时,只要把应填写的项目填入处方笺,按格式规范开写处方即可。某医院处方笺格式及医师开写的处方举例如下:

（四）处方书写法

1. 简化处方法　适用于各种现成制剂的处方。开具处方时正文只须写出药品名称(通用名,含剂型)、规格、数量、用法用量。简化处方书写有单量法和总量法两种。

（1）单量法:按单个剂量开具处方的方法,即以每一药品规格为一个分量,数量按个数计算。适用于按一定规格以个数计算的剂型,如片剂、胶囊剂、注射剂等。基本格式如下:

> Rp
>
> 药品名称　　　　规格×数量
> 用法:每次用量　　每天用药次数　　给药途径　　其他

注:数量＝每次用量×每天用药次数×给药天数

示例一:

> Rp
>
> 新斯的明片　15mg×9 片
> 用法:每次 1 片　每日 3 次　饭后服　　或　　Sig 15mg　tid pc

示例二:

> Rp
>
> 硫酸阿托品注射液　0.5mg/1ml×6 支
> 用法:每次 1 支　每日 2 次　肌注　　或　　Sig 0.5mg　b. i. d. i. m.

(2) 总量法:按总剂量开具处方的方法。适用于按一定规格不能以个数计算的剂型,数量按重量或容量计算。如合剂、溶液剂、酊剂、糖浆剂等。基本格式如下:

> Rp
>
> (浓度％)药品名称　　　　数量
> 用法:每次用量　　每天用药次数　　给药途径　　其他

示例三:

> Rp
>
> 胃蛋白酶合剂　100 ml
> 用法:每次 10 ml　每日 3 次　口服　　　或　　Sig 10ml　tid po

示例四:

> Rp
>
> 10％枸橼酸铁铵糖浆　90 ml
> 用法:每次 10 ml　每日 3 次　饭后服　　　或　　Sig 10 ml　tid pc

示例五:

> Rp
>
> 10％鱼石脂软膏　20g
> 用法：外用　一日 2 次　涂患处

2. 完整处方法　完整处方多是医生根据病情临时开写的处方。开处方时,要将制剂的各种成分及和用量全部写出,注明调剂法与剂型及使用方法。基本格式如下:

> Rp
>
> 主药(发挥主要作用的药物)药名　　　　　　用量
> 佐药(辅助主药发挥作用的药物)药名　　　　用量
> 矫正药(纠正主药副作用的药)药名　　　　　用量
> 赋形药(帮助主药形成适当剂型的药物)药名　用量
> 调剂法与剂型
> 用法:每次用量,给药途径,每天用药次数,其他

示例六：

RP

胃蛋白酶	3.0g
稀盐酸	1.0 ml
甘油	15.0 ml
蒸馏水　　加至	100.0 ml

混合，制成合剂

用法：每次服 10 毫升，每日三次。

（五）处方书写规则

1. **基本要求**　每张处方只限于一名患者的用药。开具处方时，要用钢笔书写。要求字迹清楚工整，不得涂改。如有修改，医师必须在修改处签名并注明修改日期。

2. **处方前记**　患者的一般项目应清晰、完整，并与病历记载一致，除特殊情况外，应当注明临床诊断。患者年龄应当填写实足年龄，新生儿、婴幼儿写日、月龄，必要时要注明体重。

3. **处方正文**　药品名称以《中华人民共和国药典》收载或药典委员会公布的《中国药品通用名称》或经国家批准的专利药品名称为准。没有中文名称的可以使用规范的英文名称，不得自行编制药品缩写名称或使用代号。药品书写的排列顺序为先注射剂（静脉、肌内），后口服，再外用，每一种药品应当另起一行，每张处方不得超过 5 种药品。药品规格的制剂浓度一般采用百分浓度表示，写在药品名称前面。制剂规格和数量写在药品名称后面。药品用法写在药名下面，即用法必须单独占一行。药品用法可用规范的中文、英文、拉丁文或缩写体书写，不得使用"遵医嘱""自用"等含糊不清字句。药品用法用量应当按照药品说明书规定的常规用法用量使用，特殊情况需要超剂量使用时，应当注明原因并再次签名。药品剂量与数量用阿拉伯数字书写。剂量应当使用法定剂量单位：重量以克（g）、毫克（mg）、微克（μg）、纳克（ng）为单位；容量以升（L）、毫升（ml）为单位；国际单位（IU）、单位（U）；中药饮片以克（g）为单位。片剂、丸剂、胶囊剂、颗粒剂分别以片、丸、粒、袋为单位；溶液剂以支、瓶为单位；软膏及乳膏剂以支、盒为单位；注射剂以支、瓶为单位；中药饮片以剂为单位。开具处方后的空白处划一斜线以示处方完毕。

4. **处方后记**　处方医师、药师的签名式样和专用签章应当与院内药学部门留样备查的式样相一致，不能任意改动，否则应当重新登记留样备案。

5. **中药处方**　中成药和西药可以分别开具处方，也可以开具一张处方。中药饮片单独开具处方。中药饮片处方的书写，一般应当按照"君、臣、佐、使"的顺序排列。调剂、煎煮的特殊要求需注明在药品右上方，并加括号，如布包、先煎、后下等；对饮片的产地、炮制有特殊要求的，应当在药品名称之前写明。

6. **处方用量**　处方一般不得超过 7 日用量；急诊处方一般不得超过 3 日用量；对于某些慢性病、老年病或特殊情况，处方用量可适当延长，但医师必须注明理由。

（六）处方常用的缩写（表4-5-2-1）

表4-5-2-1 处方常用缩写

分类	缩写字	中文意义	分类	缩写字	中文意义
剂型	Inj	注射剂	给药时间	DC	取消(短期医嘱)
	Sol	溶液剂		st 或 stat	立即
	Mist	合剂		cito	急速地
	Syr	糖浆剂	给药途径	gtt	滴
	Tr	酊剂		ih 或 H	皮下注射
	Ung	软膏		im 或 M	肌肉注射
	Ocul	眼膏		iv 或 V	静脉注射
	Tab	片剂		iv drip	静脉滴注
	Caps	胶囊剂		inhal	吸入
	Pulv	散剂		po	口服(可省略)
	Gutt	滴眼剂		pr	灌肠
	Garg	含漱剂		adus ext	外用
	Neb	喷雾剂		Pr rect	塞入肛门
	Enem	灌肠剂		Pr vagin	塞入阴道
单位	mg	毫克		Pr jug	咽喉用
	μg	微克		Applic	外敷用
	iu(u)	国际单位(单位)		Claus loc	局部封闭用
	No 或 N	数量(个)		Pro aur	耳用
	#(2#)	个、片		ol	左眼
	ml	毫升(可省略)		od	右眼
	qs	适量	其他	R 或 Rp	请取
给药次数	qod	隔日1次		MfP 或 M	混合制成散剂(混合)
	qd	每日1次		MDS	混合,给予,标记
	bid	每日2次		DS	给予,标记
	tid	每日3次		S 或 sig	给予标记,注明用法
	qid	每日4次		Ast/ct	皮试后用
	qn	每晚1次		Co	复方的
	qm	每晨1次		Ad	加至
	qxh	每X小时1次		et	及
给药时间	ac	饭前服		aa(aa2#)	各2片
	pc	饭后服		md	遵医嘱
	hs	睡前服		Lent/slow	缓慢地(静注等)
	dig urg	疼痛剧烈时		am	上午
	prn	必要时(长期医嘱)		pm	下午
	sos	必要时(短期临时医嘱)			

（七）练习题

1. 王某，男，60 岁，患高血压，到医院就诊。医生给予以下药物治疗，疗程为 1 周。

（1）服氢氯噻嗪片剂，规格 25mg，一次 50mg，一日 2 次。

（2）服卡托普利片，规格 25mg，一次 25mg，一日 3 次。

（3）服氨氯地平片，规格 5mg，一次 10mg，一日 1 次。

请写出处方。

2. 陈某，女，20 岁，主诉流涕、咳嗽、发烧。医师拟予阿司匹林治疗。现有以下两种制剂：①阿司匹林肠溶片，规格 25mg。②阿司匹林片，规格 0.3g。

请完成下列问题：

（1）如果你是一名医师，你会选择哪种制剂？为什么？

（2）请根据你的选择，开出处方。

（林明琴　赖　术）

第五篇　虚拟动物实验及模拟人实验

第一章　虚拟动物实验

　　随着社会文明的不断发展，人类伦理及动物福利越来越受到重视，人体实验及动物实体实验越来越受到限制。应用现代计算机技术及人工智能技术进行虚拟动物实验及模拟人体实验成为一种时代要求。

　　医学机能学虚拟实验系统利用了计算机和网络技术，模拟动物或人体实验的全过程，避免了人体实验的伦理学问题及实验动物的福利冲突，践行生态文明理念。在虚拟实验环境中，学生能生动地理解实验原理和步骤，观看到正规的实验操作演示。并通过与课件的交互操作，真实、动态再现机能实验的全过程，完成实验并书写规范的实验报告。由于虚拟实验无需实验动物或受试者，也不受时间、空间限制，又能为学生提供反复操作、重复观察的机会，虚拟实验已成为真实实验的一种有益的补充。

第一节　动物机能虚拟实验简介

　　传统机能实验教学均以动物实验为主，动物实验是医学生观察生命现象、训练医学技能不可替代的环节。然而一方面随着学生人数的增多、学习课时的相对减少，单纯动物实验教学模式已不能满足机能实验的培养要求。另一方面，动物的关爱也逐渐受到人们的注意，罗素 1959 年提出了著名的动物实验"3R 原则"，即减少（reduction）原则、替代（replacement）原则和优化（refinement）原则，也要求尽量减少对动物的使用和伤害。而计算机动物虚拟实验技术的出现和完善，部分克服了上述问题，现已成为机能实验教学中的亮点。

　　虚拟实验系统对教师而言起到了辅助教学的作用，对学生而言，则可起到知识的预习、熟悉及强化的作用。虚拟实验具有实验成本降低、难度减少、不受时间空间限制、激发学生学习兴趣、提高实际操作的成功率等优点。但是，虚拟实验毕竟是虚拟的，计算机模拟实验不能完全替代学生的动手实验。学生需要真正到实验室中去锻炼动手、动脑、分析问题和解决问题的能力，培养实事求是、一丝不苟的科研精神。在教学过程中，不能过多地依赖虚拟实验，应该把虚拟实验和传统的机能学实验有机地结合起来，既提高学生的学习兴趣和理论研究能力，又锻炼学生的实际动手操作、分析问题、解决问题的能力。

　　VMC-100 泰盟机能实验教＋学平台是成都泰盟软件有限公司推出的机能学实验仿真软件，是目前国内比较系统的一套医学机能学虚拟实验。该软件涵盖了生理学、病理生理学及药理学共50多个虚拟实验项目,每个项目包含课前预习、课前测验、实验视频、实验模拟和课后测验5个模块。

实验模拟是该系统的核心内容。进入虚拟实验,结合相应的实验步骤,学生一步一步地通过与计算机的交互完成实验操作,生动形象地再现对活体动物处理的每一过程。比如在虚拟实验中,可逐步点击相应的实验素材来模拟实验操作过程,操作过程中穿插对药物及操作的考核。实验结果的演示也是在相应操作后呈现,如给予不同频率电刺激后骨骼肌出现的完全强直性收缩与不完全强直性收缩波形,动脉血压调节实验中学生给予肾上腺素后血压的波形上升等。若在实验模拟过程中需要查看药物剂量或者忘记了手术操作步骤,可以适时点击下一步观看动画演示或观看实验视频。实验包括神经肌肉系统实验、心血管系统实验、血液系统实验、呼吸系统实验、消化系统实验、泌尿系统实验、中枢神经系统实验、病理生理学实验、药理学实验和人体生理学实验等内容。

以下以"刺激强度与骨骼肌收缩的关系"虚拟仿真实验为例,介绍模拟实验的具体操作方法。进入刺激强度与骨骼肌收缩的关系虚拟仿真实验首页(图5-1-1-1),包含了"实验简介""标本准备""实验波形""实验视频"及"实验报告"5大模块。

图 5-1-1-1 虚拟实验首页

一、实验简介

点击"实验简介"按钮,进入实验简介部分,该部分主要对该虚拟实验进行简要的介绍,主要包括实验目的、实验动物、实验药品及实验器械等(图5-1-1-2)。

二、实验模拟

点击"标本准备"按钮,进入模拟实验部分。通过拖动相应的实验材料、实验动物和实验仪器模拟进行真实的实验操作步骤。

第一步:实验前准备。先预习实验简介,准备相关实验用品,包括实验中用到的任氏液、手术器械和仪器设备等,通过勾选相应内容即可完成实验用品的准备(图5-1-1-3)。

第二步:蟾蜍的捉拿。通过动画讲解演示捉拿蟾蜍的动作要点,并有捉拿动作知识点考核要点。动画演示的内容是将蟾蜍的背部靠在左手心,用手指夹住其肢体固定(图5-1-1-4)。

01. 实验目的

图 5 - 1 - 1 - 2 虚拟实验的简介部分

图 5 - 1 - 1 - 3 手术器械的选择

图 5 - 1 - 1 - 4 捉拿蟾蜍

第三步:破坏脑和脊髓。选择枕骨大孔的位置,然后动画演示探针毁髓的步骤要点(图5-1-1-5),接着进行相应知识点的答题,并动画演示检查蛙脑脊髓的破坏程度。

图 5-1-1-5　破坏脑和脊髓

第四步:剪除躯干上部及内脏。先回答剪除部位的问题,然后再通过拖拽工具进行模拟实验(图5-1-1-6),在选择普通剪刀后,会有动画演示剪除过程的动作要点。

图 5-1-1-6　拖选工具剪除躯干上部及内脏

第五步:去皮。在选择正确的试剂——任氏液后,有动画演示去皮操作及将去皮后的标本浸泡在任氏液中的过程(图5-1-1-7)。

第六步:分离双腿。在回答了分离双腿的相关问题后,拖选正确的工具进行分离操作(图5-1-1-8),动画自动演示剪开标本的躯干并将其浸泡在任氏液中的过程。

第七步:分离坐骨神经。首先进行坐骨神经位置的判断(图5-1-1-9),在判断正确后拖选蛙足钉固定标本,随后拖选玻璃分针进行坐骨神经的分离操作。该过程皆有动画演示动作要点。

图 5 - 1 - 1 - 7　去皮及浸泡标本

图 5 - 1 - 1 - 8　拖选工具进行标本的分离操作

图 5 - 1 - 1 - 9　坐骨神经位置判断

第八步：坐骨神经穿线结扎。首先回答为何不能使用金属器械接触神经，然后拖选棉线到坐骨神经位置（图 5-1-1-10），并动画演示棉线结扎坐骨神经的过程。

图 5-1-1-10　拖选工具结扎坐骨神经

第九步：完成坐骨神经-腓肠肌标本。在回答了坐骨神经-腓肠肌标本制备的注意事项后，然后拖选工具镊子置于腓肠肌底下，用丝线结扎腓肠肌下端，并回答标本应保留的部位，然后拖选工具手术剪进行操作，动画演示用手术剪游离腓肠肌，剪断坐骨神经近心端，用玻璃分针游离坐骨神经，用普通剪刀剪断股骨，最后制备完成坐骨神经-腓肠肌标本的过程（图 5-1-1-11）。

图 5-1-1-11　坐骨神经-腓肠肌标本的制备

第十步：测试标本兴奋性。选择浸有任氏液的锌铜弓，然后动画演示锌铜弓测试标本兴奋的过程（图 5-1-1-12）。

第十一步：标本与实验仪器的连接。拖选正确仪器后，动画演示仪器装置的连接过程，并演示软件打开操作过程（图 5-1-1-13）。

图 5 - 1 - 1 - 12 标本兴奋性测试

图 5 - 1 - 1 - 13 仪器的连接

最后在自动生成的成绩报告单中回顾实验过程和知识点,选择提交或下载打印,颁发成绩证书。

三、实 验 波 形

点击"实验波形"按钮,进入实验波形的模拟界面,可自由选择刺激强度并开始刺激,动画演示骨骼肌反应特点,波形演示收缩力的反应情况(图 5 - 1 - 1 - 14)。

四、观看实验视频

点击"实验视频"按钮,进入实验视频部分。实验视频为实际操作教学视频,配有字幕和语音讲解(图 5 - 1 - 1 - 15)。

五、查看实验报告

点击"实验报告"按钮,可查看软件自动生成的实验操作报告,其内容包括知识考核成绩、知识点的作答情况和实验操作过程(图 5 - 1 - 1 - 16)。60 分以上颁发证书。

图 5 - 1 - 1 - 14 波形模拟

图 5 - 1 - 1 - 15 实验视频

图 5 - 1 - 1 - 16 实验操作报告

如果完成了本次实验项目,点击界面右上角的"返回主页"按钮,即可返回到虚拟实验的封面页,或点击"退出"按钮,即退出软件。

（黄　武）

第二节　医学机能学虚拟实验项目

一、骨骼肌的单收缩、复合收缩和强直收缩

【实验原理与目的】

肌肉兴奋的外在表现是收缩。收缩有两种形式:等长收缩和等张收缩。肌肉只接受一次刺激产生一次等张或等长收缩,成为单收缩。单收缩的全过程可分为潜伏期、收缩期和舒张期。

若给肌肉两个相继的有效刺激,且使两个刺激的间隔时间小于该肌肉收缩的总时程,则引起肌肉的收缩可以融合在一起,产生单收缩的复合称为强直收缩。若给肌肉一串有效刺激,并使两个相继刺激的间隔小于单收缩的总时程,而大于收缩期,肌肉则呈现锯齿状的收缩波形,称为不完全强直收缩。增大刺激频率,使两个相继刺激的间隔时间小于单收缩的收缩期,肌肉将处于完全持续的收缩状态,看不出舒张的痕迹,称为完全强直收缩。在体骨骼肌的收缩均属于强直收缩的形式。而心肌因构造的不同,并不会产生强直收缩。

通过本实验,使学生掌握神经-肌肉实验的电刺激方法及肌肉收缩的记录方法。观察不同刺激频率对骨骼肌收缩的影响。了解单收缩、不完全强直收缩和强直收缩的概念和机制。

【设备及软件模块】

手机或平板或 PC 机,骨骼肌的单收缩、复合收缩和强直收缩虚拟仿真实验教学软件。

【设计思路】

1. 通过三维建模技术构建机能学实验室、BL－420N 生物信号采集与分析系统,准备毁髓探针、蛙板、双凹夹、蛙钉、铁架台、张力换能器、蛙类手术器械、任氏液等实验器械素材,以上素材学生可在虚拟实验中进行交互操作。

2. 构建虚拟交互式动画,通过破坏脑脊髓、剪除上肢和内脏、剥皮、分离两腿、游离坐骨神经和剪断股骨、游离腓肠肌等虚拟操作完成蟾蜍坐骨神经-腓肠肌标本的制备。

3. 连接张力换能器与微机,而后将换能器固定于铁支架上,换能器与桌面垂直,进行仪器的准备。

4. 把肌槽固定于铁支架上,将标本的股骨断端固定在肌槽插孔中,将神经干平搭在肌槽的两个电极上,保持神经与刺激电极接触良好,电极与刺激输出相连。将腓肠肌上系的线连于换能器上,调整位置,使肌肉处于自然拉长的长度,并使换能器能灵敏地感受肌肉收缩产生的位移。

5. 通过虚拟实验波形,逐步调节刺激频率,描记肌肉的单收缩、不完全强直收缩、完全强直收缩曲线。并通过实验视频和思考题对学生知识进行巩固。

【操作方法】

1. 可在电脑浏览器或手机浏览器中输入软件链接地址,或者使用手机浏览器扫描软件提供的二维码直接进入软件,软件首页如图 5-1-2-1 所示。

图 5-1-2-1　虚拟实验一首页

2. 进入实验简介模块,学习实验的目的、相关实验器材、注意事项、详细的实验原理及相关知识等(图 5-1-2-2)。

图 5-1-2-2　虚拟实验一实验简介

3. 采用交互式动画完成实验模拟过程。可选择实验器械和药品完成蟾蜍破坏脑脊髓、剪除上肢和内脏、剥皮、分离两腿、游离坐骨神经和剪断股骨、游离腓肠肌等虚拟操作,完成蟾蜍坐骨神经-腓肠肌标本的制备(图 5-1-2-3)。

4. 通过点击或拖动对应的器械和实验工具,完成坐骨神经-腓肠肌标本兴奋性检测,并与神经屏蔽盒和生物信号采集与分析系统相连接,同时调节生物信号采集与分析系统软件的参数,完成实验波形记录准备过程(图 5-1-2-4)。

图 5 - 1 - 2 - 3 坐骨神经-腓肠肌标本的制备

图 5 - 1 - 2 - 4 虚拟实验一仪器连接

5. 进入实验波形验证模块,通过调节刺激输入频率,观察在不同的刺破频率下,肌肉出现的单收缩、复合收缩及强直性收缩等对应的骨骼肌收缩的波形,理解刺激频率对骨骼肌收缩的关系(图 5 - 1 - 2 - 5)。

6. 进入实验视频和实验报告模块,通过实验视频回顾整个实验的知识重点和难点,下载实验报告,针对实验操作过程中的考核进行查缺补漏,以加深对实验的理解。

【思考题】

1. 骨骼肌的收缩与刺激频率之间有什么关系?

2. 什么是骨骼肌的强直收缩?

3. 骨骼肌的单收缩可分为几个时期?

【扩展阅读资料】——数字课程

[1] 朱大年,王庭槐.生理学[M].8 版.北京:人民卫生出版社,2013.

图 5 - 1 - 2 - 5　虚拟实验—实验波形

［2］杨芳炬.机能实验学［M］.北京:高等教育出版社,2010:1.

［3］祖胡月.不同温度、刺激强度和频率对坐骨神经腓肠肌收缩的影响［J］.医药界,2018,000(020):59-59.

［4］许培宏,唐凤,王雪薇,等.不同刺激方式对在体和离体蛙腓肠肌单收缩影响的定量分析［J］.中国应用生理学杂志,2020,36(04):95-100.

【测试题】——数字课程

1. 衡量组织兴奋性的指标是（D）

A. 动作电位

B. 肌肉收缩或腺体分泌

C. 阈电位

D. 刺激阈

E. 以上均不是

2. 骨骼肌细胞动作电位下降支是由于（D）

A. K^+ 流

B. Cl^- 内流

C. Na^+ 内流

D. K^+ 外流

E. Ca^{2+} 内流

3. 下列反映组织兴奋性的指标中,错误的是（A）

A. 电刺激

B. 阈强度

C. 时值

D. 基强度

E. 强度-时间曲线

（黄　武）

二、离体心肌细胞内动作电位记录和收缩力同步记录

【实验原理与目的】

心肌细胞是心脏一切生理活动的基础,心脏的电兴奋在微观上表现为单个细胞在膜内外离子的流动及其与周围细胞之间进行的电流交换。在此过程中包含了细胞的动作电位的产生以及细胞之间的电传导。心肌细胞的动作电位及其形态是由细胞膜上的离子通道、膜电位、细胞所处的离子环境以及各种调控机制相互作用所共同产生的。

心肌细胞的跨膜电活动包括安静时的静息电位和兴奋时的动作电位。心肌细胞在安静时,细胞膜对直径较小的 K^+ 可以自由通透,膜内浓度较高的 K^+ 带着正电荷外流弥散所形成的电位差有抵制 K^+ 继续外流的作用,到电化平衡时,膜内、外的电位差称静息电位。当离体心肌标本受到外来刺激或在位心脏的心肌受到传导而来的兴奋时,则可产生扩布性电位变化,称动作电位。

通过本实验,使学生掌握取出豚鼠离体乳头肌的实验方法;哺乳类动物心肌细胞动作电位的细胞内记录方法;收缩力记录的实验方法。了解微电极实验技术和多参数电生理学实验记录方法;离体豚鼠乳头肌动作电位的波形特点及其形成机制。

【设备及软件模块】

手机或平板或 PC 机,离体心肌细胞内动作电位记录和收缩力同步记录虚拟仿真实验教学软件。

【设计思路】

1. 首先利用细胞内微电极技术,记录豚鼠心室乳头肌单个细胞的静息电位和动作电位。将充满导电液的玻璃微电极插入心肌细胞,用刺激电极给予离体心室乳头肌细胞阈刺激或阈上刺激,记录由刺激引起的心肌细胞动作电位。

2. 将心肌组织与张力传感器连接,通过生物信号采集与分析系统,记录其收缩频率和张力的变化。

3. 同步记录心肌细胞动作电位和收缩张力,可观察心肌细胞动作电位与机械收缩活动之间的关系,从而从微观的角度展示心肌细胞内电信号的产生、传导,以及如何转化为机械收缩。

4. 通过改变细胞外液的离子浓度或在病理条件下,再给予 1.5～2 倍的阈上刺激,记录心肌细胞动作电位及膜电位各项电生理指标的变化。再次,在虚拟离体心肌标本仿真出心肌细胞的动作电位后,对心脏的电活动进行计算。通过数学建模,测量并分析正常及病态心室乳头肌细胞动作电位的常用参数(如动作电位的振幅 APA、动作电位的时程 APD、静息电位、动作电位零相上升最大速率等)的变化,阐明心律失常等病理状态的发病机制。

【操作方法】

1. 可在电脑浏览器或手机浏览器中输入软件链接地址,或者使用手机浏览器扫描软件提供的二维码直接进入软件(图 5-1-2-6)。

2. 进入实验简介模块,学习实验的目的、背景知识、详细的实验原理及相关知识等(图 5-1-2-7)。

3. 在实验简介的"原理动画"中,根据需要学习关于心肌细胞动作电位概述、工作细胞动作电位的原理动画(图 5-1-2-8)。

图 5-1-2-6 虚拟实验二软件首页

图 5-1-2-7 虚拟实验二实验简介

图 5-1-2-8 虚拟实验二原理动画

4. 在模拟操作中,采用交互式动画,模拟玻璃微电极的拉制、充灌、电阻抗测试等过程(图5-1-2-9)。

图5-1-2-9 拉制玻璃微电极

5. 采用交互式动画,模拟敲晕豚鼠、保定豚鼠及取出心脏的过程,期间可交互选择实验器材进行对应的操作(图5-1-2-10)。

图5-1-2-10 取出心脏

6. 交互选择实验器材,继续进行取心脏固定、取左心室乳头肌的操作(图5-1-2-11)。

7. 采用交互式动画完成实验模拟过程,连接实验仪器,做好离体心肌细胞动作电位检测前的准备工作(图5-1-2-12)。

8. 进入实验波形模块,可交互式调节刺激模式、刺激强度,对离体心肌细胞给予刺激,可进行心肌细胞动作电位与心肌收缩力的同步观察记录(图5-1-2-13)。

图 5 - 1 - 2 - 11　取左心室乳头肌

图 5 - 1 - 2 - 12　虚拟实验二的仪器连接

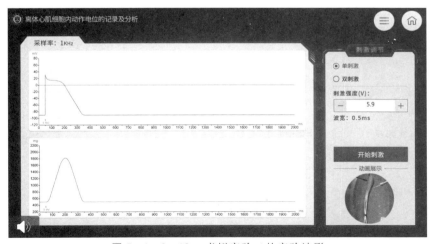

图 5 - 1 - 2 - 13　虚拟实验二的实验波形

9. 进入实验视频模块,可观察离体心肌细胞内动作电位的记录分析的实验操作视频,进行详细的实验操作过程的巩固(图 5-1-2-14)。

图 5-1-2-14 虚拟实验二的实验视频

【思考题】

1. 什么是动作电位?

2. 简述心肌细胞动作电位的形成机制?

3. 简述心肌细胞动作电位与机械收缩活动之间的关系?

【扩展阅读资料】——数字课程

[1] 于雷,康毅,娄建石.心肌离子通道的研究进展[J].心血管病学进展.2006;04.

[2] 刘泰槰.心肌细胞电生理学[M].北京:机械工业出版社;2005.

[3] 刘振伟.实用膜片钳技术[M].北京:军事医学科学出版社;2006.

[4] 王彤,符岳,方向韶,等.普通大鼠心肌细胞的分离培养和收缩舒张观察[J].岭南急诊医学杂志,2007;05.

【测试题】——数字课程

1. 心肌细胞动作电位 0 期对应的离子流动变化是(A)

A. Na^+ 内流

B. K^+ 内流

C. K^+ 外流,Ca^{2+} 内流

D. K^+ 外流

2. 心肌细胞动作平台期相当于心电图的哪一段(C)

A. Q-T 间期

B. T 波

C. S-T 段

D. T-P 段

3. 心肌细胞的生理特性不包括(D)

A. 自律性

B. 兴奋性

C. 传导性

D. 失活性

（黄　武）

三、家兔呼吸运动的调节

【实验原理与目的】

机体与外界环境之间的气体交换过程,称为呼吸。呼吸运动是呼吸肌的一种节律性舒缩活动,其节律起源于呼吸中枢。在中枢神经系统的调节下,呼吸运动有节律地进行,以适应机体活动和代谢的需要,体内、外各种刺激可以直接或通过不同的感受器作用于中枢,反射性地影响呼吸运动,如化学感受性呼吸反射、肺牵张反射等。

CO_2 是调节呼吸运动最重要的生理性因素,其刺激呼吸时通过两种途径实现:一是通过刺激中枢化学感受器再兴奋呼吸中枢;二是刺激外周化学感受器,将冲动传入延髓,反射性地使呼吸加深、加快,使肺通气量增加。

低氧对呼吸运动的作用是通过刺激外周化学感受器实现的,低氧对中枢的直接作用是抑制。低氧通过外周化学感受器对呼吸中枢的兴奋作用可对抗其直接的抑制效应。慢性缺氧时低氧对外周化学感受器的刺激是驱动呼吸运动的主要因素。

血液中 H^+ 浓度降低可抑制呼吸,H^+ 浓度升高则呼吸兴奋,呼吸加深加快。H^+ 浓度对呼吸的调节是通过外周和中枢化学感受器实现的。中枢化学感受器对 H^+ 的敏感性较外周化学感受器高,但 H^+ 不容易通过血－脑屏障,因此,血液中 H^+ 主要通过刺激外周化学感受器而起作用,脑脊液中的 H^+ 是中枢化学感受器最有效的刺激物。

肺牵张反射又称黑-伯反射,包括肺扩张反射和肺萎陷反射。肺扩张反射的感受器位于气管到细支气管的平滑肌中,属牵张感受器。肺扩张时牵拉呼吸道,感受器受到刺激,将冲动沿迷走神经传入延髓,经延髓和脑桥呼吸中枢的作用,促使吸气转换为呼气。其生理意义是加速吸气向呼气转化,增加呼吸频率。在动物实验中,切断两侧颈迷走神经后,动物的吸气过程将延长,呼吸变得深而漫。

通过本实验,使学生掌握哺乳类动物呼吸运动的记录方法,认识正常呼吸运动的基本形式。了解化学感受性反射和肺牵张反射对呼吸的调节作用机制。

【设备及软件模块】

手机或平板或 PC 机,家兔呼吸运动的调节虚拟仿真实验教学软件。

【设计思路】

1. 综合运用多项虚拟仿真技术,设计含虚拟实验操作、实验真实场景再现、基础理论生动展示、基础临床衔接拓展的虚拟仿真实验教学项目,结合实际教学开展"翻转课堂"的教学模式。

2. 采用 MG 动画技术设计情景导入,对什么是呼吸及呼吸运动做简明扼要的动画演示,激发学生的学习兴趣;以微观机制动画重点阐述化学感受性反射和肺牵张反射对呼吸运动的调节作用机制。原理清晰易懂,并融入关于实验动物伦理和实验动物福利的知识。

3. 交互式的虚拟手术操作则详细模拟出所有实验操作、操作细节、实验知识点和实验现象的问题互动、实验动物拟人语言的动物伦理的提示。

　　4. 采用数学模型对实验呼吸曲线波形进行实时模拟,可实时调节参数进行分析观察,锻炼学生对实验结果的总结和分析能力。

　　5. 基础临床衔接拓展则通过思维导图的方式将知识由点及面进行引申,将呼吸生理、呼吸疾病、呼吸药物三个部分的内容进行整合,从而引导学生建立关于正常呼吸—疾病—诊疗的框架思路,让学生的思维跳出项目的局限而发散。

【操作方法】

　　1. 可在电脑浏览器或手机浏览器中输入软件链接地址,或者使用手机浏览器扫描软件提供的二维码直接进入软件(图 5 - 1 - 2 - 15)。

图 5 - 1 - 2 - 15　虚拟实验三软件首页

　　2. 进入情境导入环节,观看二维动画,展示什么是呼吸及什么是呼吸运动,可通过 MG 动画的形式进行观看及知识点的学习(图 5 - 1 - 2 - 16)。

图 5 - 1 - 2 - 16　虚拟实验三情景导入

3. 进入实验简介模块,学习实验的目的、相关实验器材、注意事项、详细的实验原理以及相关知识等(图5-1-2-17)。

图5-1-2-17　虚拟实验三的实验原理

4. 采用交互式动画完成实验模拟过程,可选择实验器械和药品来完成家兔的基本操作、气管插管术及分离迷走神经等手术操作过程(图5-1-2-18)。

图5-1-2-18　分离迷走神经

5. 进入实验波形模块,通过点击对应的实验器械和药品,模拟给家兔吸入氮气、二氧化碳、增加无效腔及切断迷走神经等操作,观察家兔的呼吸波形曲线,总结各种因素对家兔呼吸运动调节的影响(图5-1-2-19)。

6. 最后结合实验视频和拓展知识,对家兔呼吸运动调节影响的整个实验过程进行知识点的巩固,同时采用思维导图的形式总结呼吸系统的生理知识框架,加深学生对知识点的总结和掌握能力(图5-1-2-20)。

图 5 - 1 - 2 - 19　虚拟实验三的实验波形

图 5 - 1 - 2 - 20　虚拟实验三拓展知识

【思考题】

1. 呼吸运动的体液调节因素有哪些？其机制如何？

2. 切断双侧迷走神经对呼吸有何变化？

3. 哪些药物对呼吸具有抑制作用？如何解救？

【扩展阅读资料】——数字课程

[1] 朱大年, 王庭槐. 生理学[M]. 8 版. 北京: 人民卫生出版社, 2013.

[2] Baby SM, Gruber RB, Young AP, et al. Bilateral carotid sinus nerve transection exacerbates morphine: induced respiratory depression[J]. European journal of pharmacology, 2018, 834: 17 - 29.

[3] 杨芳炬. 机能实验学[M]. 北京: 高等教育出版社, 2010: 1.

【测试题】——数字课程

1. 肺换气过程是指(C)

A. 外界环境中的 O_2 进入肺泡

B. 肺泡与外界环境进行气体交换

C. 肺泡与血液进行气体交换

D. 肺泡内气体不断更新的过程

E. 血液中的氧气进入细胞的过程

2. 血液中 H^+ 浓度变化调节呼吸运动的主要刺激部位（D）

A. 肺毛细血管旁感受器

B. 颈动脉窦和主动脉弓

C. 延髓腹侧面化学感受器

D. 颈动脉体和主动脉体

E. 直接作用于呼吸中枢

3. 中枢化学感受器敏感的刺激物是（C）

A. 脑脊液中的 CO_2

B. 血液中的 CO_2

C. 脑脊液中的 H^+

D. 血液中的 H^+

E. 脑脊液中的 O_2

附：抑制呼吸中枢的药品（毒品）——吗啡

1803 年，德国药剂师泽尔蒂纳（Friedrich. W. Sertürner，1783—1841）从鸦片中分离出一种生物碱，呈白色粉末状。他将这种白色粉末放到狗食里喂给狗吃，结果发现，狗吃了之后，很快就昏倒在地，就是用木棍子打它们，它们也毫无反应，而那些没有吃这种狗食的狗，则活蹦乱跳。泽尔蒂纳想进一步验证这种生物碱的效果，就冒着生命危险，亲自服用了一定量的白色粉末，结果昏了过去，差点丧命。幸好最后他还是醒了过来，醒来之后，他感觉自己刚刚像进入了梦幻一般，这不禁使他想到了古希腊神话中的睡梦之神吗啡斯（morpheus），于是，他就将这种新化合物命名为"吗啡"（morphine）。吗啡诞生了！

提到吗啡，老百姓们谈之色变，由于 18、19 世纪鸦片吸食成为不良风气，1840 年鸦片战争揭开中国近代史的序幕。罂粟这种植物，改变了人类历史这种说法毫不为过。所以，其罪恶的一面给老百姓留下了深刻的印象。

吗啡主要通过作用于中枢内的阿片类受体，进而发挥其镇痛、镇静和止咳等药理作用。吗啡极易成瘾，对脑干的呼吸中枢有极强的抑制作用。这是吗啡最危险的不良反应。吗啡吸食过量引起死亡主要是由于呼吸中枢被抑制，从而导致呼吸衰竭，因此请远离毒品，珍爱生命。

（黄　武）

四、离体蛙心灌流

【实验原理与目的】

心脏具有自律性，其正常节律性活动需要一个适宜的内环境（如 Na^+、K^+、Ca^{2+} 等的浓度及比例、pH 和温度），内环境的变化直接影响心脏的正常节律性活动。心脏受自主神经的双重支配，交感神经兴奋时，其末梢释放去甲肾上腺素，使心肌收缩力加强，传导增快，心率加快；而迷走神经兴奋时，其末梢释放乙酰胆碱，使心肌收缩力减弱，心率减慢。

离体蛙心灌流是在有控制的条件下,研究体液因素以及药物对心肌作用机制的重要实验方法。将失去神经支配的离体蛙心置于适宜的理化环境中(任氏液),在一定时间内仍能产生自动节律性兴奋和收缩,如人为地改变任氏液的组成成分或浓度,心脏活动的强度和频率将受到影响。

通过本实验,使学生掌握取出蟾蜍离体心脏的实验方法和离体蛙心灌流的方法。观察内环境中某些因素变化对心脏活动的影响。了解心脏的兴奋性、传导性、自律性及收缩性的概念。

【设备及软件模块】

手机或平板或 PC 机,离体蛙心灌流虚拟仿真实验教学软件。

【设计思路】

1. 主要通过三维建模、2D 仿真动画及 Html 5 技术对离体蛙心灌流手术操作的实验过程、实验环境及实验设备进行仿真模拟。

2. 游离蟾蜍的心脏,并在主动脉根部下打一松结,并结扎左侧主动脉,用眼科剪在左侧主动脉距分叉部的适宜处剪一"V"形切口,将盛有少量任氏液的蛙心插管由此切口插入心室腔内。进入心室的标志是随心室搏动,均有血液喷入插管,插管的液面随心搏而升降。

3. 随后将主动脉的松结扎紧,并固定在蛙心插管的玻璃钩上。用滴管吸弃插管中的血液,更换新鲜任氏液,剪断左主动脉,结扎右主动脉、左右肺静脉、前后腔静脉(切勿损伤静脉窦)。剪去心脏下方所有牵连的组织,将心脏摘出,并保持灌流液面高度恒定。

4. 将离体蛙心与张力传感器相连接,通过生物信号采集与分析系统,记录其舒缩节律性、收缩强度和频率的变化;观察肾上腺素(AD)、乙酰胆碱(ACh)、NaCl、KCl、CaCl$_2$ 对离体蛙心的舒缩节律性、收缩强度和频率的影响。

【操作方法】

1. 可在电脑浏览器或手机浏览器中输入软件链接地址,或者使用手机浏览器扫描软件提供的二维码直接进入软件(图 5 - 1 - 2 - 21)。

图 5 - 1 - 2 - 21 虚拟实验四的软件首页

2. 进入实验简介模块,学习实验目的、相关实验器材、注意事项、详细的实验原理以及相关知识等(图 5 - 1 - 2 - 22)。

04. 实验原理

图 5-1-2-22　虚拟实验四的实验原理

3. 采用交互式动画完成实验操作过程,可选择实验器械和药品完成蟾蜍的基本操作、游离心脏、蛙心插管等手术操作过程,并在手术操作过程中穿插考题,强化记忆,帮助操作者更好地学习离体蛙心灌流的手术操作过程(图 5-1-2-23)。

图 5-1-2-23　蛙心插管

4. 进入实验波形模块,通过点击对应的药品,模拟改变蛙心内环境的操作,观察肾上腺素(AD)、乙酰胆碱(ACh)、NaCl、KCl、CaCl₂ 等药物对蛙心舒缩节律性、收缩强度和频率的影响,总结影响蛙心收缩的因素(图 5-1-2-24)。

5. 进入实验视频模块,可在实验操作之前,查看高清实验视频,学习蛙的基本操作、游离心脏、蛙心插管的手术操作过程,也可在实验操作结束之后,查看视频,巩固相关操作技巧及知识(图 5-1-2-25)。

【思考题】

1. 离体心脏灌流说明心肌的哪些生理特性?

2. 为何要强调实验中保持灌流液面的恒定? 灌流量对心脏活动有什么影响?

图 5 - 1 - 2 - 24 虚拟实验四的实验波形

图 5 - 1 - 2 - 25 虚拟实验四的实验视频

3. 以本实验为例,说明内环境相对稳定的意义。

【扩展阅读资料】——数字课程

[1] 望文桢,张颖. 如何提高蛙心插管的成功率[J]. 卫生职业教育,2003(04):128 - 129.

[2] 徐怡,汤剑清,刘少金,等. 蛙心灌流实验中值得注意的几个问题[J]. 数理医药学杂志,2002(05):403 - 404.

[3] 邓元荣,潘莹. 提高制备离体蛙心标本成功率的新方法[J]. 卫生职业教育,2005(16):153 - 154.

【测试题】——数字课程

1. 蛙心插管内液面过高将引起（B）

A. 心缩曲线幅度增加

B. 心室前负荷超过最适前负荷

C. 心肌收缩强度增加

D. 心肌收缩幅度增加

2. 当心室插管成功时,插管内液面如何变化（A）

A. 液面随心脏收缩上下起伏

B. 液面保持稳定

C. 液面持续上升

D. 液面持续下降

3. 将蛙心插管内的任氏液换成 $0.01\%CaCl_2$ 后,心搏曲线如何变化（A）

A. 收缩强度增加,收缩频率加快

B. 收缩强度不变,收缩频率加快

C. 收缩强度下降,收缩频率减慢

D. 收缩强度下降,收缩频率减慢

（黄　武）

五、影响尿液生成的因素

【实验原理与目的】

肾单位是肾的基本单位,与集合管共同完成泌尿功能。尿液生成过程包括肾小球的滤过作用及肾小管与集合管的重吸收和分泌作用。

肾小球滤过作用的动力是有效滤过压,而有效滤过压的高低主要取决于以下 3 个因素:肾小球毛细血管血压、血浆胶体渗透压和囊内压。正常情况下,囊内压不会有明显变化,则影响肾小球滤过的因素主要有以下四个。

1. 肾小球毛细血管压　全身血压在 $80\sim180mmHg$ 范围内,滤过率保持不变。当血压低于 $80mmHg$ 时,随血压下降的有效滤过压下降,滤过减少。当血压下降至 $40\sim50mmHg$,有效滤过压为零,无尿生成。紧急情况下,交感神经兴奋,肾血流量减少,肾小球毛细血管血压下降,肾小球滤过率降低。

2. 肾小球囊内压　一般较稳定,当各种原因引起输尿管阻塞时可增高,有效率过压降低,肾小球滤过率降低,如肾盂和输尿管结石、肿瘤压迫、输尿管狭窄等。

3. 血浆胶体渗透压　全身白蛋白浓度明显下降时,血浆胶体渗透压下降,有效滤过压上升。当静脉快速输液时,血浆胶体渗透压下降,有效滤过压上升。

4. 肾血浆流量　对肾小球滤过率影响较大,主要影响滤过平衡的位置。肾血浆流量上升时,毛细血管胶体渗透压上升减慢,滤过平衡点靠近出球端。

通过本实验,使学生熟悉输尿管插管技术、尿量的记录和测量方法。观察神经体液因素对尿液生成的影响。了解尿生成过程及其作用机制。

【设备及软件模块】

手机或平板或 PC 机,影响尿液生成的因素虚拟仿真实验教学软件。

【设计思路】

1. 主要通过三维建模、2D 仿真动画及 Html 5 技术对影响尿液生成的因素的实验过程、实验环境以及实验设备进行仿真模拟,突破传统教学方式的限制,帮助学生学习尿液生成的影响因素。

2. 首先构建家兔的实验动物三维模型,采用交互式动画形式完成家兔的气管插管、颈总动脉插管,连接张力换能器,记录家兔动脉血压的实验过程。

3. 同时对家兔进行股动脉插管、输尿管插管或膀胱插管,连接储血瓶与记滴器,经动脉插管快速放血使动脉血压降至50mmHg时,立即止血并记录家兔的尿量变化,然后快速静脉输液使血压回升并记录血压和尿量的变化,观察不同的药物对家兔尿量的生成量的影响。

4. 本实验中,尿液生成量的变化是其核心,通过观察实验中不同条件下尿液生成量的变化,从而学习理解影响尿液生成的因素。

【操作方法】

1. 可在电脑浏览器或手机浏览器中输入软件链接地址,或者使用手机浏览器扫描软件提供的二维码直接进入软件(图 5 - 1 - 2 - 26)。

图 5 - 1 - 2 - 26 虚拟实验五的软件首页

2. 进入实验简介模块,学习实验的目的、相关实验器材、注意事项及详细的实验原理等(图 5 - 1 - 2 - 27)。

图 5 - 1 - 2 - 27 虚拟实验五的实验原理

3. 采用交互式动画完成实验模拟过程,可选择实验器械和药品完成家兔的基本操作、气管插管、动脉插管、输尿管插管和膀胱插管等手术操作过程,并在手术操作的过程中穿插考题,强化记忆,帮助操作者更好地学习影响尿液生成的因素的手术操作过程(图 5 - 1 - 2 - 28)。

图 5 - 1 - 2 - 28 输尿管插管

4. 进入实验波形模块,点击实验药品或刺激电极,观察药物或刺激对家兔血压及尿量的改变,总结影响尿生成的因素(图 5 - 1 - 2 - 29)。

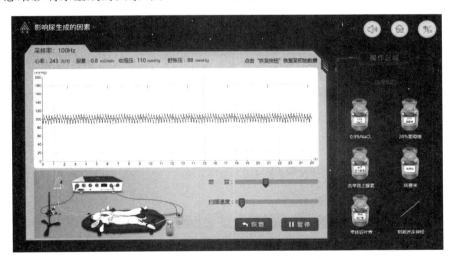

图 5 - 1 - 2 - 29 虚拟实验五的实验波形

5. 进入实验视频模块,可在实验操作学习之前,查看高清实验视频,学习家兔的基本操作、气管插管、动脉插管、输尿管插管和膀胱插管的手术操作过程,也可在实验操作结束之后,查看视频,巩固相关操作技巧及知识(图 5 - 1 - 2 - 30)。

【思考题】

1. 本实验中哪些因素可影响肾小球的滤过率?

2. 静脉注射 20% 葡萄糖溶液对尿量的影响如何? 试阐述其作用机制。

图 5 - 1 - 2 - 30　虚拟实验五的实验视频

3. 刺激迷走神经引起血压和尿量变化的机制是什么？

【扩展阅读资料】——数字课程

[1] 温敏霞,王黎明,覃莉.家兔尿生成的影响因素及其作用机制分析[J].科教文汇(上旬刊),2010(03):82-87.

[2] 李雪飞,成春英,张天杰,等.影响尿生成的因素综合性实验的改革[J].湘南学院学报,2005(01):73-74.

[3] 王海波.影响尿生成因素生理学实验中膀胱内、外输尿管插管的比较[J].中国医学创新,2012,9(22):140-141.

【测试题】——数字课程

1. 下列哪种情况会导致肾小球滤过率降低(C)

A. 血浆胶体渗透压下降

B. 血浆胶体渗透压升高

C. 血浆晶体渗透压下降

D. 血浆晶体渗透压升高

2. 全身血压在 80～180mmHg 范围内,滤过率(A)

A. 保持不变

B. 随血压升高

C. 随血压下降

D. 为零

3. 影响尿液生成的因素有哪些(ABCD)

A. 肾小球毛细血管压

B. 肾小球囊内压

C. 血浆胶体渗透压

D. 肾血浆流量

(黄　武)

六、犬失血性休克治疗策略探讨

【实验原理与目的】

休克是机体在严重失血失液、感染、创伤等强烈致病因素作用下,有效循环血量急剧减少、组织血液灌流量严重不足,以致各重要生命器官和细胞功能代谢障碍及结构损害的全身性病理过程。休克的主要临床表现有:血压下降、面色苍白、皮肤湿冷、出冷汗(本实验动物犬的体表皮肤无汗腺,故不会出现此表现)、脉搏频弱、呼吸困难、尿量减少、烦躁不安或神情淡漠等;代偿期(休克Ⅰ期),如果得不到及时治疗,则血压会进行性下降、神志昏迷、皮肤发绀、花斑、无尿(休克Ⅱ期);最后可导致弥散性血管内凝血(DIC)或多器官功能障碍综合征(MODS),甚至死亡。

通过本实验,使学生熟悉用放血的方法复制犬失血性休克疾病模型。观察失血前和失血性休克后血流动力学改变和微血管的变化。探讨失血性休克的发病机制以及不同治疗方案对失血性休克的作用。

【设备及软件模块】

手机或平板或 PC 机,犬失血性休克治疗策略探讨虚拟仿真实验教学软件。

【设计思路】

1. 主要通过三维建模、2D 仿真动画及 Html 5 技术对犬失血性休克手术操作的实验过程、实验环境以及实验设备进行仿真模拟,突破传统教学方式的限制,帮助学生理解失血性休克发生、发展以及治疗全过程。

2. 首先构建犬的实验动物三维模型,采用交互式动画完成犬的气管插管、颈总动脉插管记录动脉血压,打开腹腔记录肠系膜微循环,同时进行股动脉插管,短时间内放血,使其血压降至 40mmHg 左右,这时候犬失血在 20% 左右,易发生休克。

3. 失血性休克发生过程中,微循环的变化是其核心,通过观察理解实验中微循环变化的特点,理解采取对应的治疗手段,是失血性休克治疗的关键。

4. 在结果观察中采取 3 种补液治疗方案,观察犬的心率、脉压、微循环的变化,以此来探讨不同的治疗方案对犬休克治疗的影响。

5. 通过相对简单的操作能够完成和理解包括模型建立、药物选择、治疗效果等多个方面的医学知识,达到低成本、高效率及成果显著的目的,培养学生自主学习和分析能力。

【操作方法】

1. 可在电脑浏览器或手机浏览器中输入软件链接地址,或者使用手机浏览器扫描软件提供的二维码直接进入软件(图 5-1-2-31)。

2. 进入实验简介,通过点击左右箭头调节学习对应的实验目的、相关实验器材、注意事项、详细的实验原理及相关知识等(图 5-1-2-32)。

3. 进入手术操作模块,采用交互式动画完成实验模拟过程,可选择实验器械和药品完成比格犬的基本操作、动脉插管术、气管插管术、股动脉插管术和股静脉插管术等(图 5-1-2-33)。

4. 为了记录失血后犬尿量的变化,通过拖动实验工具完成犬的输尿管插管过程,同时打开犬的腹腔游离肠襻,观察肠道微循环(图 5-1-2-34)。

图 5 - 1 - 2 - 31 虚拟实验六的软件首页

图 5 - 1 - 2 - 32 虚拟实验六相关知识

图 5 - 1 - 2 - 33 股动脉插管

图 5 - 1 - 2 - 34 肠道微循环观察

5. 手术操作完毕后,打开股动脉上的动脉夹,开始经股动脉放血,复制犬失血性休克的模型(图 5 - 1 - 2 - 35)。

图 5 - 1 - 2 - 35 放血复制失血性休克模型

6. 进入实验波形模型,分别点击生理盐水、7.5%氯化钠、6%低分子右旋糖酐、高晶高胶液、多巴胺、酚妥拉明、山莨菪碱、纳洛酮及维生素 C,通过分析血压波形和微循环变化,观察其药物对犬在失血性休克的状态下解救过程(图 5 - 1 - 2 - 36)。

【思考题】

1. 休克的发生机制有哪些?

2. 按微循环的改变,休克可分为哪几个时期?

3. 失血性休克的防治原则有哪些?

【扩展阅读资料】——数字课程

[1] 王建枝,钱睿哲.病理生理学[M].9 版.北京:人民卫生出版社,2018.

[2] 张嘉晴,张玲,黄志刚,等.大剂量维生素 C 对早期出血性休克的治疗作用[J].皖南医学院学报,2001,20(003):164 - 165.

图 5 - 1 - 2 - 36 失血性休克治疗过程

[3] 张文武，黄子通. 失血性休克的处理策略[J]. 中华实用诊断与治疗杂志，2010，24(001)：6 - 8.

[4] 魏向红. 严重创伤失血性休克患者的急诊护理及并发症的预防[J]. 中外医学研究，2013，000(014)：70 - 71.

【测试题】——数字课程

1. 休克的最主要特征是(C)

A. 心输出量降低

B. 动脉血压降低

C. 组织微循环灌流量锐减

D. 外周阻力升高

E. 外周阻力降低

2. 休克的主要致死原因是(E)

A. 心功能衰竭

B. 肺间质水肿

C. DIC

D. 肾小管损坏

E. 多系统气管衰竭(MSOF)

3. 休克患者使用血管扩张药,必须具备的条件是(C)

A. 纠正酸中毒

B. 心功能正常

C. 补足血容量

D. 先用血管收缩药

E. 与皮质激素同用

(黄 武)

七、氨在肝性脑病发病中的作用

【实验原理与目的】

肝功能不全指某些病因造成肝细胞严重损伤,引起肝脏形态结构破坏,并使其分泌、合成、代谢、解毒、免疫等功能严重障碍,出现黄疸、出血倾向、严重感染、肝肾综合征、肝性脑病等临床表现的病理过程或临床综合征。

肝性脑病(hepatic encephalopathy)是继发于急性肝衰竭或慢性实质性肝病的一种神经精神综合征,其发生与严重肝病时的物质代谢障碍和肝不能解毒有关,是由于毒物侵入神经系统使脑组织的代谢和功能障碍所致。

临床表现主要是一系列神经精神症状,如现意识障碍、行为失常和昏迷。氨代谢障碍引起的氨中毒是肝性脑病的重要发病机制之一。当血氨生成增多而清除不足时,可使血氨增高。增多的血氨通过血脑屏障进入脑内,使脑代谢和功能发生障碍,导致肝性脑病。

肝性脑病发生在严重肝病和(或)广泛门—体静脉分流的基础上,临床上主要表现为高级神经中枢的功能紊乱(如性格改变、智力下降、行为失常、意识障碍等)以及运动和反射异常(如扑翼样震颤、肌阵挛、反射亢进和病理反射等)。根据意识障碍程度、神经系统体征和脑电图改变,可将肝性脑病的临床过程分为 4 期,分别为前驱期、昏迷前期、昏睡期及昏迷期。

本实验采用切除家兔大部分肝叶,造成肝功能的严重损害,复制一个严重肝脏功能不全的动物模型,然后经过十二指肠灌注复方氯化氨溶液,使动物体内血氨浓度迅速升高,以致出现震颤、抽搐、昏迷等类似肝性脑病的症状。再以 5% 谷氨酸钠灌注,观察谷氨酸钠的治疗效果。

通过本实验,使学生熟悉急性肝功能不全的动物模型的复制方法。分析血氨浓度升高在肝性脑病发病机制中的作用。了解谷氨酸钠针对氨中毒的基本治疗作用,探讨其治疗的病理生理基础。

【设备及软件模块】

手机或平板或 PC 机,氨在肝性脑病发病中的作用虚拟仿真实验教学软件。

【设计思路】

1. 首先采用虚拟临床案例导入,通过临床患者的表现、检查,呈现肝功能不全导致肝性脑病的临床诊断全过程,结合实验知识点的介绍,让学生了解肝性脑病发生发展的病理生理学知识和临床诊断方法,启发学生思考肝功能不全与肝性脑病、血氨浓度增高与肝性脑病之间的联系,激发学生进一步学习的兴趣。

2. 通过交互式虚拟仿真动画完成实验基本操作方法、肝功能不全模型制备、氨中毒实验模型制备及肝性脑病的药物干预治疗等实验操作。交互式学习引导学生观察比较正常家兔和氨中毒家兔痛觉和角膜反射、肌张力反射等精神和肢体症状,通过抽搐惊厥发生与否、开始时间和血氨浓度检测结果的比较等,引导学生结合理论知识和实验原理分析实验结果,分析氨在肝性脑病发生中的作用。

3. 通过实验介绍、实验模拟、实验视频、知识拓展和实验测试等模块将实验目的、实验原理、实验方法、实验器械、注意事项及相关知识点贯穿融合联结,通过各模块的展示和知识点交互,实现理论与实验、临床与基础、实验录像与实验模拟、实验操作及过程与实验考核紧密结合的完整课程。

【操作方法】

1. 可在电脑浏览器或手机浏览器中输入软件链接地址,或者使用手机浏览器扫描软件提供的二维码直接进入软件(图5-1-2-37)。

图5-1-2-37 虚拟实验七的软件首页

2. 通过临床案例的急救送诊与病史采集、临床检查,进行分析,总结患者导致肝性脑病的原因,并以此引出动物实验(图5-1-2-38)。

图5-1-2-38 虚拟实验七的临床案例

3. 实验简介介绍了实验的目的、相关实验器材、注意事项、详细的实验原理以及相关知识等(图5-1-2-39)。

4. 采用交互式动画完成实验模拟过程,可选择实验器械和药品完成家兔的基本操作,以及结扎肝脏并剪除复制肝功能不全的模型(图5-1-2-40)。

5. 通过向家兔十二指肠灌注复方氯化铵,复制肝性脑病模型,并观察家兔对应的病理症状,学生可通过鼠标拖动和点击完成交互过程(图5-1-2-41)。

06. 相关知识

肝性脑病

肝性脑病（hepatic encephalopathy, HE）是指在排除其他已知脑疾病前提下，继发于严重肝功能障碍的一系列严重的神经精神综合征。可表现为人格改变、智力减退、意识障碍等特征，并且这些特征为可逆的。

肝性脑病的临床分期：（四期）

1. 轻微的性格和行为改变。
2. 精神错乱、睡眠障碍、行为失常为主。
3. 昏睡和精神错乱为主。
4. 完全丧失神志，不能唤醒，进入昏迷阶段。

图 5-1-2-39 虚拟实验七的相关知识

图 5-1-2-40 肝功能不全模型复制

图 5-1-2-41 肝性脑病模型复制

6. 吸取复方谷氨酸钠对兔进行药物治疗,同时采血分析血氨浓度,总结并分析实验结果和结论(图 5 - 1 - 2 - 42)。通过思考题和实验视频对整个实验过程进行巩固,最后结合实验拓展学生知识面。

图 5 - 1 - 2 - 42 肝性脑病的治疗过程

【思考题】

1. 肝性脑病的发生机制有哪些?

2. 肝性脑病的临床分期分为几期?有何特征?

3. 肝性脑病的治疗措施有哪些?

【扩展阅读资料】——数字课程

[1] 张希贤.病理生理学实习指导参考用书[M].北京:科学技术文献出版社,1989:91 - 93.

[2] 张根葆,关宿东.机能学实验教程[M].北京:中国科学技术大学出版社,2009:102 - 104.

[3] 褚建国,孙晓丽,朴龙松,等.门静脉左支分流降低术后肝性脑病的临床研究[J].中华肝脏病杂志,2002,10(6):437 - 440.

[4] 魏来,刘玉兰.中国肝性脑病诊治共识意见(2013 年,重庆)[J].中国医学前沿杂志(电子版),2014 , 6 (2) :81 - 93.

[5] Brusilow SW, Koehler RC, Traystman RJ, et al. Astrocyte glu_x0002_tamine synthetase: importance in hyperammonemic syndromes and potential target for therapy [J]. Neurothera peutics, 2010, 7(4):452 - 470.

[6] Perazzo JC, Tallis S, Delfante A, et al. Hepatic encephalopathy:an approach to its multiple pathophysiological features[J]. World J Hepatol, 2012, 27(4):50 - 65.

【测试题】——数字课程

1. 肝性脑病是指(C)

A. 肝脏疾病并发脑部疾病

B. 肝功能衰竭并发脑水肿

C. 肝功能衰竭所致的精神、神经综合征

D. 肝功能衰竭所致昏迷

2. 肝性脑病患者氨清除不足的原因主要见于(D)

A. 三羧酸循环障碍

B. 谷氨酸合成障碍

C. 肾小管分泌氨减少

D. 鸟氨酸循环障碍

3. 消化道出血诱发肝性脑病的最主要机制是(B)

A. 引起失血性休克加

B. 肠道细菌作用下产生的氨增加

C. 脑组织缺血缺氧

D. 血中苯乙胺和酪胺增加

4. 治疗肝性脑病的措施中下列哪一项是不妥当的(B)

A. 静脉点滴谷氨酸钠

B. 给予碱性药物

C. 给予左旋多巴

D. 口服乳果糖

5. 严重肝病时血氨生成增多是由于(ABD)

A. 肠道细菌繁殖时蛋白质分解产氨增多

B. 肠道加速尿素分解

C. NH_3 随尿排出增多

D. 肌肉产氨增多

(黄　武)

八、肝肾状态对磺胺嘧啶钠二室模型药物代谢的影响

【实验原理与目的】

药物应用后,其在人体内的吸收、分布、代谢、排泄等过程是同时进行的,故人体内的药量是随时间不断变化的。为了定量分析药物在体内的动力学过程,药理学中引入了房室概念。这里所说的房室并非解剖学上分隔体液的房室,而是按照药物分布划分的假设空间,只要转运药物的速率相似的组织器官,就可被划归为同一房室。

如果药物进入体循环后迅速分布到全身,并在血液与各组织之间达到动态平衡,则整个机体可以视作单一房室,即一室模型。但在多数情况下,药物吸收后是先分布到血流丰富的组织器官,然后再分布到血流不充盈的组织器官的,故可设想机体是由互相贯通的中央室与周边室组成的,即二室模型。

属于无吸收二室模型的药物在一次快速静脉注射后,将其血药浓度对应时间作图,可得到成双指数衰减的药时曲线(图 5 - 1 - 2 - 43),其数学公式为:

$$C = A_e{}^{-\alpha t} + B_e{}^{-\beta t} \qquad (公式 5 - 1 - 2 - 1)$$

以上曲线由两部分组成:前一部分为急速下降的以分布为主的分布相,A 为分布相初浓度,α 为分布相的速率常数;后一部分为缓慢下降的以消除为主的消除相,B 为消除相初浓度,β 为消除相的速率常数。

图 5 - 1 - 2 - 43 体内药物的药量-时间曲线

药物代谢动力学的主要参数(表 5 - 1 - 2 - 1)包含如下。

1. 消除半衰期(half - life, $t_{1/2}$) 是血浆药物浓度下降一半所需要的时间,其长短可反映体内药物消除速度。临床上可根据不同药物的半衰期来确定适当的给药间隔和次数。

2. 药-时曲线下面积(AUC) 指药-时曲线中函数曲线之间所围成的面积,是衡量药物在人体内被利用程度的一个重要参数,反映进入人体循环的药物相对量。

3. 清除率(clearance, CL) 机体消除器官在单位时间内清楚药物的血浆容量,也就是单位时间内有多少毫升血浆中所含的药物被机体清除。

4. 表观分布容积(V_d) 当血浆和组织内药物分布达到平衡后,体内药物按此时的血浆药物浓度在体内分布时所需的体液容积。

表 5 - 1 - 2 - 1 二室模型主要参数计算方法

参数	单位	计算方法
分布相半衰期($t_{1/2\alpha}$)	h	$t_{1/2\alpha} = 0.693/\alpha$
消除相半衰期($t_{1/2\beta}$)	h	$t_{1/2\beta} = 0.693/\beta$
中央室向周边室转运速率常数(K_{12})	h^{-1}	$K_{12} = \alpha + \beta - K_{21} - K_{10}$
周边室向中央室转运速率常数(K_{21})	h^{-1}	$K_{21} = \dfrac{A\beta + B\alpha}{A + B}$
消除速率常数(K_{10})	h^{-1}	$K_{10} = \dfrac{\alpha\beta(A + B)}{A\beta + B\alpha}$
药-时曲线下面积(AUC)	(mg · h)/L	$AUC = \dfrac{A}{\alpha} + \dfrac{B}{\beta}$
清除率(CL)	L/(kg · h)	$CL = \dfrac{X_0}{AUC}$
表观分布容积(V_d)	L · kg	$V_d = \dfrac{\alpha X_0}{A\beta + B\alpha}$
血药初始浓度(C_0)	mg/L	$C_0 = A + B$

[注] 二室模型数学公式为 $C = Ae^{-\alpha t} + Be^{-\beta t}$;$X_0$ 为一次性静脉注射剂量。

通过本实验,使学生熟悉家兔在体肝、肾缺血损伤模型复制的手术方法。熟悉全血药物代谢动力学实验方法和相关参数意义及测定方法。学习磺胺类药物血药浓度的检测方法。

【设备及软件模块】

手机或平板或 PC 机,肝肾状态对磺胺嘧啶钠二室模型药物代谢的影响虚拟仿真实验教学软件。

【设计思路】

1. 药理学教材中研究磺胺嘧啶钠药代动力学实验,常采用家兔单次静脉给药后,运用分光光度法测定磺胺嘧啶钠在正常家兔体内代谢过程,目的是让学生掌握药物代谢研究的基本方法和过程。本实验在此基础上增加了病理生理学内容,通过手术,模拟肝、肾功能损伤,采用高效液色谱法检测血磺胺嘧啶钠浓度,研究病理状态对药物代谢的影响和药物在体内的代谢过程,为今后指导临床合理用药打下理论基础,体现了基础与临床的结合。

2. 先采用三维建模构建较真实的实验生理科学实验室,展示机能学实验室的整体场景,涉及仪器设备的摆放位置、实验位置的分区等,学生可在场景中完成肝、肾缺血手术模型复制手术、高效液相色谱仪操作等实验操作技能训练。

3. 采用 2D 仿真动画及 Html 5 技术完成对家兔分组标记、捉拿称重、家兔的麻醉、家兔的保定、颈总动脉插管术、肝缺血损伤模型复制、肾缺血损伤模型复制、肝肾同时缺血损伤模型复制、假手术组处理、静脉给予磺胺嘧啶钠、分时段采血、离心取上清液等操作。

4. 利用高效液相色谱对检测血药浓度、药时曲线的绘制、残数法求解二室模型数学模型、药代动力学参数计算过程的整个实验过程、实验环境以及实验设备进行仿真模拟。动画中穿插知识点考核,设计知识点考核错误提示,使学生能够不受时间、地点以及使用终端的限制,随时随地完成学习。

【操作方法】

1. 可在电脑浏览器或手机浏览器中输入软件链接地址进入软件,呈现"实验简介""实验模拟""实验视频""思考题"4 个模块的按钮(图 5-1-2-44),点击即可进入相应模块学习。

图 5-1-2-44 虚拟实验八的软件首页

2. 点击"实验简介"按钮,即可进入软件开始学习实验目的、实验动物以及实验器材、实验药品、实验原理、注意事项和实验相关知识(图5-1-2-45)。

图5-1-2-45 虚拟实验八的实验简介模块

3. 点击"实验模拟"按钮,软件进入动物实验交互操作过程,用鼠标拖动或点击相关实验器械完成实验分组与标记、家兔捉拿称重、家兔的麻醉、家兔保定、剪毛备皮、切开颈部皮肤、暴露颈动脉鞘、分离颈总动脉、颈总动脉插管(图5-1-2-46)、全身肝素化等家兔的基本操作内容。

图5-1-2-46 模拟颈总动脉插管

4. 进入病理模型复制模块,通过交互性操作完成家兔肝缺血损伤模型、肾缺血损伤模型、肝肾同时缺血损伤模型的复制过程(图5-1-2-47)。

5. 进入血药浓度检测模块,通过交互操作完成耳缘静脉注射磺胺嘧啶钠、颈动脉放血、血液离心处理后经液相色谱检测血清磺胺嘧啶钠的浓度的实验内容(图5-1-2-48)。

6. 进入数据分析模块,演示药-时曲线的绘制以及5大参数的计算过程(图5-1-2-49),最后给出实验结果和结论,并结合思考题和实验视频对整个知识点进行综合和巩固。

图 5 - 1 - 2 - 47　虚拟实验八的模型复制

图 5 - 1 - 2 - 48　液相色谱检测条件

图 5 - 1 - 2 - 49　药-时曲线的绘制

【思考题】

1. 请说明测定药物代谢动力学参数的意义。

2. 房室模型的意义是什么?

3. 一级消除动力学特征是什么?

【扩展阅读资料】——数字课程

[1] 王庭槐,杨惠玲,汪雪兰. 实验生理科学[M]. 北京:高等教育出版社,2014.

[2] 杨宝峰. 药理学[M]. 6 版. 人民卫生出版社,2003,3.

[3] 陈宁,叶静. 短暂肾缺血建立急性肾功能衰竭动物模型[J]. 中国病理生理杂志,2016,26(12):2493 - 2496.

[4] 李引乾,段清学. 磺胺嘧啶在实验性肝功能损害家兔体内的药代动力学研究[J]. 西北农业学报,2003,12(4):1 - 4.

[5] 李引乾,段清学. 磺胺嘧啶在实验性肾功能损害家兔体内的药代动力学研究[J]. 西北农林科技大学学报(自然科学版),2004,32(4):59 - 62.

【测试题】——数字课程

1. 影响半衰期长短的主要因素是(D)

A. 剂量

B. 给药时间

C. 原血浆浓度

D. 消除速度

E. 吸收速度

2. 1 次给药后,经几个半衰期,药物可消除约 95%(B)

A. 2~3 个

B. 4~5 个

C. 6~8 个

D. 9~11 个

F. 以上都不对

3. 某药按一级动力学消除,是指（A）

A. 其血浆半衰期恒定

B. 药物消除量恒定

C. 机体排泄或代谢药物的能力已饱和

D. 增加剂量可使有效血药浓度维持时间按比例延长

E. 消除速率常数随血药浓度高低而变

4. 药物消除的零级动力学是指（C）

A. 吸收与代谢平衡

B. 血浆浓度达到稳定水平

C. 单位时间消除恒定量的药物

D. 单位时间消除恒定比值的药物

E. 药物完全消除到零

5. 某药物在口服和静脉注射相同剂量后的时-量曲线下面积相等,表明其（B）

A. 口服吸收迅速

B. 口服吸收完全

C. 口服的生物利用度低

D. 口服药物未经肝门静脉吸收

E. 属一室分布模型

（黄　武）

第二章　模拟人实验

随着计算机技术的快速发展,智能综合模拟人(图 5 - 2 - 0 - 1)已经具有生理功能和病理反应的能力,可以用于开展生理科学实验。使用模拟人进行实验,既可避免研究中医学伦理学的困扰,又可保护实验动物福利,宜推广应用。

图 5 - 2 - 0 - 1　智能综合模拟人

实验一　缺氧仿真实验

一、乏氧性缺氧

【实验原理与目的】

外呼吸功能障碍是乏氧性缺氧的常见原因,血液 PaO_2 降低通过反射调节,将导致口唇颜色、呼吸、血压、心率和血氧指标变化。本实验通过观察模拟人的反应,探讨乏氧性缺氧的发生机制及对机体的影响。

【实验对象】

智能综合模拟人(美国科玛公司,HAL3201)。

【实验操作和观察】

1. 观察高原肺水肿的临床表现

(1) 26 岁的王先生去西藏(海拔 3658m)旅游,一天后出现乏力、呕吐、胸闷、呼吸困难、咳嗽和咳无色泡沫痰入院。

(2) 观察模拟人模拟高原肺水肿时的临床表现:血压 110/80mmHg,心率 124 次/min,

呼吸 29 次/min，口唇及指甲床呈青紫色；听诊闻及双肺呼吸音粗糙，双肺大量湿啰音；X 线表现为肺血管纹理模糊、增多，云絮状阴影，以肺门旁最为明显。血气：PaO_2 52mmHg，氧容量 20ml/dl，CaO_2 16ml/dl，SaO_2 80%，$PaCO_2$ 30mmHg，诊断为高原肺水肿。

2. 治疗经过及治疗后的临床表现

(1) 绝对卧床休息，吸氧、口服氨茶碱，在模拟人手臂模拟静脉输入地塞米松等药物治疗。

(2) 观察模拟人治疗后的临床表现：血压 115/75mmHg，呼吸 18 次/min，心率 78 次/min，口唇红润；听诊闻及双肺呼吸音清、湿啰音消失；X 线表现无异常。血气：PaO_2 90mmHg，氧容量 20ml/dl，CaO_2 18.6ml/dl，SaO_2 93%，$PaCO_2$ 37mmHg。

二、血液性缺氧

【实验原理与目的】

贫血是血液性缺氧的最常见原因，血液 PaO_2 正常将不会通过反射调节呼吸和心跳。本实验通过比较乏氧性缺氧和血液性缺氧时口唇颜色、呼吸、血压、心率、血氧指标的差异，并探讨其机制。

【实验对象】

无线高端模拟人（美国科玛公司，HAL3201）。

【实验操作和观察】

1. 观察钩虫感染引起贫血的临床表现

(1) 8 岁的女童，脸色苍白，活动量下降，喜躺卧，不愿活动。

(2) 观察模拟人模拟钩虫感染引起贫血的临床检查：血常规：血红蛋白 5.4g/dl，嗜酸性粒细胞 17%。血气：氧容量 7.4ml/dl，PaO_2 100mmHg，SaO_2 95%，CaO_2 7ml/dl。静息时心率 88 次/min，呼吸 20 次/min。大便隐血试验阳性，肠镜发现在空肠里有钩虫。

2. 治疗经过及治疗后的临床表现

(1) 给予输注红细胞悬液、补铁及甲苯咪唑治疗。

(2) 观察模拟人治疗后的临床表现：静息时心率 85 次/min，呼吸 20 次/min。血气：氧容量 20ml/dl，PaO_2 100mmHg，SaO_2 95%，CaO_2 19ml/dl。

【思考题】

1. 正常人动-静脉血氧含量差约为 5ml/dl，也就是说 100ml 血液流经毛细血管约释放出 5ml 氧给组织细胞利用。本实验中的乏氧性缺氧患者的动脉血氧含量为 16ml/dl，血液性缺氧患者的动脉血氧含量为 7ml/dl，都超过组织细胞所需的 5ml，请问这两位患者会不会发生缺氧？为什么？

2. 不同类型缺氧患者的血氧指标如何改变？为什么？

3. 不同类型缺氧患者的皮肤、黏膜颜色如何改变？为什么？

4. 乏氧性缺氧和血液性缺氧对呼吸的影响有何不同？为什么？

5. 缺氧对机体还有其他什么影响？

（郑奕迎　陈世民）

实验二　钾代谢紊乱

【实验原理与目的】

钾代谢紊乱包括低钾血症和高钾血症,是临床常见的病理过程,对机体影响很大,严重者可致命。本实验通过因呕吐腹泻引起低钾血症,因补钾过快转变为高钾血症的病例,观察低钾血症和高钾血症对心脏及神经骨骼肌的影响,并探讨其发生机制。

【实验对象】

无线高端模拟人(美国科玛公司,HAL3201)。

【实验操作和观察】

1. 观察低钾血症的临床表现

(1) 48 岁的李先生,因呕吐、腹泻 3 天入院。

(2) 观察模拟人模拟低钾血症时的临床表现:重病容,呼吸 18 次/min,血压 80/60 mmHg,心率 92 次/min,皮肤口唇干燥,皮肤弹性差,四肢软弱无力,腱反射减弱;血钠 142mmol/L,血钾 2.1mmol/L。对模拟人进行心电图描记并观察低钾血症时的心电图:T 波低平,ST 段压低和增宽,QRS 波增宽,频发室性早搏。

2. 治疗经过及治疗后高钾血症的临床表现

(1) 快速给予大量静脉补液补钾治疗后。

(2) 观察模拟人治疗后高钾血症时的临床表现:患者全身感觉异常,胸闷不适,四肢软弱无力加重,以下肢为主,口唇颤抖,呼吸 19 次/min,心率 50 次/min,血压 110/80 mmHg,血钾 8.1mmol/L。对模拟人进行心电图描记并观察高钾血症时的心电图:P-R 间期延长,P 波消失,QRS 综合波增宽,ST 段与 T 波融合。观察模拟人高钾血症时的呼吸、血压、心率及血钾等指标。

3. 模拟心跳呼吸骤停的抢救　观察模拟人心跳、呼吸骤停并触摸双侧颈动脉搏动。立即对模拟人进行心肺复苏并显示胸外按压时的心电图。对模拟人进行气管插管。吸氧支持,床旁心电监护,简易呼吸器辅助呼吸,在模拟人手臂静脉注射利多卡因、肾上腺素,静脉输注碳酸氢钠、胰岛素及葡萄糖等抢救。15min 后患者恢复心跳,抢救成功,继续给予高级生命支持治疗。观察模拟人抢救成功后的呼吸、血压、心率等指标。

【思考题】

1. 该患者低钾血症和高钾血症时都出现肌肉软弱无力,其机制有何不同?

2. 低钾血症和高钾血症患者的心电图可出现哪些变化? 其机制是什么?

3. 低钾血症时补钾需要注意什么?

4. 实验中,模拟人为什么出现心搏骤停?

5. 为什么用碳酸氢钠、胰岛素和葡萄糖进行治疗?

(郑奕迎　陈世民)

第六篇 讨 论 课

第一章　药理学讨论

讨论一　药理学总论

1. 解释并区别下述名词：①竞争性拮抗药和非竞争性拮抗药；②生理性拮抗和药理性拮抗；③药效价强度和效能；④激动药和部分激动药；⑤单盲法和双盲法；⑥安慰剂对照和阳性对照。

2. 某患者因革兰阴性菌性肺炎入院，拟以妥布霉素（tobramycin）治疗。妥布霉素的总清除率为 80 ml/min，分布容积为 40 L。

（1）每 6 h 应静脉注射多少妥布霉素才能最终达到 4 mg/L 的稳态血浓度？

（2）如欲给予负荷量以立即达到 1 mg/L 的稳态血浓度，这个负荷量应是多少？

3. 药物的 pKa 和体液的 pH 对弱酸和弱碱性药物通过生物膜的影响。

4. 维拉帕米和苯妥英钠均经肝脏代谢，前者清除率为 1.5 L/min，几乎与肝血流速度相等，后者清除率为 0.1 L/min，若分别与肝脏微粒体酶诱导剂合用，它们的清除率会有何影响？

5. 画出按一级动力学和零级动力学消除的药物浓度-时间曲线，并做出解释。

图 6-1-1-1　某药血药浓度变化

6. 给一位 70 kg 的男性受试者静脉注射某药 500 mg，其血药浓度变化如图 6-1-1-1：

请你根据已学过的知识，计算出表观分布容积（Vd），半衰期（$t_{\frac{1}{2}}$）、清除率常数（Ke）和机体总清除率（$CL = Vd \times Ke$）。

讨论二　中枢神经系统药理

1. 有一风湿热关节炎患者，需要较长期的大量服用阿司匹林，即维持较高的血药浓度才可显效。现有下述 4 种用药方案：①阿斯匹林；②阿斯匹林加碳酸氢钠片；③阿斯匹林加氢氧化铝（或碳酸钙）；④阿斯匹林肠溶片。口服后，其药动学有何差别？哪些方案不合理？请说明理由。

2. 阿斯匹林与氯丙嗪均能降低体温，其机制及降温特点有何区别？阿斯匹林与哌替啶均用于镇痛，其机制与应用有何不同？

3. 精神分裂症患者大剂量用氯丙嗪的早期及长期用药后可出现哪些不良反应？说明这些不良反应的发生机制及处理措施。

4. 某城市对部分医院 26000 多张门诊处方进行调查，发现不合理处方为 1.5%，下面是其中配伍不当的部分处方，请说明不当的理由。

（1）苯巴比妥钠与碳酸氢钠配伍。

（2）苯妥英钠与苯巴比妥配伍。

（3）苯妥英钠与阿斯匹林配伍。

（4）氯丙嗪与肾上腺素配伍。

（5）苯妥英钠、鲁米那、硝基安定和丙戊酸钠配伍。

5. 下列疼痛病症选用什么镇痛药？为什么？

（1）关节炎。

（2）偏头痛。

（3）三叉神经痛。

（4）心肌梗死胸痛。

（5）胃肠疼痛。

（6）骨折后痛。

6. 病例：男性，40 岁，右上腹部反复疼痛 3 日，发作时绞痛难忍，辗转于床，大汗淋漓，疼痛为阵发性，伴有黄疸，入院后经一系列检查确诊为胆结石，胆绞痛。

（1）该患者选用什么药物镇痛最好？为什么？

（2）如进行手术治疗，麻醉前给药可选用哪些？

（3）如用硫喷妥钠作诱导麻醉，应注意什么？

7. 给下列病症开出处方。

（1）习惯性失眠。

（2）癌症剧痛。

（3）癫痫持续状态。

（4）焦虑症。

（5）小儿高热惊厥。

（6）顽固性干咳。

讨论三 心血管药理

1. 患者，男，65 岁。原有风湿性心脏病。此次因发病诱发心力衰竭，出现呼吸困难，咳嗽，水肿，伴有高血压，试讨论下述问题。

（1）治疗心功能不全的药物有哪几类？其药理学基础是什么？

（2）该患者首选何药治疗心力衰竭，如果选用强心苷，请制订一用药方案。

（3）若发生强心苷类药物中毒，出现低钾血症或快速型心律失常而无传导阻滞者，可选用哪些抗心律失常药，如何对症处理？

（4）若出现传导阻滞及心动过缓，应用什么药治疗？能否用钾盐？为什么？

（5）下列因素能促使强心苷类药物产生心脏毒性，试说明理由。

1）心肌严重损伤。

2）低血钾。

3）低血镁。

4）高血钙。

5）肾功能不全。

6）肺功能不全、缺氧。

7）老年或严重消瘦患者。

（6）该患者应用利尿药有何治疗意义？首选何药？无效时可改用何药，应注意什么问题？

（7）本例可选用哪些抗高血压药，哪些药不宜用，为什么？

（8）卡托普利治疗高血压的药理学基础是什么？

2．下列高血压患者应如何选药？应注意什么问题？

（1）高血压合并心绞痛。

（2）高血压伴有心力衰竭。

（3）高血压合并肾功能不全。

（4）脑卒中的高血压患者。

（5）急进型恶性高血压、高血压危象。

（6）伴有糖尿病的高血压。

（7）伴有胃溃疡的高血压。

（8）伴有抑郁型精神病的高血压。

3．噻嗪类与β受体阻断药和血管扩张药联合应用可以互相增强疗效，减少不良反应，试说明理由。

4．试说明硝酸酯类和β受体阻断药合用治疗心绞痛增加疗效的道理。

讨论四 激素类药物

1．如何根据肾上腺皮质激素的药代动力学特征来指导用药以预防其不良反应？

2．一般情况下，下列疾病可否用肾上腺皮质激素治疗，说明可用或不可用的理由。

（1）结核性脑膜炎。

（2）急性重症传染性肝炎。

（3）急性风湿热。

（4）糖尿病患者发生过敏性休克。

（5）中毒性肺炎。

3．下列疾病可否用肾上腺皮质激素治疗，为什么？

（1）抗菌药物所不能控制的细菌或真菌感染。

（2）消化性溃疡。

（3）精神病。

（4）严重的高血压。

4．病例讨论：下面是 3 个由于滥用肾上腺皮质激素而产生严重并发症的病例，根据病例讨论：

（1）产生了什么并发症，为什么？

（2）应从中吸取什么教训？

病例 1：男，53 岁，隐球菌性脑膜炎，给予二性霉素及泼尼松治疗，后改用氢化可的松与葡萄糖液静脉滴注约 2 个月，出现多饮、多尿，脑脊液糖 99.4 mg％，均未引起注意。而后症状加重，血糖 630 mg％，尿糖（＋＋＋）。既停用激素，用胰岛素、甲苯磺丁脲等治疗，症状得以控制，血糖正常。追溯病史于几年前曾疑诊为糖尿病。

病例 2：男，62 岁，患风湿性关节炎 17 年，长期不规律口服泼尼松。同时伴慢性咳嗽 40 年，此次以慢性支气管炎、肺结核伴气胸入院。入院后抽气，胸腔闭式引流，抗感染及抗结核治疗。住院期间患者反复发热、咳嗽、吐痰及气胸发作，并出现精神症状，考虑为肺结核脑病，静脉滴注肺脑合剂（内含地塞米松）及泼尼松后出现明显腹痛及黑便、血压下降，于出血后第 4 日死亡。

病例 3：女，72 岁，确诊为何杰金病。患者 5 年来应用小剂量泼尼松治疗，1980 年 5 月 30 日因肺炎住院，除断续用泼尼松治疗外，还加抗生素治疗 1 个月后突然发生股骨骨折。X 线摄片显示右股骨颈骨折伴骨质疏松。

（曾祥周）

第二章　以案例为基础的学习(CBL)

Case - based Learning

案　例　一

患者,女性,53 岁,农民,1991 年 7 月 27 日入院。

[主诉]　心慌、气短 16 年,近 10 日加重,伴有发热、咳痰、呕吐。

[现病史]　该患者于 16 年前常于劳累后咳嗽、心慌、气喘,但休息后可缓解。6 年前开始一般体力劳动即感心慌、气短,双下肢出现轻度水肿,吐白色泡沫痰。经治疗后症状好转,但每于劳动后反复发作。入院前 10 日,又因着凉感冒、发热、寒战、咳嗽、咳黄色痰、咽疼、流涕、鼻塞,并且心悸、呼吸困难逐渐加重、胸闷、恶心伴有呕吐、右上腹饱胀、不能平卧,双下肢明显水肿。上述症状逐日加重,痰量增多,高烧不退,食欲差,尿量明显减少,故来院就诊。

[既往史]　22 年前曾患风湿性心脏病,无肾炎、肝炎、结核等病史,无过敏史。

[体检]　体温 39℃,脉搏 116 次/min,呼吸 28 次/min,血压 100/70 mmHg。发育正常,营养欠佳,声音嘶哑,呼吸急促,端坐位,口唇发绀,眼睑水肿,咽部红肿,扁桃体肿大,颈静脉怒张,四肢末端轻度发绀,两肺散在大小水泡音及痰鸣音,心尖搏动在左第 5 肋间锁骨中线外 1.5 cm,心界向左扩大,心率 120 次/min,节律不整,心音强弱不等,心尖部可闻及收缩期吹风样杂音及舒张期隆隆样杂音。肝肋下 3.2 cm,腹部移动性浊音阳性,双下肢凹陷性水肿(+++)。

[实验室检查]　RBC $4.80×10^{12}$/L,WBC $12.8×10^9$/L,中性细胞 85%,嗜酸性细胞 2%,淋巴细胞 13%,Hb 110 g/L,血小板 $80×10^9$/L。血沉 26 mm/h,抗"0">500U。PaO_2 81 mmHg,$PaCO_2$ 60 mmHg,[HCO_3^-] 23 mmol/L,BE −6 mmol/L,pH7.23。尿蛋白(+),尿相对密度 1.025,血钾 6.6 mmol/L,非蛋白氮(NPN)46 mmol/L,心电图显示异位节律,T 波高尖,S−T 段下移,两心室肥厚。X 线检查显示两肺纹理增粗,双肺散在大小不等、模糊不清的片状阴影,心脏向两侧扩大,肺动脉段突出。

[治疗经过]　入院后经强心、利尿、抗感染等综合治疗,症状稍有改善。但于次日晚 10 时,患者病情突然加重,出现胸痛,呼吸极度困难,咳出大量粉红色泡沫样痰,两肺中下部有密集的中小水泡音,全肺可闻哮鸣音,心律呈奔马律。体温 38℃,血压 6.1/1.9 kPa(46/14 mmHg)。立即进行抢救,6 h 后患者皮下及注射部位出现片状紫斑与点状出血、恶心呕吐,吐出多量咖啡液体,测得凝血酶原时间延长,血浆鱼精蛋白副凝试验阳性,血小板 $40×10^9$/L。抢救无效死亡。

[讨论题]

1. 患者入院诊断及诊断依据是什么?

2. 找出病理过程,分析其主要发生机制。

3. 分析各病理生理学改变之间有何关系?

案 例 二

患者,男性,62 岁,工人。于 1984 年 11 月 5 日入院。

[主诉] 反复咳喘 15 年,双下肢水肿 3 年,近 5 日加重,伴有发热、咳痰。

[现病史] 患者于 15 年前因感冒受凉、发热,出现咳喘,严重时连续性咳嗽,夜间难以入睡。开始时咳少量黏稠白痰,后转为黄痰。早晨起床后量多,但无咳血,经治疗好转,但每于冬春季节或感冒受量凉后反复发作。上述症状逐年加重,发作越来越频,劳累后感心慌、气短,休息后好转。近 3 年来出现双下肢水肿,腹胀,上腹痛。咳嗽时伴有气喘,严重时不能平卧,尿量减少。一直在本厂医院治疗,症状稍有减轻,但平时仍有咳喘、吐痰。5 日前因感冒、发热、咳喘加重、少尿而入院。

[既往史] 易感冒,无吸烟过敏史。

[体检] 体温 38℃,脉搏 104 次/min。呼吸 26 次/min,血压 130/90 mmHg。神志清,发育正常,营养中等,口唇轻度发绀伴颜面水肿,颈静脉怒张,肝颈征(+),胸廓前后径增宽,叩诊呈过清音,肺肝界于右锁骨中线第 6 肋间,双肺可闻及干湿啰音。心尖搏动不明显,剑突下可见心脏搏动,心界无明显增大,心音弱,各瓣膜无明显杂音,心率 120 次/min,可闻期前收缩。腹软,右上腹触痛明显,肝大肋下 2.5 cm,剑突下 4.0 cm,脾未触及,移动浊音(+)。脊柱无畸形,两手可见杵状指,双肾区无叩痛,双下肢凹陷性水肿(++)。神经系统检查:生理反射存在,病理反射未引出。

[实验室检查] WBC11.8×10^9/L,中性细胞 80%、嗜酸性细胞 1%、淋巴细胞 19%。PaO_2 50 mmHg,$PaCO_2$ 56 mmHg,[HCO_3^-] 27.5 mmol/L,SB 20.5 mmol/L,pH 7.31。肝功能正常,血清总蛋白 40 g/L,白蛋白 25 g/L,球蛋白 15 g/L。心电图检查:P 波高尖,顺钟向转位,右室肥厚,心肌劳损,多源性期前收缩。X 线检查显示:肺动脉段突出,右室弓增大,双肺纹理粗乱,肺野透明度增强。

[治疗经过] 入院后经抗感染、祛痰、吸氧、强心、利尿、输液等综合治疗,病情好转,出院休养。

[讨论题]

1. 该病例有哪些病理过程? 分析其发生机制。
2. 入院诊断及诊断依据是什么?
3. 各病理生理学改变有何内在联系?

案 例 三

患者,女性,42 岁,农民。因大面积烧伤而入院。入院时神志清楚,但表情淡漠,呼吸困难,血压 75/55 mmHg,并有血红蛋白尿。烧伤面积 80%。Ⅲ度烧伤占 55%,并有严重呼吸道烧伤。

[实验室检查] Hb 160 g/L,RBC 5.2×10^{12}/L。pH 7.31,[HCO_3^-] 15 mmol/L,$PaCO_2$ 56 mmHg,[K^+] 4.3 mmol/L,[Cl^-] 100 mmol/L,[Na^+] 134 mmol/L。

[治疗经过] 立即气管切开,吸氧,静脉输液及其他急救处理。伤后 24 h 共补血浆 1300

ml,右旋糖酐 500 ml,5％葡萄糖溶液 1300 ml,20％甘露醇 200 ml,10％KCl 10 ml。患者一般情况好转,血压 90/70 mmHg,尿量 1840 ml/d, Hb 120 g/L,pH 7.38,[HCO_3^-] 23.4 mmol/L,$PaCO_2$ 41 mmHg。

次日,患者出现浅快呼吸(38~40 次/min),肺部听诊可闻及湿性啰音,X 线检查显示肺水肿。 第 2 日上午血气及电解质检查结果为 pH 7.35,[HCO_3^-]＝36 mmol/L, $PaCO_2$ 66 mmHg,[Na^+] 140 mmol/L,[Cl^-] 106 mmol/L。立即进行人工通气,当日下午 pH 7.54,[HCO_{3^-}] 16 mmol/L,$PaCO_2$ 19 mmHg,经调整气量后,病情逐渐稳定。

入院第 23 日,出现发热、创面感染、败血症,血压降至 70/50 mmHg,尿量 200~250 ml/24 h,pH 7.09,[HCO_3^-] 10 mmol/L,$PaCO_2$ 33.4 mmHg,[K^+] 5.8 mmol/L,[Cl^-] 104 mmol/L,[Na^+] 134 mmol/L。虽经积极治疗,终因治疗无效而死亡。

[讨论题]

1. 该患者发生了哪些水、电解质和酸碱平衡紊乱? 是如何发生的?
2. 该患者的致死原因是什么?

案 例 四

患者,男性,32 岁,因车祸致使右腿遭受严重挤压伤而急诊入院。

[体检] 患者神志清楚,表情淡漠,血压 65/40 mmHg,脉搏 106 次/min,呼吸 25 次/min,伤腿发冷、发绀,从腹股沟以下开始向远端肿胀。膀胱导出尿液 250 ml。

[治疗经过] 立即静脉补液和甘露醇治疗,血压升至 110/70 mmHg,右腿循环也有好转,但仍然无尿。入院时急查血清 K^+ 为 5.4 mmol/L,输液及外周循环改善后,再查血清 K^+ 为 8.6 mmol/L,心电图显示:P 波消失,QRS 综合波变宽,心室节律不整。立即静脉注射 10％葡萄糖酸钙 25 ml 加 25％葡萄糖液 40 ml。并决定立即行截肢术。

右大腿截肢,静脉注射胰岛素、葡萄糖以及用离子交换树脂灌肠后,血清 K^+ 暂时降为 5.7 mmol/L。入院 72 h 患者排尿总量为 250 ml,呈酱油色,内含肌红蛋白。在以后的 20 日内患者完全无尿,持续使用腹膜透析。因透析而继发腹膜炎,右下肢残余部分发生坏死。入院第 21 日,发生胃肠道出血,血小板数 50×10^9/L,血浆纤维蛋白原 1.2 g/L,凝血时间显著延长,FDP 阳性。 BUN 17.8 mmol/L(50 mg％),血清肌酐 389 μmol/L(4.4 mg％),血清 K^+ 6.7 mmol/L,pH 7.19,$PaCO_2$ 30 mmHg,[HCO_3^-] 10.5 mmol/L。尿中有蛋白和颗粒、细胞管型。虽经多方治疗,但患者一直少尿或无尿,于入院第 36 日死亡。

[讨论题]

1. 该病例中存在哪些病理过程? 讨论其发生原因和机制。
2. 采取各种治疗的病理生理学基础是什么?

案 例 五

患者,男性,59 岁。

[现病史] 12 年前因上腹部不适、疼痛及食欲不振而住院治疗。住院检查肝大肋下 2 cm,肝功能正常,经服用"保肝药物"和对症治疗后好转出院。出院后常有腹胀,上腹部钝

痛,病情时轻时重。

5 年前上述症状加重,出现皮肤、巩膜黄染,进食后上腹部不适感加剧,尿少,下肢水肿,活动不便,鼻和齿龈时有出血,常有便血。2 日前吃牛肉出现恶心、呕吐、神志恍惚,烦躁不安而急诊入院。

[既往史] 患者自年轻时起,喜欢饮酒,常年不断,既往无疟疾史,亦无血吸虫疫水接触史。

[体检] 体温 36.5℃,脉搏 90 次/min。呼吸 26 次/min,血压 130/86 mmHg。患者发育正常,营养差,消瘦,神志恍惚,烦躁不安,皮肤、巩膜黄染,腹壁静脉曲张,面部及前胸有多个蜘蛛痣,腹部膨隆,肝肋下 2 cm,质较硬,边缘钝。脾肋下 3 cm,移动性浊音阳性。心肺未发现异常,双下肢凹陷性水肿(++),食道吞钡 X 线摄片显示食道下段静脉曲张。

[实验室检查] Hb 120 g/L,WBC 4.5×10^9/L,中性细胞 75%,淋巴细胞 25%。黄疸指数 26 U,谷氨酸氨基转移酶:126 U。脑磷脂胆固醇絮状实验(++),麝香草酚浊度实验 16 U,血氨 88.08 μmol/L(150 μg%)。血浆总蛋白 52 g/L,白蛋白 27 g/L,球蛋白 25 g/L。

[治疗经过] 入院后,静脉输入葡萄糖、谷氨酸钠、维生素、肌苷等,限制蛋白质摄入,口服大量抗生素,并用酸性溶液灌肠。经积极抢救后,患者神志逐渐清楚,病情好转,准备出院。次日,患者大便时突觉头晕、虚汗、乏力,站立困难,昏倒在厕所中,被发现时患者面色苍白,满脸冷汗,脉搏细速(120 次/min),血压 60/40 mmHg。立即配血,输液补血后,血压上升至 100/70 mmHg,病情好转。第 2 日清晨,患者再次出现神志恍惚,烦躁不安,尖叫。检查时双手出现扑翼样震颤,大便呈柏油样。继后发生昏迷。血压 130/60 mmHg。瞳孔中度散大,对光发射减弱,皮肤、巩膜深度黄染,黄疸指数 58 U,谷氨酸氨基转移酶 160 U,血氨 105.7 μmol(180 μg%)。经各种降氨治疗后,血氨降至 62.83 μmol/L(107 μg),但上述症状无明显改善,患者仍处于昏迷状态。后改用左旋多巴静脉滴注,经过 1 周的治疗,症状逐渐减轻,神志渐渐恢复。又经过月余的综合治疗,临床症状基本消失,出院疗养。

[讨论题]

1. 入院诊断及诊断依据是什么?

2. 住院期间发生了什么重要病理过程?

3. 采用各种治疗的理论依据是什么?

案 例 六

患者女性,22 岁,于 1986 年 4 月 1 日急诊入院。

[主诉] 精神不振、嗜睡 1 月,呕吐、尿少、面部水肿 2 周。

[现病史] 患者于 10 年前出现尿频、尿急、排尿烧灼感,持续半年多。以后上述症状时有发生,未曾治疗。体力逐渐下降,不能参加学校的各种活动。4 年前发现面色苍白,按贫血治疗多次,但疗效不佳。不久前出现多尿、夜尿、烦渴。尿中有蛋白,并经常出现鼻衄、消瘦、疲乏无力加重。经常有腰部疼痛。上述症状日渐加重,为明确诊断,曾于 1 年前住院检查,当时血压 140/80 mmHg,血细胞比容 25%,Hb 74 g/L,BUN 19.48 mmol/L(117 mg%),NPN 102.09 mmol/L(143 mg%);肌酐 671.85 μmol/L(7.6 mg%),钙 2.47 mmol/L(9.9 mg%),磷 2.74 mmol/L(8.5 mg%),[HCO$_3^-$] 17 mmol/L,PaCO$_2$ 31 mmHg，pH 7.30。

尿相对密度固定在 1.006～1.010，肌酐清除率为 6.8 ml/min，PSP 15 min 排出＜2%。X 线片显示全身骨质脱钙。诊断为"晚期肾盂肾炎""肾功能不全"。以后又出现活动后气短、心慌，并发现血压升高达 21.3/14.7 kPa(140/110 mmHg)，X 线及心电图显示左心室肥大。近 1 个月来，食欲进一步减退，并经常恶心呕吐，精神不佳，嗜睡。2 周前因患"感冒"，上述症状加重，每日呕吐 4～5 次，大便时干时稀，未见脓血。每日进水量正常，但排尿减少且有烧灼感，并出现面部水肿。

[既往史]　患者学龄前曾有反复发作的咽痛史，8 岁时做扁桃体切除术。

[体检]　患者极度衰弱，苍白，消瘦，精神萎靡，反应迟钝，但意识清楚，查体合作。面部轻度水肿，皮肤、黏膜未见出血点。体温 37.5℃。血压 20/15.32 kPa(150/115 mmHg)，脉搏 96 次/min，心界向左扩大，心前区可闻及Ⅲ级吹风样收缩期杂音。肺(－)，肝轻度肿大，有触痛。腹软，移动性浊音(－)，左下腹有轻度压痛。双侧肾区有叩击痛。无病理反射。

[实验室检查]　RBC 2.55×10^{12}，Hb 73 g/L，WBC 9.3×10^9/L，中性细胞 86%，淋巴细胞 14%，血细胞比容 22%，NPN 191.3 mmol/L(268 mg%)；肌酐 1387.9 μmol/L (15.7 mg%)，磷 3.07 mmol/L(9.5 mg%)，$[K^+]$ 5.0 mmol/L，$[Cl^-]$ 78 mmol/L，$[Na^+]$ 117 mmol/L。肾功能检查：尿相对密度固定在 1.008～1.010。PSP 15min＝0%，尿蛋白 (＋＋＋)，尿中有多数脓细胞、白细胞及管型。X 线片显示全身骨质脱钙，骨板几乎消失，多数骨呈骨膜下吸收现象。骨盆和两腿血管显示钙质沉着，未见病理性骨折。

[治疗经过]　入院后，虽经积极治疗，但效果不佳，且病情继续恶化，曾多次发生齿龈及鼻出血。在住院第二阶段第 26 日时，血压升至 250/130 mmHg，NPN 为 202.7 mmol/L (284 mg%)，肌酐 1405.11 μmol/L(16.8 mg%)，并有数次癫痫样痉挛发作，随后进入昏迷，于住院第 32 日死亡。

[尸检显示]　患者为晚期慢性肾盂肾炎并有急性发作改变。甲状旁腺增大，主细胞增生。全身骨质普遍脱钙。骨质变软，易用刀切开。全身小动脉变粗、变硬，中膜及内膜下有钙质沉着。左心室室壁增厚，心腔扩大。结肠黏膜有多处溃疡，两肺下叶呈支气管肺炎变化。

[讨论题]

1. 讨论该病例的发展经过。该患者有哪些主要临床表现？其发生机制是什么？
2. 该患者死于什么病？应怎样进行治疗？

（谢协驹　闫庆峰）

主要参考文献

[1] 陈世民,莫燕娜,赵善民.实验生理科学[M].2 版.上海:上海科学出版社,2011.

[2] 莫书荣.实验生理科学[M].3 版.北京:科学出版社,2014.

[3] 秦川,谭毅.医学实验动物学[M].3 版.北京:人民卫生出版社,2021.

[4] 龚永生.医学机能学实验[M].2 版.北京:高等教育出版社,2019.

[5] 张才乔.动物生理学实验[M].2 版.北京:科学出版社,2017.

[6] 魏万红,王爱勤.动物学实验与技术[M].北京:高等教育出版社,2020.

[7] 秦川,魏泓.实验动物学[M].2 版.北京:人民卫生出版社,2015.

[8] 杨斐,胡樱.实验动物学基础与技术[M].上海:复旦大学出版社,2019.

[9] 朱大年,王庭槐.生理学[M].8 版.北京:人民卫生出版社,2013.

[10] 王庭槐.生理学[M].9 版.北京:人民卫生出版社,2018.

[11] 肖献忠.病理生理学[M].4 版.北京:高等教育出版社,2018.

[12] 王建枝,钱睿哲.病理生理学[M].9 版.北京:人民卫生出版社,2018.

[13] 赵岳,杨惠玲.高级病理生理学[M].北京:人民卫生出版社,2018.

[14] 李俊.临床药理学[M].6 版.北京:人民卫生出版社,2018.

[15] 王睿,柴栋.临床药理学新编[M].北京:人民军医出版社,2007.

[16] 杜冠华.实验药理学[M].2 版.北京:高等教育出版社,2021.

[17] 杨宝峰,陈建国.药理学[M].9 版.北京:人民卫生出版社,2018.

[18] Jann Hau,Steven J,Schapiro. Handbook of laboratory animal science,volume II animal models[M]. 3rd ed. Florida:CRC Press LLC,2011.

[19] Bertram G,Katzung. basic & clinical pharmacology[M]. 14th ed. The McGraw-Hill Companies, Inc,2017.

[20] Stephen J,MecPhee,Gary D,Hammer. Pathophysiology of disease:an introduction to clinical medicine [M].8th ed. The McGraw-Hill Companies,2019.

[21] 国家食品药品监督管理局药品评审中心.[Z]GPT5-1 中药、天然药物刺激性和溶血性研究的指导原则[S].北京:中国标准出版社,2014.

[22] 国家食品药品监督管理局.药物刺激性、过敏性和溶血性研究技术指导原则[S].2014.

[23] 魏伟,吴希美,李元建.药理实验方法学[M].4 版.北京:人民卫生出版社,2010.

[24] 袁伯俊,王治乔.新药临床前安全性评价与实践[M].北京:军事医学科学出版社,1997.

[25] 颜艳,王彤.医学统计学[M].5 版.北京:人民卫生出版社,2020.

[26] 颜虹,徐勇勇.医学统计学[M].3 版.北京:人民卫生出版社,2019.

[27] 李晓松.卫生统计学[M].8 版.北京:人民卫生出版社,2017.

[28] 邓伟,贺佳.临床试验设计与统计分析[M].北京:人民卫生出版社,2015.

[29] 李康,贺佳.医学统计学[M].北京:人民卫生出版社,2018.

[30] IBM SPSS 软件来源:https://www.ibm.com/cn-zh/products/spss-statistics.

附　　录

附录一　常用医学统计用表

附表一　χ^2 界值表

自由度	概率，P												
v	0.995	0.990	0.975	0.950	0.900	0.750	0.500	0.250	0.100	0.050	0.025	0.010	0.005
1					0.02	0.10	0.45	1.32	2.71	3.84	5.02	6.63	7.88
2	0.01	0.02	0.05	0.10	0.21	0.58	1.39	2.77	4.61	5.99	7.38	9.21	10.60
3	0.07	0.11	0.22	0.35	0.58	1.21	2.37	4.11	6.25	7.81	9.35	11.34	12.84
4	0.21	0.30	0.48	0.71	1.06	1.92	3.36	5.39	7.78	9.49	11.14	13.28	14.86
5	0.41	0.55	0.83	1.15	1.61	2.67	4.35	6.63	9.24	11.07	12.83	15.09	16.75
6	0.68	0.87	1.24	1.64	2.20	3.45	5.35	7.84	10.64	12.59	14.45	16.81	18.55
7	0.99	1.24	1.69	2.17	2.83	4.25	6.35	9.04	12.02	14.07	16.01	18.48	20.28
8	1.34	1.65	2.18	2.73	3.49	5.07	7.34	10.22	13.36	15.51	17.53	20.09	21.95
9	1.73	2.09	2.70	3.33	4.17	5.90	8.34	11.39	14.68	16.92	19.02	21.67	23.59
10	2.16	2.56	3.25	3.94	4.87	6.74	9.34	12.55	15.99	18.31	20.48	23.21	25.19
11	2.60	3.05	3.82	4.57	5.58	7.58	10.34	13.70	17.28	19.68	21.92	24.71	26.76
12	3.07	3.57	4.40	5.23	6.30	8.44	11.34	14.85	18.55	21.03	23.34	26.22	28.30
13	3.57	4.11	5.01	5.89	7.04	9.30	12.34	15.98	19.81	22.36	24.74	27.69	29.82
14	4.07	4.66	5.63	6.57	7.79	10.17	13.34	17.12	21.06	23.68	26.12	29.14	31.32
15	4.60	5.23	6.26	7.26	8.55	11.04	14.34	18.25	22.31	25.00	27.49	30.58	32.80
16	5.14	5.81	6.91	7.96	9.31	11.91	15.34	19.37	23.54	26.30	28.85	32.00	34.27
17	5.70	6.41	7.56	8.67	10.09	12.79	16.34	20.49	24.77	27.59	30.19	33.41	35.72
18	6.26	7.01	8.23	9.39	10.86	13.68	17.34	21.60	25.99	28.87	31.53	34.81	37.16
19	6.84	7.63	8.91	10.12	11.65	14.56	18.34	22.72	27.20	30.14	32.85	36.19	38.58
20	7.43	8.26	9.59	10.85	12.44	15.45	19.34	23.83	28.41	31.41	34.17	37.57	40.00
21	8.03	8.90	10.28	11.59	13.24	16.34	20.34	24.93	29.62	32.67	35.48	38.93	41.40
22	8.64	9.54	10.98	12.34	14.04	17.24	21.34	26.04	30.81	33.92	36.78	40.29	42.80
23	9.26	10.20	11.69	13.09	14.85	18.14	22.34	27.14	32.01	35.17	38.08	41.64	44.18
24	9.89	10.86	12.40	13.85	15.66	19.04	23.34	28.24	33.20	36.42	39.36	42.98	45.56
25	10.52	11.52	13.12	14.61	16.47	19.94	24.34	29.34	34.38	37.65	40.65	43.31	46.93
26	11.16	12.20	13.84	15.38	17.29	20.84	25.34	30.43	35.56	38.89	41.92	45.64	48.29
27	11.81	12.88	14.57	16.15	18.11	21.75	26.34	31.53	36.74	40.11	43.19	46.96	49.64
28	12.46	13.56	15.31	16.93	18.94	22.66	27.34	32.62	37.92	41.34	44.46	48.28	50.99
29	13.12	14.26	16.05	17.71	19.77	23.57	28.34	33.71	39.09	42.56	45.72	49.59	52.34
30	13.79	14.95	16.79	18.49	20.60	24.48	29.34	34.80	40.26	43.77	46.98	50.89	53.67
40	20.71	22.16	24.43	26.51	29.05	33.66	39.34	45.62	51.81	55.76	59.34	63.69	66.77
50	27.99	29.71	32.36	34.76	27.69	42.94	49.33	56.33	63.17	67.50	71.42	76.15	79.49
60	35.53	37.48	40.48	43.19	46.46	52.29	59.33	66.98	74.40	79.08	83.30	88.38	91.95
70	43.28	45.44	48.76	51.74	55.33	61.70	69.33	77.58	85.53	90.53	95.02	100.42	104.22
80	51.17	53.54	57.15	60.39	64.28	71.14	79.33	88.13	96.58	101.88	106.63	112.33	116.32
90	59.20	61.75	65.65	69.13	73.29	80.62	89.33	98.64	107.56	113.14	118.14	124.12	128.30
100	67.33	70.06	74.22	77.93	82.36	90.13	99.33	109.14	118.50	124.34	129.56	135.81	140.17

附表二　t 界值表

自由度		概率，P								
v	单侧： 双侧：	0.25 0.50	0.10 0.20	0.05 0.10	0.025 0.05	0.01 0.02	0.005 0.01	0.0025 0.005	0.001 0.002	0.0005 0.001
1		1.000	3.078	6.314	12.706	31.821	63.657	127.321	318.309	636.619
2		0.816	1.886	2.920	4.303	6.965	9.925	14.089	22.327	31.599
3		0.765	1.638	2.353	3.182	4.541	5.841	7.453	10.215	12.924
4		0.741	1.533	2.132	2.776	3.747	4.604	5.598	7.173	8.610
5		0.727	1.476	2.015	2.571	3.365	4.032	4.773	5.893	6.869
6		0.718	1.440	1.943	2.447	3.143	3.707	4.317	5.208	5.959
7		0.711	1.415	1.895	2.365	2.998	3.499	4.029	4.785	5.408
8		0.706	1.397	1.860	2.306	2.896	3.355	3.833	4.501	5.041
9		0.703	1.383	1.833	2.262	2.821	3.250	3.690	4.297	4.781
10		0.700	1.372	1.812	2.228	2.764	3.169	3.581	4.144	4.587
11		0.697	1.363	1.796	2.201	2.718	3.106	3.497	4.025	4.437
12		0.695	1.356	1.782	2.179	2.681	3.055	3.428	3.930	4.318
13		0.694	1.350	1.771	2.160	2.650	3.012	3.372	3.852	4.221
14		0.692	1.345	1.761	2.145	2.624	2.977	3.326	3.737	4.140
15		0.691	1.341	1.753	2.131	2.602	2.947	3.286	3.733	4.073
16		0.690	1.337	1.746	2.120	2.583	2.921	3.252	3.686	4.015
17		0.689	1.333	1.740	2.110	2.567	2.898	3.222	3.646	3.965
18		0.688	1.330	1.734	2.101	2.552	2.878	3.197	3.610	3.922
19		0.688	1.328	1.729	2.093	2.539	2.861	3.174	3.579	3.883
20		0.687	1.325	1.725	2.086	2.528	2.845	3.153	3.552	3.850
21		0.686	1.323	1.721	2.080	2.518	2.831	3.135	3.527	3.819
22		0.686	1.321	1.717	2.074	2.508	2.819	3.119	3.505	3.792
23		0.685	1.319	1.714	2.069	2.500	2.807	3.104	3.485	3.768
24		0.685	1.318	1.711	2.064	2.492	2.797	3.091	3.467	3.745
25		0.684	1.316	1.708	2.060	2.485	2.787	3.078	3.450	3.725
26		0.684	1.315	1.706	2.056	2.479	2.779	3.067	3.435	3.707
27		0.684	1.314	1.703	2.052	2.473	2.771	3.057	3.421	3.690
28		0.683	1.313	1.701	2.046	2.467	2.763	3.047	3.408	3.674
29		0.683	1.311	1.699	2.045	2.462	2.756	3.038	3.396	3.659
30		0.683	1.310	1.697	2.042	2.457	2.750	3.030	3.385	3.646
31		0.682	1.309	1.696	2.040	2.453	2.744	3.022	3.375	3.633
32		0.682	1.309	1.694	2.037	2.449	2.738	3.015	3.365	3.622
33		0.682	1.308	1.692	2.035	2.445	2.733	3.008	3.356	3.611
34		0.682	1.307	1.691	2.032	2.441	2.728	3.002	3.348	3.601
35		0.682	1.306	1.690	2.030	2.438	2.724	2.996	3.340	3.591
36		0.681	1.306	1.688	2.028	2.434	2.719	2.990	3.333	3.582
37		0.681	1.305	1.687	2.026	2.431	2.715	2.985	3.326	3.574
38		0.681	1.304	1.686	2.024	2.429	2.712	2.980	3.319	3.566
39		0.681	1.304	1.685	2.023	2.426	2.708	2.970	3.313	3.558
40		0.681	1.303	1.684	2.021	2.423	2.704	2.971	3.307	3.551
50		0.679	1.299	1.676	2.009	2.403	2.678	2.937	3.261	3.496
60		0.679	1.296	1.671	2.000	2.390	2.660	2.915	3.232	3.460
70		0.678	1.294	1.667	1.994	2.381	2.648	2.899	3.211	3.435
80		0.678	1.292	1.664	1.990	2.374	2.639	2.887	3.195	3.416
90		0.677	1.291	1.662	1.987	2.368	2.632	2.878	3.183	3.402
100		0.677	1.290	1.660	1.984	2.364	2.626	2.871	3.174	3.390
200		0.676	1.286	1.653	1.972	2.345	2.601	2.839	3.131	3.340
500		0.675	1.283	1.648	1.965	2.334	2.586	2.820	3.107	3.310
1000		0.675	1.282	1.646	1.962	2.330	2.581	2.813	3.098	3.300
∞		0.6745	1.2816	1.6449	1.9600	2.3263	2.5758	2.8070	3.0902	3.2905

附表三 r界值表

自由度		概率，P								
	单侧：	0.25	0.10	0.05	0.025	0.01	0.005	0.0025	0.001	0.000
v	双侧：	0.50	0.20	0.10	0.05	0.02	0.01	0.005	0.002	0.001
1		0.707	0.951	0.988	0.997	1.000	1.000	1.000	1.000	1.000
2		0.500	0.800	0.900	0.950	0.980	0.990	0.995	0.998	0.999
3		0.404	0.687	0.805	0.878	0.934	0.959	0.974	0.986	0.991
4		0.347	0.608	0.729	0.811	0.882	0.917	0.942	0.963	0.974
5		0.309	0.551	0.669	0.755	0.833	0.875	0.906	0.935	0.951
6		0.281	0.507	0.621	0.707	0.789	0.834	0.870	0.905	0.925
7		0.260	0.472	0.582	0.666	0.750	0.798	0.836	0.875	0.898
8		0.242	0.443	0.549	0.632	0.715	0.765	0.805	0.847	0.872
9		0.228	0.419	0.521	0.602	0.685	0.735	0.776	0.820	0.847
10		0.216	0.398	0.497	0.576	0.658	0.708	0.750	0.795	0.823
11		0.206	0.380	0.476	0.553	0.634	0.684	0.726	0.772	0.801
12		0.197	0.365	0.457	0.532	0.612	0.661	0.703	0.750	0.780
13		0.189	0.351	0.441	0.514	0.592	0.641	0.683	0.730	0.760
14		0.182	0.338	0.426	0.497	0.574	0.623	0.664	0.711	0.742
15		0.176	0.327	0.412	0.482	0.558	0.606	0.647	0.694	0.725
16		0.170	0.317	0.400	0.468	0.542	0.590	0.631	0.678	0.708
17		0.165	0.308	0.389	0.456	0.529	0.575	0.616	0.662	0.693
18		0.160	0.299	0.378	0.444	0.515	0.561	0.602	0.648	0.679
19		0.156	0.291	0.369	0.433	0.503	0.549	0.589	0.635	0.665
20		0.152	0.284	0.360	0.423	0.492	0.537	0.576	0.622	0.652
21		0.148	0.277	0.352	0.413	0.482	0.526	0.565	0.610	0.640
22		0.145	0.271	0.344	0.404	0.472	0.515	0.554	0.599	0.629
23		0.141	0.265	0.337	0.396	0.462	0.505	0.543	0.588	0.618
24		0.138	0.260	0.330	0.388	0.453	0.496	0.534	0.578	0.607
25		0.136	0.255	0.323	0.381	0.445	0.487	0.524	0.568	0.597
26		0.133	0.250	0.317	0.374	0.437	0.479	0.515	0.559	0.588
27		0.131	0.245	0.311	0.367	0.430	0.471	0.507	0.550	0.579
28		0.128	0.241	0.306	0.361	0.423	0.463	0.499	0.541	0.570
29		0.126	0.237	0.301	0.355	0.416	0.456	0.491	0.533	0.562
30		0.124	0.233	0.296	0.349	0.409	0.449	0.484	0.526	0.554
31		0.122	0.229	0.291	0.344	0.403	0.442	0.477	0.518	0.546
32		0.120	0.225	0.287	0.339	0.397	0.436	0.470	0.511	0.539
33		0.118	0.222	0.283	0.334	0.392	0.430	0.464	0.504	0.532
34		0.116	0.219	0.279	0.329	0.386	0.424	0.458	0.498	0.525
35		0.115	0.216	0.275	0.325	0.381	0.418	0.452	0.492	0.519
36		0.113	0.213	0.271	0.320	0.376	0.413	0.446	0.486	0.513
37		0.111	0.210	0.267	0.316	0.371	0.408	0.441	0.480	0.507
38		0.110	0.207	0.264	0.312	0.367	0.403	0.435	0.474	0.501
39		0.108	0.204	0.261	0.308	0.362	0.398	0.430	0.469	0.495
40		0.107	0.202	0.257	0.304	0.358	0.393	0.425	0.463	0.490
41		0.106	0.199	0.254	0.301	0.354	0.389	0.420	0.458	0.484
42		0.104	0.197	0.251	0.297	0.350	0.384	0.416	0.453	0.479
43		0.103	0.195	0.248	0.294	0.346	0.380	0.411	0.449	0.474
44		0.102	0.192	0.246	0.291	0.342	0.376	0.407	0.444	0.469
45		0.101	0.190	0.243	0.283	0.338	0.372	0.403	0.439	0.465
46		0.100	0.188	0.240	0.285	0.335	0.368	0.399	0.435	0.460
47		0.099	0.186	0.238	0.282	0.331	0.365	0.395	0.431	0.456
48		0.098	0.184	0.235	0.279	0.328	0.361	0.391	0.427	0.451
49		0.097	0.182	0.233	0.276	0.325	0.358	0.387	0.423	0.447
50		0.096	0.181	0.231	0.273	0.322	0.354	0.384	0.419	0.443

附表四　随机数字表

编号	1～10	11～20	21～30	31～40	41～50
1	22 17 68 65 81	68 95 23 92 35	87 02 22 57 51	61 09 43 95 06	58 24 82 03 47
2	19 36 27 59 46	13 79 93 37 55	39 77 32 77 09	85 52 05 30 62	47 83 51 62 74
3	16 77 23 02 77	09 61 87 25 21	28 06 24 25 93	16 71 13 59 78	23 05 47 47 25
4	78 43 76 71 61	20 44 90 32 64	97 67 63 99 61	46 38 03 93 22	69 81 21 99 21
5	03 28 28 26 08	73 37 32 04 05	69 30 16 09 05	88 69 58 28 99	35 07 44 75 47
6	93 22 53 64 39	07 10 63 76 35	87 03 04 79 88	08 13 13 85 51	55 34 57 72 69
7	78 76 58 54 74	92 38 70 96 92	52 06 79 79 45	82 63 18 27 44	69 66 92 19 09
8	23 68 35 26 00	99 53 93 61 28	52 70 05 48 34	56 65 05 61 86	90 92 10 70 80
9	15 39 25 70 99	93 86 52 77 65	15 33 59 05 28	22 87 26 07 47	86 96 98 29 06
10	58 71 96 30 24	18 46 23 34 27	85 13 99 24 44	49 18 09 79 49	74 16 32 23 02
11	57 35 27 33 72	24 53 63 94 09	41 10 76 47 91	44 04 95 49 66	39 60 04 59 81
12	48 50 86 54 48	22 06 34 72 52	82 21 15 65 20	33 29 94 71 11	15 91 29 12 03
13	61 96 48 95 03	07 16 39 33 66	98 56 10 56 79	77 21 30 27 12	90 49 22 23 62
14	36 93 89 41 26	29 70 83 63 51	99 74 20 52 36	87 09 41 15 09	98 60 16 03 03
15	18 87 00 42 31	57 90 12 02 07	23 47 37 17 31	54 08 01 88 63	39 41 88 92 10
16	88 56 53 27 59	33 35 72 67 47	77 34 55 45 70	08 18 27 38 90	16 95 86 70 75
17	09 72 95 84 29	49 41 31 06 70	42 38 06 45 18	64 84 73 31 65	52 53 37 97 15
18	12 96 88 17 31	65 19 69 02 83	60 75 86 90 68	24 64 19 35 51	56 61 87 39 12
19	85 94 57 24 16	92 09 84 38 76	22 00 27 69 85	29 81 94 78 70	21 94 47 90 12
20	38 64 43 59 98	98 77 87 68 07	91 51 67 62 44	40 98 05 93 78	23 32 65 41 18
21	53 44 09 42 72	00 41 86 79 79	68 47 22 00 20	35 55 31 51 51	00 83 63 22 55
22	40 76 66 26 84	57 99 99 90 37	36 63 32 08 58	37 40 13 68 97	87 64 81 07 83
23	02 17 79 18 05	12 59 52 57 02	22 07 90 47 03	28 14 11 30 79	20 69 22 40 98
24	95 17 82 06 53	31 51 10 96 46	92 06 88 07 77	56 11 50 81 69	40 23 72 51 39
25	35 76 22 42 92	96 11 83 44 80	34 68 35 48 77	33 42 40 90 60	73 96 53 97 86
26	26 29 13 56 41	85 47 04 66 08	34 72 57 59 13	82 43 80 46 15	38 26 61 70 04
27	77 80 20 75 82	72 82 32 99 90	63 95 73 76 63	89 73 44 99 05	48 67 26 43 18
28	46 40 66 44 52	91 36 74 43 53	30 82 13 54 00	78 45 63 98 35	55 03 36 67 68
29	37 56 08 18 09	77 53 84 46 47	31 91 18 95 58	24 16 74 11 53	44 10 13 85 57
30	61 65 61 68 66	37 27 47 39 19	84 83 70 07 48	53 21 40 06 71	95 06 79 88 54
31	93 43 69 64 07	34 18 04 52 35	56 27 09 24 86	61 85 53 83 45	19 90 70 99 00
32	21 96 60 12 99	11 20 99 45 18	48 13 93 55 34	18 37 79 49 90	65 97 38 20 46
33	95 20 47 97 97	27 37 83 28 71	00 06 41 41 74	45 89 09 39 84	51 67 11 52 49
34	97 86 21 78 73	10 65 81 92 59	58 76 17 14 97	04 76 62 16 17	17 95 70 45 80
35	69 92 06 34 13	59 71 74 17 32	27 55 10 24 19	23 71 82 13 74	63 52 52 01 41
36	04 31 17 21 56	33 73 99 19 87	26 72 39 27 67	53 77 57 68 93	60 61 97 22 61
37	61 06 98 03 91	87 14 77 43 96	43 00 65 98 50	45 60 33 01 07	98 99 46 50 47
38	85 93 85 86 88	72 87 08 62 40	16 06 10 89 20	23 21 34 74 97	76 38 03 29 63
39	21 74 32 47 45	73 96 07 94 52	09 65 90 77 47	25 76 16 19 33	53 05 70 53 30
40	15 69 53 82 80	79 96 23 53 10	65 39 07 16 29	45 33 02 43 70	02 87 40 41 45
41	02 89 08 04 49	20 21 14 68 86	87 63 93 95 17	11 29 01 95 80	35 14 97 35 33
42	87 18 15 89 79	85 43 01 72 73	08 61 74 51 69	89 74 39 82 15	94 51 33 41 67
43	98 83 71 94 22	59 97 50 99 52	08 52 85 08 40	87 80 61 65 31	91 51 80 32 44
44	10 08 58 21 66	72 68 49 29 31	89 85 84 46 06	59 73 19 85 23	65 09 29 75 63
45	47 90 56 10 08	88 02 84 27 83	42 29 72 23 19	66 56 45 65 79	20 71 53 20 25
46	22 85 61 68 90	49 64 92 85 44	16 40 12 89 88	50 14 49 81 06	01 82 77 45 12
47	67 80 43 79 33	12 83 11 41 16	25 58 19 68 70	77 02 54 00 52	53 43 37 15 26
48	27 62 50 96 72	79 44 61 40 15	14 53 40 65 39	27 31 58 50 28	11 39 03 34 25
49	33 78 80 87 15	38 30 06 38 21	14 47 47 07 26	54 96 87 53 32	40 36 40 96 76
50	13 13 92 66 99	47 24 49 57 74	32 25 43 62 17	10 97 11 69 84	99 63 22 32 98

附表五 随机排列表 ($n=20$)

编号	1	2	3	4	5	6	7	8	9	10	11	12	13	14	15	16	17	18	19	20	r_k
1	8	6	19	13	5	18	12	1	4	3	9	2	17	14	11	7	16	15	10	0	-0.632
2	8	19	7	6	11	14	2	13	5	17	9	12	0	16	15	1	4	10	18	3	-0.0632
3	18	1	10	13	17	2	0	3	8	15	7	4	19	12	5	14	9	11	6	16	0.1053
4	6	19	1	5	18	12	4	0	13	10	16	17	7	14	11	15	8	3	9	2	-0.0842
5	1	2	7	4	18	0	15	13	5	12	19	10	9	14	16	8	6	11	3	17	0.2000
6	11	19	2	15	14	10	8	12	1	17	4	3	0	9	16	6	13	7	18	5	-0.1053
7	14	3	16	7	9	2	15	12	11	4	13	19	8	1	18	6	0	5	17	10	-0.0526
8	3	2	16	6	1	13	17	19	8	14	0	15	9	18	11	5	4	10	7	12	0.0526
9	16	9	10	3	15	0	11	2	1	5	18	8	19	13	6	12	17	4	7	14	0.0947
10	4	11	18	6	0	8	12	16	17	3	2	9	5	7	19	10	15	13	14	1	0.0947
11	5	15	18	13	7	3	10	14	16	1	8	2	17	6	9	4	0	12	19	11	-0.0526
12	0	18	10	15	11	12	3	13	14	1	17	2	6	9	16	4	7	8	19	5	-0.0105
13	10	9	14	18	12	17	15	3	5	2	11	19	8	0	1	4	7	13	6	16	-0.1579
14	11	9	13	0	14	12	18	7	2	10	4	17	19	6	5	8	3	15	1	16	-0.0526
15	17	1	0	16	9	12	2	4	5	18	14	15	7	19	6	8	11	3	10	13	0.1053
16	17	1	5	2	8	12	15	13	19	14	7	16	6	3	9	10	4	11	0	18	0.0105
17	5	16	15	7	18	10	12	9	11	6	13	17	14	1	0	4	3	2	19	8	-0.2000
18	16	19	0	8	6	10	13	17	4	3	15	18	11	1	12	9	5	7	2	14	-0.1368
19	13	9	17	12	15	4	3	1	16	2	10	18	8	6	7	19	14	11	0	5	-0.1263
20	11	12	8	16	3	19	14	7	9	7	4	1	10	0	18	15	6	5	13	2	-0.2105
21	19	12	13	8	4	15	16	7	0	11	1	5	14	18	3	6	10	9	2	17	-0.1368
22	2	18	8	14	6	11	1	9	15	0	17	10	4	7	13	3	12	5	16	19	0.1158
23	9	16	17	18	5	7	2	4	0	3	8	3	14	15	6	11	1	19			-0.0632
24	15	0	14	6	1	2	9	8	18	4	10	17	3	12	16	11	19	13	7	5	0.1789
25	14	0	9	18	6	16	10	4	5	1	6	2	12	3	11	13	7	8	17	15	0.0526

附表六　概率单位(Y)与权重系数(W)表

P	Y	W	P	Y	W	P	Y	W
0.01	2.674	0.072	0.36	4.642	0.607	0.71	5.553	0.569
0.02	2.946	0.120	0.37	4.668	0.611	0.72	5.583	0.562
0.03	3.119	0.159	0.38	4.695	0.615	0.73	5.613	0.554
0.04	3.249	0.194	0.39	4.721	0.618	0.74	5.643	0.546
0.05	3.355	0.224	0.40	4.747	0.621	0.75	5.674	0.538
0.06	3.445	0.252	0.41	4.772	0.624	0.76	5.706	0.530
0.07	3.524	0.277	0.42	4.798	0.627	0.77	5.739	0.520
0.08	3.595	0.300	0.43	4.824	0.629	0.78	5.772	0.511
0.09	3.659	0.322	0.44	4.849	0.631	0.79	5.806	0.501
0.10	3.718	0.342	0.45	4.874	0.632	0.80	5.842	0.492
0.11	3.774	0.361	0.46	4.900	0.634	0.81	5.878	0.478
0.12	3.825	0.379	0.47	4.925	0.635	0.82	5.915	0.466
0.13	3.874	0.396	0.48	4.950	0.635	0.83	5.954	0.454
0.14	3.920	0.412	0.49	4.975	0.636	0.84	5.995	0.440
0.15	3.964	0.426	0.50	5.000	0.637	0.85	6.036	0.426
0.16	4.006	0.44	0.51	5.025	0.636	0.86	6.080	0.412
0.17	4.046	0.454	0.52	5.050	0.635	0.87	6.126	0.396
0.18	4.085	0.466	0.53	5.075	0.635	0.88	6.175	0.379
0.19	4.122	0.478	0.54	5.100	0.634	0.89	6.226	0.361
0.20	4.158	0.490	0.55	5.126	0.632	0.90	6.282	0.342
0.21	4.194	0.501	0.56	5.151	0.631	0.91	6.341	0.322
0.22	4.228	0.511	0.57	5.176	0.629	0.92	6.405	0.300
0.23	4.261	0.520	0.58	5.202	0.627	0.93	6.476	0.277
0.24	4.294	0.530	0.59	5.228	0.624	0.94	6.556	0.252
0.25	4.326	0.538	0.60	5.253	0.621	0.95	6.645	0.224
0.26	4.357	0.546	0.61	5.279	0.618	0.96	6.751	0.194
0.27	4.387	0.554	0.62	5.306	0.615	0.97	6.881	0.159
0.28	4.417	0.562	0.63	5.332	0.611	0.98	7.054	0.120
0.29	4.447	0.569	0.64	5.358	0.607	0.99	7.326	0.092
0.30	4.476	0.575	0.65	5.385	0.603	1.00		
0.31	4.504	0.582	0.66	5.412	0.598			
0.32	4.532	0.587	0.67	5.440	0.593			
0.33	4.560	0.593	0.68	5.468	0.587			
0.34	4.588	0.598	0.69	5.497	0.582			
0.35	4.615	0.603	0.70	5.524	0.575			

附表七　$P=0$ 或 1.00 时,近似的概率单位(Y)及权重系数(W)表

n	P=0		P=1.00		n	P=0		P=1.00	
	Y	W	Y	W		Y	W	Y	W
4	2.90	0.298	7.10	0.298	15	2.47	0.140	7.53	0.140
5	2.82	0.264	7.18	0.264	18	2.41	0.124	7.59	0.124
6	2.76	0.240	7.24	0.240	20	2.38	0.116	7.62	0.116
7	2.71	0.220	7.29	0.220	24	2.32	0.103	7.68	0.103
8	2.67	0.204	7.33	0.204	25	2.31	0.100	7.69	0.100
9	2.63	0.191	7.37	0.191	30	2.26	0.089	7.74	0.089
10	2.60	0.181	7.40	0.181	40	2.17	0.072	7.83	0.072
12	2.54	0.161	7.46	0.161	50	2.10	0.062	7.90	0.062

〔注〕　以上统计学表由王小蒙、王世雄、吉丽敏、何佟、欧守珍、薛大良等录入和校对。

附录二　部分彩色图片集

(b)　　　　　　　　　(c)　　　　　　　　　(d)

图 2-5-8-3　家兔气管插管术

(a)　　　　　　　　　(b)　　　　　　　　　(c)

图 2-5-8-4　家兔颈总动脉插管术

家兔颈部
血管神经鞘

气管

气管
迷走
神经
颈总
动脉
交感
神经
减压
神经

(a)　　　　　　　　　(b)

图 2-5-8-5　家兔颈部血管神经鞘内的血管和神经（经分离）

股静脉(内侧)
股动脉(中间)
股神经(外侧)
黑色丝线

图 2-5-8-7　家兔股三角区的神经和血管

图 3-1-1-3　坐骨神经腓肠肌标本的精细制作过程

图 3-4-3-1　小鼠一侧小脑破坏定位　　　　　图 3-4-4-1　小鼠脊柱中央小血管

图 3-6-2-2　肠系膜上动脉相片　　图 3-6-3-1　家兔肝镰状韧带　　图 3-6-3-2　家兔肝叶（脏面观）
及棉线结扎部位